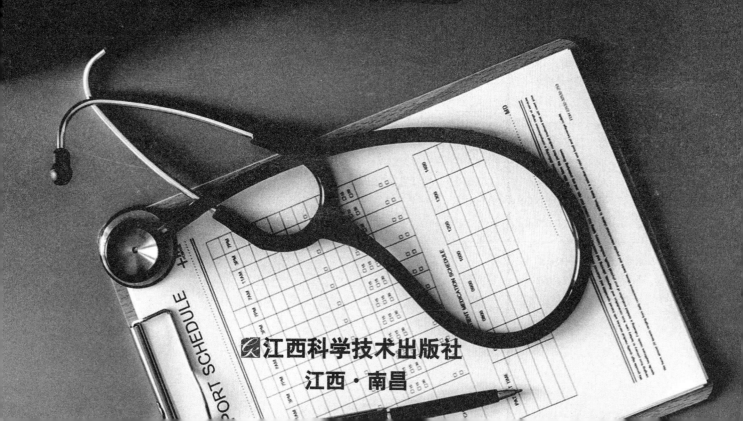

肖 娟等 主编

现代护理学临床与应用实践

江西科学技术出版社

江西·南昌

图书在版编目（CIP）数据

现代护理学临床与应用实践/肖娟等主编 .— 南昌：
江西科学技术出版社，2019.10 （2024.1 重印）
ISBN 978-7-5390-6983-8

Ⅰ．①现… Ⅱ．①肖… Ⅲ．①护理学Ⅳ．① R47

中国版本图书馆 CIP 数据核字（2019）第 205424 号

选题序号：ZK2019189

责任编辑：王凯勋　万圣丹

现代护理学临床与应用实践

XIANDAI HULIXUE LINCHUANG YU YINGYONG SHIJIAN

肖　娟等　主编

封面设计	卓弘文化	
出　　版	江西科学技术出版社	
社　　址	南昌市蓼洲街 2 号附 1 号	
	邮编：330009　　电话：（0791）86623491　　86639342（传真）	
发　　行	全国新华书店	
印　　刷	三河市华东印刷有限公司	
开　　本	880mm×1230mm　　1/16	
字　　数	308 千字	
印　　张	9.5	
版　　次	2019 年 10 月第 1 版　　2024年1月第1版第2次印刷	
书　　号	ISBN 978-7-5390-6983-8	
定　　价	88.00 元	

赣版权登字：-03-2019-292

编 委 会

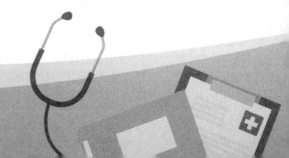

前　言

在医院的医疗工作中，护理工作占据着十分重要的地位。随着医学科技的发展进步以及生活水平的提高，人们对健康的重视日益增长，对医护服务的要求也在不断提升，为了适应广大人民群众的需求，当今护理事业需要迅速地发展。为了培养更多的优秀护理人员，提高现有护理从业人员的业务水平，我们特组织了多位具有丰富临床护理经验的专家、老师共同编写了此书。本书内容翔实，实用性强，对广大医务护理人员有一定参考价值。

全书共分为七章，首先介绍了临床护理基本操作，然后详细阐述了临床各系统常见疾病的护理，包括：心血管内科疾病护理、呼吸内科疾病护理、消化系统疾病护理、神经外科疾病护理以及ICU护理。

在编写的过程中，本书借鉴了诸多护理相关临床书籍与资料文献，在此对相关人员表示衷心的感谢。本书编委会人员均身负一线护理临床工作，感谢他们在百忙之中抽出时间编写本书。由于编者水平有限，书中难免有错误及不足之处，恳请广大读者见谅，并给予批评指正，以便再版时纠正。

编　者
2019 年 10 月

目　录

第一章 临床护理基本操作

第一节 心脏起搏

心脏起搏分为临时性和永久性两种,危重症患者的抢救以临时心脏起搏为主,包括经静脉心内膜起搏、心外膜起搏、经食管心脏起搏和经胸壁心外起搏等多种类型。本节主要介绍临床应用最广、疗效最好的经静脉临时人工心脏起搏。

一、体外心脏起搏

体外心脏起搏是一种非介入性临时人工心脏起搏的方法,此方法具有使用方便、快捷、无创伤等优点,使用时机选择得当则效果肯定。

（一）适应证

1. 各种原因[包括器质性心脏病（如心梗）和药物中毒,如洋地黄中毒等]引起的缓慢性心律失常（包括Ⅱ度以上房室传导阻滞、窦性停搏、窦性心动过缓、心脏骤停等）,且导致了血流动力学障碍者。

2. 高危心血管患者需行外科手术者,可作备用对象。

（二）操作方法

1. 电极位置:圆形电极（FRONT）置于相当于心尖部,方形电极（BACK）置于左肩胛下约第6肋水平,安置电极前应用酒精棉球擦洗皮肤。

2. 将电极与导线连接好,起搏电流一般选40～80mA,起搏频率选60～80次/min,将工作旋钮置于起搏方式（PACE ON）即可。

3. 注意每一起搏是否能激动心室,外周动脉有无搏动,若不能激动心室,动脉无搏动,应调大起搏输出电流（可选范围0～140mA）,若仍无效,应争取立即安装经静脉临时心脏起搏,同时行心外按摩。

二、经静脉临时人工心脏起搏

（一）适应证

1. 急性下壁心肌梗死伴有高度或三度房室传导阻滞、药物治疗无效或急性前壁心肌梗死伴Ⅱ度以上的房室传导阻滞;急性心肌梗死伴窦性停搏、窦－房阻滞引起晕厥者。

2. 急性心肌炎症引起的Ⅲ度、Ⅱ度Ⅱ型房室传导阻滞或严重窦缓伴晕厥者。

3. 慢性房室传导阻滞和病窦综合征症状加重,出现晕厥或阿－斯综合征者在安装永久性起搏器前。

4. 心肺复苏成功后出现完全性或Ⅱ度Ⅱ型房室传导阻滞、双束支或三束支阻滞、窦性心动过缓（<40次/min）、由于心动过缓而引起频发室性早搏或室速须用抗心律失常药物治疗时,以及心室率过缓造成组织灌注不足者。

5. 心脏外伤或心脏手术后引起的Ⅲ度房室阻滞、逸搏心律（<40次/min）者。

6. 药物中毒（如洋地黄、奎尼丁、锑剂等）以及电解质紊乱（如高血钾）引起的严重窦缓和高度房室传导阻滞伴晕厥者。

7. 具有心律失常潜在危险的患者施行大手术、心血管造影检查和电击复律时。

8. 超速起搏抑制以治疗其他方法不能终止的折返性室上性或室性心律失常。

（二）操作方法

临时心脏起搏的起搏器为体外佩带式，其电极导管经静脉植入。常用的静脉有颈内静脉、锁骨下静脉和股静脉。目前全部采用经皮静脉穿刺法进行，穿刺用具包括穿刺针、短导引钢丝、扩张管和导引鞘管。

穿刺前先用肝素液冲洗穿刺用具。常规消毒、铺巾。以 1% 奴夫卡因或利多卡因局部麻醉。在穿刺处，先用刀尖切一 0.2cm 小口。以止血钳轻扩皮下组织，右手持针与皮肤呈一定角度进针，当有"阻力消失感"，回抽针尾的注射器或撤出穿刺针芯后有静脉血涌出时，即由穿刺针尾送入导引钢丝至血管内，退出穿刺针，顺导引钢丝送入扩张导管及外鞘管，最后将扩张管与导丝一同撤出，仅将外鞘管留于静脉内，将起搏导管由外鞘管尾孔送入静脉，经右房、三尖瓣送达右室心尖部。

关于颈内静脉、锁骨下静脉和股静脉的解剖与定位可见前面章节。值得一提的是，经股静脉起搏穿刺部位距会阴部较近，导管走行长，易并发感染或血栓形成，仅用于上肢血管穿刺失败时。

一般情况下，临时起搏多用于危重患者的床旁急救，导管的推送过程无 X 线指导，可利用心内心电图作为电极定位的参考。具体方法是：将起搏电极的负极（端电极）与心电图机 V1 导联连接，观察并记录心内膜心电网。电极头端进入右心房时，P 波振幅高而 QRS 振幅低。电极进入右心室时，P 波振幅减小，QRS 振幅增大。当电极接触到心内膜时，心电图上 ST 段高抬可达数毫米到十几毫米。此时可进行起搏阈值、心内膜 R 波振幅等起搏参数的测定，并立即开始起搏。常用的起搏电压 5V，脉宽 0.5ms，起搏频率 70 次 /min 左右。如果心内膜心电图引导插管不成功，则应在 X 线引导下插管。

临时起搏期间应注意起搏器的起搏功能和感知功能是否良好、有无电极脱位或电极穿孔、穿刺处有无感染等，并注意有无自身节律的恢复，如果自身节律恢复，应根据自身节律逐渐增加相应地减低起搏频率，以至完全撤除临时起搏。临时起搏的持续时间以 2 周内为宜，最长不应超过 3 周，否则因临时起搏电极较硬，易造成手术切口感染、血栓形成或心肌穿孔。如果 3 周内自身心律仍无恢复正常的可能，应尽早更换永久起搏器。

三、永久性人工心脏起搏

各种原因引起的不可逆性心脏自搏或传导功能障碍者须酌情安装永久性人工心脏起搏器。

第二节 心律转复与除颤

临床上多数心律失常是可以通过药物转复的，但由于抗心律失常药物有一定的不良反应、起效时间慢，对于一些严重的心律失常如室颤等，药物转复不能作为首选手段，而应选电击复律，此方法安全、有效、快速且不良反应小，自 20 世纪 50 年代以来，已广泛应用于危重患者救治。

一、原理

异位心律的出现是由于心肌内存在一异常的连续折返运动，如果能于短时间内给予一适当量的电流刺激，使心肌全部除极，这一异常折返激动即可去除；如窦房结和房室传导功能良好，即刻可转复为正常窦性心律。应用电击造成瞬间心脏停搏，排除异位节律点所发出冲动的干扰，使窦房结重新成为心脏起搏点，从而恢复窦性心律，必须具备两个条件：①必须使心肌纤维全部除极。②窦房结要有正常起搏功能。心脏接受外来电流刺激并非绝对安全。正常的心动周期中存在一个所谓"易损期"（vulnerable period），约相当于 T 波顶峰前 20 ~ 30ms 时间内（约等于心室肌的相对不应期），在室速、室上速等情况下，如果这一时期内心肌受电流刺激，则容易引起心室纤颤。这是由于此期间正是心肌刚开始复极不久，各部心肌复极程度不等，彼此存在极化程度差异，此时若有电刺激，则易形成折返激动。同步电击转复心律可避开这个"易损期"，它利用心电图 R 波触发放电，其同步装置使电流刺激落在心室肌的绝对不应期，而不落在 T 波上，避免发生室性心动过速及心室纤颤的危险。带此装置的机器，称为"同步心律转复器"，其方法临床上常称作"直流电同步电击转复"。若患者存在心室纤颤须紧急处理时，则直接按压触发电钮，放出电流除颤，此称为直流电非同步电击转复心律。

二、适应证和禁忌证

（一）适应证

1. 心室纤颤：为电击复律的紧急适应证。采用直流电非同步除颤，除颤距发生室颤时间越早，成功率越高。

2. 室性心动过速：若药物治疗无效且伴有血流动力学障碍，临床出现低血压或肺水肿，或阿－斯综合征发作，应行紧急同步直流电击复律。

3. 预激综合征伴室上性心动过速或房颤、房扑：当出现血流动力学障碍时，首先直流电同步电击复律。

（二）禁忌证

由于以上各种心律失常如已导致血流动力学改变，不紧急电击复律将危及患者生命，所以临床上往往顾不及患者有无电击复律禁忌证，尤其是心室纤颤。对于非室颤的心律失常若病情不是十分危重，应在电击复律前纠正水电解质失衡。在病态窦房结综合征，应先安装临时起搏器，以防电击后心脏停搏。

三、操作步骤

1. 选择病例时应严格掌握紧急电击复律的适应证。

2. 若患者清醒，应解除思想顾虑，使患者密切配合。电击前静脉推注安定 20～50mg，应边注射边注意患者神志，待患者进入朦胧状态时即行电击。

3. 准备好各种抗心律失常药、升压药及临时起搏器及呼吸机，并建立静脉输液通道。

4. 电击前去除假牙，解开衣领。操作者不要与患者、病床相接触，以防触电。

5. 所用电极不宜太小，否则因电流密度过高导致心肌损伤。电极板放置位置有多种，在紧急电击时通常将一个置于左侧乳头下（心尖部），另一个置于右侧第 2 肋间隙胸骨旁（心底部），两电极板距离约 10cm。注意不要使导电糊或盐水散开，以免放电时短路。

6. 心室纤颤使用非同步装置，电功率为 200～400W/s。若除颤后仍为室颤应增加电功率 50W/s，再次除颤，直至室颤转复为窦性心律为止。若室颤为细颤，可静推异丙肾上腺素 1mg，使细颤变为粗颤，再行除颤，以提高成功率。室颤以外的心律失常用同步电击复律，电功率 100～200W/s，若无效，可增加电功率行再次电击，但两次电击间隔最好不短于 3min，以尽量减少心肌坏死的发生。

7. 电击时应用除颤器连续监测，若电击后心跳未恢复，应立即行胸外按压，静脉推注肾上腺素、异丙肾上腺素，注意监测血压，必要时紧急行临时心脏起搏。

8. 电击心律转复成功后注意患者神志、肢体活动情况及言语功能，注意有无血尿、腹痛，防止栓子脱落，并注意电击部位皮肤保护。

四、电击复律的有关问题

（一）影响疗效的因素

1. 与心脏病病因的关系　据文献报道，风湿性心脏病较缺血性心脏病疗效为好，而风湿性心脏病中又以手术后才发生房颤者疗效较好。风心病联合瓣膜疾患的房颤电除颤后最易复发，其次为二尖瓣病变，但二尖瓣狭窄（尤以手术后出现房颤进行电击者）复发率则较小。电击复律不易成功，或容易复发的可能原因是：心肌损伤程度较重，使心房内起搏点兴奋性提高，心房肌应激性不一致而诱发环行运动或折返，或因窦房结损害严重，对心律失去正常控制。

不同室颤类型对电击转复成败的影响：既往分为原发性室颤及继发性室颤。近年有人将室颤分为五类：①原发性室颤。②药物引起的室颤（如奎尼丁、锑剂、洋地黄等）。③并发性室颤，并发于休克或心衰，但非临终前出现的。④人工起搏器引起的室颤。⑤终末期室颤（即临死前心律）。据观察，对①、②型电击除颤效果较好，③型次之，对⑤型（终末期室颤）则无效。

2. 与电功率大小的关系　理想的是以最小、不损伤心肌的功率获得转复成功。上海部分学者报告强调，对心房纤颤的转复以 150～200W/s 为好，而北京阜外医院则认为 100～150W/s 为宜，有学者介绍曾用 75W/s 获得成功的病例。临床实践表明，如用较低的功率转复无效，即使采用大功率也往往告失败，对此国内外文献已不乏报道。为减少转复对交感及副交感神经的影响，近年来多提倡采用尽量小的电能进行转复心律。

3. 与心律失常的种类和病程的关系　一般文献均认为心房扑动效果最好。上海学者报道 90 例次中 10 例心房扑动均以 80～200W/s 一次电击成功，重复电击两次以上或失败者均为心房纤颤。北京学者介绍心房扑动 15 次亦全获成功。有人认为心房纤颤的 f 波的高低与电击转复率存在一定关系，高于 2mm 以上者仅 4% 无效，低于 1mm 者无效率可达 20%，但也有人持不同意见。心房纤颤发生时间的长短与电击转复成功率成反比，即心房纤颤时间越长，转复越困难，且转复后亦较难维持。上海在一组 90 例次的经验介绍中，心房纤颤在一年以内 40 例中仅 3 例（7.5%）电击转复失败，心房纤颤在 3 年以上者 21 例中有 6 例（30%）电击转复失败。哈尔滨医科大学在一组 112 例次电击转复中，心房纤颤病程在半年内者转复成功率为 92.5%；3 年以内者为 86.7%；5 年以上者效果极差，5 例中仅 1 例成功，并且不能巩固。

4. 心脏功能　心脏功能的好坏对电击转复成功率也有影响。同一病例，在心力衰竭控制、心功能好转后用相同电功率可获转复成功。

5. 电解质、酸碱平衡对电击转复成败的重要性　心律失常的发生与这些因素有密切关系，如有异常则须及时纠正，特别是保持正常的钾浓度、氧分压及 pH 值是保证电击转复成功的重要因素。低血钾时，心肌兴奋性升高，电击后易发生异位心律，而且在低血钾时，Q-T 间期延长，期前收缩易落在心动周期的易损期而诱发心室纤颤。此外，如并发有感染、风湿活动等，须先给充分治疗，否则势必影响电击转复效果。

（二）心律转复后用药维持的问题

室颤及室性心动过速电击复律后患者往往存在室性早搏，甚至再次出现室速或室颤，若静脉输注利多卡因 1～4mg/min，可减少心律失常的复发。对于房颤、房扑、室上速心律转复后可用Ⅰa、Ⅲ类抗心律失常药如奎尼丁、胺碘酮口服预防复发，由于同时有预激，Ⅱ类、Ⅳ类抗心律失常药疗效差。电击复律后如仍存在心功能不全或电解质紊乱常常易导致心律失常复发，所以应同时纠正电解质失衡及心功能不全。

（三）电击复律并发症问题

据目前国内报道，还未见过电击转复而直接致死亡者。在临床上所出现的某些并发症，多因患者的选择或准备工作欠妥或机器操作存在技术错误之故，出现率为 4.1%～14.5%。此外有资料介绍，并发症发生率与所用电功率有一定关系，在用 150W/s 电功率时为 6%，400W/s 时可增高至 30% 以上。常见的有：

1. 心律失常　电击转复后出现其他短暂的心律失常是最常见的并发症，如窦性心动过缓、交界性逸搏、房性期前收缩等。这是由于窦房结长期未发出激动，异位节律点消除后，仍需一定的"温醒"时间（"warming-up" time）之故。多在数分钟之内即能恢复稳定的窦性心律，但在短时间内还可见短阵的房性期前收缩连续出现。有些房颤持续较久的患者转复后可出现形状较奇特的"窦性 P 波"插入一些房性期前收缩。这一异常现象为"病态窦房结综合征"所致。这种患者房颤常不久即复发。Duvernoy 等（1976 年）报道一组 203 例患者，经电击转复心律后，其中 6 例（3%）于电击后 4～105s 才转复为窦性心律。心律失常经电击后出现延迟转复的机制可能有：①在心房易损期电击可引起不稳定的心房节律；再自行转为正常窦性节律；电击时使血管活性物质（如乙酰胆碱和儿茶酚胺）释放。②电击可能仅引起心房部分除极，当同步心房纤维达一定数量时，才转为正常窦性心律。③电击可暂时引起以窦性心律为主导心律的房室分离，再转复为窦性心律。基于此现象，若电击转复心律失败时，不宜立即进行较高能量的再次电击，因延迟转复可见于电击后 2min，故应观察 2min 后才考虑再次电击。

电击后室性异位心律的出现并不多见，其发生率有人报道为 0.8%～9.05% 之间，但较为危险。一种是电击时立刻出现室性心动过速或心室纤颤，此常系机器同步性能发生故障所致，国外曾有因此而死亡的病例报道。另一种是电击后（常出现于过高功率转复）在正常心律或室上性异位心律的基础上，出现室性异位节律点，可能是因为心肌条件不好、洋地黄过量或电解质紊乱等所造成。有的未做特殊处理而很快自行恢复正常心律，少数须用抗心律失常药物。

2. 栓塞　有人报道用奎尼丁转复心房纤颤 400 例，栓塞发生率约 1.1%；450 次电击转复中栓塞发生率为 1.22%；100 例接受过抗凝治疗的转复病例治疗中没有发生栓塞，但这并不能说明抗凝疗法的效果，因栓塞的发生率本来就不高，所以目前主张抗凝治疗只用于过去曾有反复栓塞史者。

3. 皮肤灼伤　如电极板接触不良或有其他短路，则可灼伤皮肤。多次电击的患者，与电极板接触的皮肤可有充血，局部有轻微疼痛，多在 2 ~ 3 天内自行消失。

4. 低血压　有学者报道，在用高能量电击后可出现低血压（约 3%），可持续数小时，但常不须特殊处理。

5. 其他　有的资料报道，电击后可能发生肺水肿。有人认为可能为"肺栓塞"所致，亦有人认为此与电击转复后左房机械性功能抑制有关。另外可出现短时间的呼吸变浅、乏力、嗜睡、头晕等，多在数小时内恢复。

此外曾有报道，电击转复后个别病例可出现心电图的 ST 段下降，QRS 波增宽，甚至出现心肌梗死图形，多在短期内恢复。也有资料介绍，在电击转复后 SGOT 有明显升高，而 SGPT 及 LDH 无改变，据认为 SGOT 的升高并不是由于心肌受损伤，而是因为胸壁和骨骼肌受损的结果。最近有报告证明在部分患者，肌酸磷酸激酶（MB）的心肌部分增高。

微信扫码
◆临床科研
◆医学前沿
◆临床资讯
◆临床笔记

第二章 心血管内科疾病护理

第一节 心力衰竭护理

在致病因素作用下，心功能必将受到不同程度的影响，即为心功能不全（heart insufficiency）。在疾病的早期，机体能够通过心脏本身的代偿机制以及心外的代偿措施，可使机体的生命活动处于相对恒定状态，患者无明显的临床症状和体征，此为心功能不全的代偿阶段。心力衰竭（heart failure），简称心衰，又称充血性心力衰竭，一般是指心功能不全的晚期，属于失代偿阶段，是指在多种致病因素作用下，心脏泵功能发生异常变化，导致心排血量绝对减少或相对不足，以致不能满足机体组织细胞代谢需要，患者有明显的临床症状和体征的病理过程。常见心力衰竭分类见（图2-1）。

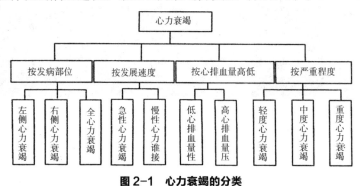

图 2-1 心力衰竭的分类

近年来，很多学者将心力衰竭按危险因素和终末等级进行了分类，并指出新的治疗方式可以改善患者的生活质量。

A和B阶段指患者缺乏心力衰竭早期征象或症状，但存在有风险因素或心脏的异常，这些可能包括心脏形态和结构上的改变。

C阶段指患者目前或既往有过心力衰竭的症状，如气短等。

D阶段指患者目前有难治性心力衰竭，并适于进行特殊的进阶治疗，包括心脏移植。

一、病因与发病机制

（一）病因

1. 基本病因　心力衰竭的关键环节是心排血量的绝对减少或相对不足，而心排血量的多少与心肌收缩性的强弱、前负荷和后负荷的高低以及心率的快慢密切相关。因此，凡是能够减弱心肌收缩性、使心脏负荷过度和引起心率显著加快的因素均可导致心力衰竭的发生。

2. 诱因

（1）感染：呼吸道感染为最多，其次是风湿热。女性患者中泌尿道感染亦常见。亚急性感染性心内膜炎也常诱发心力衰竭。

（2）过重的体力劳动或情绪激动。

（3）钠盐摄入过多。

（4）心律失常：尤其是快速性心律失常，如阵发性心动过速、心房颤动等。

（5）妊娠分娩。

（6）输液（特别是含钠盐的液体）或输血过快或过量。

（7）洋地黄过量或不足。

（8）药物作用：如利舍平类、胍乙啶、维拉帕米、奎尼丁、肾上腺皮质激素等。

（9）其他：出血和贫血、肺栓塞、室壁膨胀瘤、心肌收缩不协调，乳头肌功能不全等。

（二）发病机制

心脏有规律的协调的收缩与舒张是保障心排血量的重要前提，其中收缩性是决定心排血量的最关键因素，也是血液循环动力的来源。因此，心力衰竭发病的中心环节，主要是收缩性减弱，但也可见于舒张功能障碍，或二者兼而有之。心肌收缩性减弱的基本机制包括：①心肌结构破坏，导致收缩蛋白和调节蛋白减少。②心肌能量代谢障碍。③心肌兴奋 – 收缩偶联障碍。④肥大心肌的不平衡生长。

二、临床表现与诊断

（一）临床表现

1. 症状和体征　心力衰竭的临床表现与左右心室或心房受累有密切关系。左侧心力衰竭的临床特点主要是由于左心房和（或）左心室衰竭引起肺瘀血、肺水肿；右侧心力衰竭的临床特点是由于右心房和（或）右心室衰竭引起体循环静脉瘀血和钠水潴留。发生左侧心力衰竭后，右心也常相继发生功能损害，最终导致全心心力衰竭。出现右侧心力衰竭后，左心力衰竭的症状可有所减轻。

2. 辅助检查　如下所述。

（1）X线：左侧心力衰竭可显示心影扩大，上叶肺野内血管纹理增粗，下叶血管纹理细，有肺静脉内血液重新分布的表现，肺门阴影增大，肺间质水肿引起肺野模糊，在两肺野外侧可见水平位的 Kerley B 线。

（2）心脏超声：利用心脏超声可以评价瓣膜、心腔结构、心室肥厚以及收缩和舒张功能等心脏完整功能参数。其对心室容积的测定、收缩功能和局部室壁运动异常的检出结果可靠。可检测射血分数，心脏舒张功能。

（3）血流动力学监测：除二尖瓣狭窄外，肺毛细血管楔嵌压的测定能间接反应左房压或左室充盈压，肺毛细血管楔嵌压的平均压，正常值为 <1.6kPa（12mmHg）。

（4）心脏核素检查：心血池核素扫描为评价左和右室整体收缩功能以及心肌灌注提供了简单方法。利用核素技术可以评价左室舒张充盈早期相。

（5）吸氧运动试验：运动耐量有助于评价其病情的严重性并监测其进展。运动时最大氧摄入量和无氧代谢阈（AT）。

（二）诊断

1. 急性心力衰竭（AHF）　AHF 的诊断主要依靠症状和体征，辅以适当的检查，如心电图、胸部 X 线、生化标志物和超声心动图。

2. 慢性心力衰竭

（1）收缩性心力衰竭（SHF）：多指左侧心力衰竭，主要判定标准为心力衰竭的症状、左心腔增大、左心室收缩末容量增加和左室射血分数（LVEF）≤ 40%。近年研究发现 BNP 在心力衰竭诊断中具有较高的临床价值，其诊断心力衰竭的敏感性为 94%，特异性为 95%，为心力衰竭的现代诊断提供重要的方法。

（2）舒张性心力衰竭（DHF）：是指以心肌松弛性、顺应性下降为特征的慢性充血性心力衰竭，往往发生于收缩性心力衰竭前，约占心力衰竭总数的 1/3，欧洲心脏病协会于 1998 年制定了原发性 DHF 的诊断标准，即必须具有以下 3 点：①有充血性心力衰竭的症状和体征。②LVEF ≥ 45%。③有左心室松弛、充盈、舒张期扩张度降低或僵硬度异常的证据。这个诊断原则在临床上往往难以做到，因此 Zile 等经过研究认为只要患者满足以下 2 项就可以诊断为 DHF：①有心力衰竭的症状和体征。②LVEF>50%。

三、治疗原则

（一）急性心力衰竭

治疗即刻目标是改善症状和稳定血流动力学状态。

（二）慢性心力衰竭

慢性心力衰竭治疗原则：去除病因；减轻心脏负荷；增强心肌收缩力；改善心脏舒张功能；支持疗法与对症处理。治疗目的：纠正血流动力学异常，缓解症状；提高运动耐量，改善生活质量；防治心肌损害进一步加重；降低病死率。

1. 防治病因及诱因　如能应用药物和手术治疗基本病因，则心力衰竭可获改善。如高血压心脏病的降压治疗，心脏瓣膜病及先天性心脏病的外科手术矫治等。避免或控制心力衰竭的诱发因素，如感染，心律失常，操劳过度及甲状腺功能亢进纠正甲状腺功能。

2. 休息　限制其体力活动，以保证有充足的睡眠和休息。较严重的心力衰竭者应卧床休息。

3. 控制钠盐摄入　减少钠盐的摄入，可减少体内水潴留，减轻心脏的前负荷，是治疗心力衰竭的重要措施。在大量利尿的患者，可不必严格限制食盐。

4. 利尿药的应用　可作为基础用药。控制心力衰竭体液潴留的唯一可靠方法。应该用于所有伴有体液潴留的、有症状的心力衰竭患者。但对远期存活率、死亡率的影响尚无大宗试验验证；多与一种ACEI类或β受体阻滞药合用。旨在减轻症状和体液潴留的表现。

5. 血管扩张药的应用　是通过减轻前负荷和（或）后负荷来改善心脏功能。应用小动脉扩张药如肼屈嗪等，可以降低动脉压力，减少左心室射血阻力，增加心排血量。

6. 洋地黄类药物的应用　洋地黄可致心肌收缩力加强，可直接或间接通过兴奋迷走神经减慢房室传导。能改善血流动力学，提高左室射血分数，提高运动耐量，缓解症状；降低交感神经及肾素－血管紧张素－醛固酮（R-A-A）活性，增加压力感受器敏感性。地高辛为迄今唯一被证明既能改善症状又不增加死亡危险的强心药，地高辛对病死率呈中性作用。

7. 非洋地黄类正性肌力药物　虽有短期改善心力衰竭症状作用，但对远期病死率并无有益的作用。研究结果表明不但不能使长期病死率下降，其与安慰剂相比反而有较高的病死率。

8. 血管紧张素转换酶抑制药（ACEI类）　其作为神经内分泌拮抗药之一已广泛用于临床。可改善血流动力学，直接扩张血管；降低肾素、血管紧张素Ⅱ（AngⅡ）及醛固酮水平，间接抑制交感神经活性；纠正低血钾、低血镁，降低室性心律失常危险，减少心脏猝死（SCD）。

9. β受体阻滞药　其作为神经内分泌阻断药的治疗地位日显重要。21世纪慢性心力衰竭的主要药物是β受体阻滞药。可拮抗交感神经及R-A-A活性，阻断神经内分泌激活；减缓心肌增生、肥厚及过度氧化，延缓心肌坏死与凋亡；上调β_1受体密度，介导信号传递至心肌细胞；通过减缓心率而提高心肌收缩力；改善心肌松弛，增强心室充盈；提高心电稳定性，降低室性心律失常及猝死率。

四、常见护理问题

（一）有急性左侧心力衰竭发作的可能

1. 相关因素　左心房和（或）左心室衰竭引起肺瘀血、肺水肿。

2. 临床表现　突发呼吸困难，尤其是夜间阵发性呼吸困难明显，患者不能平卧，只能端坐呼吸。呼吸急促、频繁，可达30～40/min，同时患者有窒息感、面色灰白、口唇发绀、烦躁不安、大汗淋漓、皮肤湿冷、咳嗽，咳出浆液性泡沫痰，严重时咳出大量红色泡沫痰，甚至出现呼吸抑制、窒息、神志障碍、休克、猝死等。

3. 护理措施　急性左侧心力衰竭发生后的急救口诀：坐位下垂降前荷，酒精高氧吗啡静，利尿扩管两并用，强心解痉激素添。

（二）心排血量下降

1. 相关因素　与心肌收缩力降低、心脏前后负荷的改变、缺氧有关。

2. 临床表现　左、右侧心力衰竭常见的症状和体征均可出现。

3. 护理措施　如下所述。

（1）遵医嘱给予强心、利尿、扩血管药物，注意药效和观察不良反应以及毒性反应。

（2）保持最佳体液平衡状态：遵医嘱补液，密切观察效果；限制液体和钠的摄入量；根据病情控制输液速度，一般每分钟 20 ~ 30 滴。

（3）根据病情选择适当的体位。

（4）根据患者缺氧程度予（适当）氧气吸入。

（5）保持患者身体和心理上得到良好的休息：限制活动减少氧耗量；为患者提供安静舒适的环境，限制探视。

（6）必要时每日测体重，记录 24h 尿量。

（三）气体交换受损

1. 相关因素　与肺循环瘀血，肺部感染，及不能有效排痰与咳嗽相关。

2. 临床表现　如下所述。

（1）劳力性呼吸困难、端坐呼吸、发绀（是指毛细血管血液内还原斑红蛋白浓度超过 50g/L，是指皮肤、黏膜出现青紫的颜色，以口唇、舌、口腔黏膜、鼻尖、颊部、耳垂和指、趾末端最为明显）。

（2）咳嗽、咳痰、咯血。

（3）呼吸频率、深度异常。

3. 护理措施

（1）休息：为患者提供安静、舒适的环境，保持病房空气新鲜，定时通风换气。

（2）体位：协助患者取有利于呼吸的卧位，如高枕卧位、半坐卧位、端坐卧位。

（3）根据患者缺氧程度给予（适当）氧气吸入。

（4）咳嗽与排痰方法：协助患者翻身、拍背，利于痰液排出，保持呼吸道通畅。

（5）教会患者正确咳嗽、深呼吸与排痰方法：屏气 3 ~ 5s，用力地将痰咳出来，连续 2 次短而有力地咳嗽。

1）深呼吸：首先，患者应舒服地斜靠在躺椅或床上，两个膝盖微微弯曲，垫几个枕头在头和肩部后作为支撑，这样的深呼吸练习，也可以让患者坐在椅子上，以患者的手臂做支撑。其次，护理者将双手展开抵住患者最下面的肋骨，轻轻地挤压，挤压的同时，要求患者尽可能地用力呼吸，使肋骨突起，来对抗护理者手的挤压力。

2）年龄较大的心力衰竭患者排痰姿势：年龄较大、排痰困难的心力衰竭患者，俯卧向下的姿势可能不适合他们，因为这样可能会压迫横膈膜，使得呼吸发生困难。可采取把枕头垫得很高，患者身体侧过来倚靠在枕头上，呈半躺半卧的姿势，这样将有助于患者排痰。

（6）病情允许时，鼓励患者下床活动，以增加肺活量。

（7）呼吸状况监测：呼吸频率、深度改变，有无呼吸困难、发绀。血气分析、血氧饱和度改变。

（8）使用血管扩张药的护理。

（9）向患者或家属解释预防肺部感染方法：如避免受凉、避免潮湿、戒烟等。

（四）体液过多

1. 相关因素　与静脉系统瘀血致毛细血管压增高，R-A-A 系统活性和血管加压素水平，升高使水、钠潴留，饮食不当相关。

2. 临床表现

（1）水肿：表现为下垂部位如双下肢水肿，为凹陷性，起床活动者以足、踝内侧和胫前部较明显。仰卧者则表现为骶部、腰背部、腿部水肿，严重者可发展为全身水肿，皮肤绷紧而光亮。

（2）胸腔积液：全心心力衰竭者多数存在，右侧多见，主要与体静脉压增高及胸膜毛细血管通透性增加有关。

（3）腹腔积液：多发生在心力衰竭晚期，常并发心源性肝硬化，由于腹腔内体静脉压及门静脉压增高引起。

（4）尿量减少，体重增加。

（5）精神差，乏力，焦虑不安。

（6）呼吸短促，端坐呼吸。

3. 护理措施

（1）水肿程度的评估：每日称体重，一般在清晨起床后排空大小便而未进食前穿同样的衣服、用同样的磅秤测量。如 1 ~ 2d 内体重快速增加，应考虑是否有水潴留，可增加利尿药的用量，应用利尿药后尿量明显增加，水肿消退。体重下降至正常时，体重又称干体重。同时为患者记出入水量。在急性期出量大于入量，出入量的基本平衡，有利于防止或控制心力衰竭。出量为每日全部尿量、大便量、引流量，同时加入呼吸及皮肤蒸发量 600 ~ 800ml，入量为饮食、饮水量、水果、输液等，每日总入量为 1 500 ~ 2 000ml。

（2）体位：尽量抬高水肿的双下肢，以利于下肢静脉回流，减轻水肿的程度。

（3）饮食护理：予低盐、高蛋白饮食，少食多餐。按病情限制钠盐及水分摄入，重度水肿盐摄入量为 1g/d、中度水肿 3g/d、轻度水肿 5g/d；还要控制含钠高的食物摄入，如腊制品、发酵的点心、味精、酱油、皮蛋、方便面、啤酒、汽水等。每日的饮水量通常一半量在用餐时摄取，另一半量在两餐之间摄入，必要时可给患者行口腔护理，以减轻口渴感。

（4）用药护理：应用强心苷和利尿药期间，监测水、电解质平衡情况，及时补钾。控制输液量和速度。

（5）保持皮肤清洁干燥，保持衣着宽松舒适，床单、衣服干净平整。观察患者皮肤水肿消退情况，定时更换体位，避免水肿部位长时间受压，避免在水肿明显的下肢行静脉输液，防止皮肤破损和压疮形成。

（五）活动无耐力

1. 相关因素　与心排血量减少，组织缺血、缺氧及胃肠道瘀血引起食欲缺乏、进食减少有关。

2. 临床表现

（1）生活不能自理。

（2）活动持续时间短。

（3）主诉疲乏、无力。

3. 护理措施

（1）评估心功能状态。

（2）设计活动目标与计划，以调节其心理状况，促进活动的动机和兴趣。让患者了解活动无耐力原因及限制活动的必要性，根据心功能决定活动量。

（3）循序渐进为原则，逐渐增加患者的活动量，避免使心脏负荷突然增加。①抬高床头 45° ~ 60°，使患者半卧位。②坐起 10 ~ 15min/rid。③病室内行走。④病区走廊内进行短距离的扶走，然后逐渐增加距离。

（4）注意监测活动时患者心率、呼吸、面色、发现异常立即停止活动。

（5）在患者活动量允许范围内，让患者尽可能自理，为患者自理活动提供方便条件。①将患者的常用物品放置在患者容易拿到的地方。②及时巡视病房，询问患者有无生活需要，及时满足其需求。③教会患者使用节力技巧。

（6）教会患者使用环境中的辅助设施，如床栏，病区走廊内、厕所内的扶手等，以增加患者的活动耐力。

（7）根据病情和活动耐力限制探视人次和时间。

（8）间断或持续鼻导管吸氧，氧流量 2 ~ 3L/min，严重缺氧时 4 ~ 6L/min 为宜。

（六）潜在并发症：电解质紊乱

1. 相关因素

（1）全身血流动力学、肾功能及体内内分泌的改变。

（2）交感神经张力增高与 R-A-A 系统活性增高的代偿机制对电解质的影响。

（3）心力衰竭使 Na^+-K^+-ATP 酶受抑制，使离子交换发生异常改变。

（4）药物治疗可影响电解质：①袢利尿药及噻嗪类利尿药可导致低钾血症、低钠血症和低镁血症。②保钾利尿药如螺内酯可导致高钾血症。③血管紧张素转换酶抑制药（ACEI）可引起高钾血症，尤其肾功能不全的患者。

2．临床表现

（1）低钾血症：轻度乏力至严重的麻痹性肠梗阻、肌肉麻痹、心电图的改变（T波低平、U波）、心律失常，并增加地高辛的致心律失常作用。

（2）低钠血症：轻度缺钠的患者可有疲乏、无力、头晕等症状，严重者可出现休克、昏迷，甚至死亡。

（3）低镁血症：恶心，呕吐，乏力，头晕，震颤，痉挛，麻痹，严重低镁可导致房性或室性心律失常。

（4）高钾血症：乏力及心律失常。高钾血症会引起致死性心律失常，出现以下ECC改变：T波高尖；P-R间期延长；QRS波增宽。

3．护理措施

（1）密切监测患者的电解质，及时了解患者的电解质变化，尤其是血钾、血钠和血镁。

（2）在服用利尿药、ACEI等药物期间，密切观察患者的尿量和生命体征变化，观察患者有无因电解质紊乱引起的胃肠道反应、神志变化、心电图改变。

（3）一旦出现电解质紊乱，应立即报告医生，给予相应的处理

1）低钾血症：停用排钾利尿药及洋地黄制剂；补充钾剂，通常应用10%枸橼酸钾口服与氯化钾静脉应用均可有效吸收。传统观念认为严重低钾者可静脉补钾，静滴浓度不宜超过40mmol/L，速度最大为20mmol/h（1.5g/h），严禁用氯化钾溶液直接静脉推注。但新的观点认为在做好患者生命体征监护的情况下，高浓度补钾也是安全的。

高浓度静脉补钾有如下优点：能快速、有效地提高血钾的水平，防止低钾引起的心肌应激性及血管张力的影响；高浓度静脉补钾避免了传统的需输注大量液体，从而减轻了心脏负荷，尤其适合于心力衰竭等低钾血症患者。

高浓度补钾时的护理：①高浓度静脉补钾必须在严密的监测血清钾水平的情况下和心电监护下进行，需每1～2h监测1次血气分析，了解血清钾水平并根据血钾提高的程度来调整补钾速度，一般心力衰竭患者血钾要求控制在4.0mmol/L以上，>45mmol/L需停止补钾。②严格控制补钾速度，最好用微泵调节，速度控制在20mmol/h以内，补钾的通道严禁推注其他药物，避免因瞬间通过心脏的血钾浓度过高而致心律失常。③高浓度静脉补钾应在中心静脉管道内输注，严禁在外周血管注射，因易刺激血管的血管壁引起剧痛或静脉炎。④补钾期间应监测尿量>30ml/h，若尿量不足可结合中心静脉压（CVP）判断血容量，如为血容量不足应及时扩容使尿量恢复。⑤严密观察心电图改变，了解血钾情况，如T波低平，ST段压低，出现U波，提示低钾可能，反之T波高耸则表示有高钾血症的可能。⑥补钾的同时也应补镁，因为细胞内缺钾的同时多数也缺镁，且缺镁也易诱发心律失常，甚至有人认为即使血镁正常也应适当补镁，建议监测血钾的同时也监测血镁的情况。

2）低钠血症：稀释性低钠血症患者对利尿药的反应很差，血浆渗透压低，因此选用渗透性利尿药甘露醇利尿效果要优于其他利尿药，联合应用强心药和祥利尿药。甘露醇100～250ml需缓慢静滴，一般控制在2～3h内静滴，并在输注到一半时应用强心药（毛花苷C），10～20min后根据患者情况静脉注射呋塞米100～200mg。

真性低钠血症利尿药的效果很差。应当采用联合应用大剂量祥利尿药和输注小剂量高渗盐水的治疗方法。补钠的量可以参照补钠公式计算。

补钠量（g）=（142mmol/L-实测血清钠）×0.55×体重（kg）/17

根据临床情况，一般第1d输入补充钠盐量的1/4～1/3，根据患者的耐受程度及血清钠的水平决定下次补盐量。具体方案1.4%～3.0%的高渗盐水150ml，30min内快速输入，如果尿量增多，应注意静脉给予10%KCl 20～40ml/d，以预防低钾血症。入液量为1 000ml，每天测定患者体重、24h尿量、血电解质和尿的实验室指标。严密观察心肺功能等病情变化，以调节剂量和滴速，一般以分次补给为宜。

3）低镁血症：有症状的低镁血症：口服2～4mmol/kg体重，每8～24h服1次。补镁的过程中应注意不要太快，如过快会超过肾阈值，导致镁从尿液排出。无症状者亦应口服补充。不能口服时，也可用50%硫酸镁20ml溶于50%葡萄糖1 000ml静滴，缓慢滴注。通常需连续应用3～5d才能纠正低镁血症。

4）高钾血症：出现高钾血症时，应立即停用保钾利尿药，纠正酸中毒；静注葡萄糖酸钙剂对抗高钾对心肌传导的作用，这种作用是快速而短暂的，一般数分钟起作用，但只维持不足 1h。如 ECG 改变持续存在，5min 后再次应用。为了增加钾向细胞内的转移，应用胰岛素 10U 加入 50% 葡萄糖 50ml 静滴可在 10～20min 内降低血钾，此作用可持续 4～6h；应用袢利尿药以增加钾的肾排出；肾功能不全的严重高血钾（>7mmol/L）患者应当立即给予透析治疗。

（七）潜在的并发症：洋地黄中毒

1. 相关因素　与洋地黄类药物使用过量、低血钾等因素有关。

2. 临床表现

（1）胃肠道反应：一般较轻，常见食欲缺乏、恶心、呕吐、腹泻、腹痛。

（2）心律失常：服用洋地黄过程中，心律突然转变，是诊断洋地黄中毒的重要依据。如心率突然显著减慢或加速，由不规则转为规则，或由规则转为有特殊规律的不规则。洋地黄中毒的特征性心律失常有：多源性室性期前收缩呈二联律，特别是发生在心房颤动基础上；心房颤动伴完全性房室传导阻滞与房室结性心律；心房颤动伴加速的交接性自主心律呈干扰性房室分离；心房颤动频发交界性逸搏或短阵交界性心律；室上性心动过速伴房室传导阻滞；双向性交界性或室性心动过速和双重性心动过速。洋地黄引起的不同程度的窦房和房室传导阻滞也颇常见。应用洋地黄过程中出现室上性心动过速伴房室传导阻滞是洋地黄中毒的特征性表现。

（3）神经系统表现：可有头痛、失眠、忧郁、眩晕，甚至神志错乱。

（4）视觉改变：可出现黄视或绿视以及复视。

（5）血清地高辛浓度 >2.0ng/ml。

3. 护理措施

（1）遵医嘱正确给予洋地黄类药物。

（2）熟悉洋地黄药物使用的适应证、禁忌证和中毒反应，若用药前心率 <60/min，禁止给药。

用药适应证：心功能 II 级以上各种心力衰竭，除非有禁忌证，心功能 III、IV 级收缩性心力衰竭，窦性心律的心力衰竭。

用药禁忌证：预激综合征并心房颤动，二度或三度房室传导阻滞，病态窦房结综合征无起搏器保护者，低血钾。

洋地黄中毒敏感人群：老年人；急性心肌梗死心肌炎、肺心病、重度心力衰竭；肝、肾功能不全；低钾血症、贫血、甲状腺功能减退症。使地高辛浓度升高的药物：奎尼丁、胺碘酮、维拉帕米。

（3）了解静脉使用毛花苷 C 的注意事项：需稀释后才能使用，成人静脉注射毛花苷 C 洋地黄化负荷剂量为 0.8mg，首次给药 0.2mg 或 0.4mg 稀释后静脉推注，每隔 2～4h 可追加 0.2mg，24h 内总剂量不宜超过 0.8～1.2mg。对于易于发生洋地黄中毒者及 24h 内用过洋地黄类药物者应根据情况酌情减量或减半量给药。推注时间一般 15～20min，推注过程中密切观察患者心律和心率的变化，一旦心律出现房室传导阻滞、长间歇，心率 <60/min，均应立即停止给药，并通知医生。

（4）注意观察患者有无洋地黄中毒反应的发生。

（5）一旦发生洋地黄中毒，及时处理洋地黄制剂的毒性反应：①临床中毒患者立即停药，同时停用排钾性利尿药，重者内服不久时立即用温水、浓茶或 1：2 000 高锰酸钾溶液洗胃，用硫酸镁导泻。②内服通用解毒药或鞣酸蛋白 3～5g。③发生少量期前收缩或短阵二联律时可口服 10% 氯化钾液 10～20ml，每日 3～4 次，片剂有发生小肠炎、出血或肠梗阻的可能，故不宜用。如中毒较重，出现频发的异位搏动，伴心动过速、室性心律失常时，可静脉滴注氯化钾，注意用钾安全。④如有重度房室传导阻滞、窦性心动过缓、窦房阻滞、窦性停搏、心室率缓慢的心房颤动及交界性逸搏心律等，根据病情轻重酌情采用硫酸阿托品静脉滴注、静脉注射或皮下注射。⑤当出现洋地黄引起的各种快速心律失常时如伴有房室传导阻滞的房性心动过速和室性期前收缩等患者，苯妥英钠可称为安全有效的良好药物，可用 250mg 稀释于 20ml 的注射用水或生理盐水中（因为强碱性，不宜用葡萄糖液稀释），于 5～15min 内注射完，待转为窦性心律后，用口服法维持，每次 0.1g，每日 3～4 次。⑥出现急性快速型室性心律失常，如频发室性期前收缩、室性心动过速、心室扑动及心室颤动等，可用利多卡因 50 ~ 100mg 溶于 10% 葡萄糖溶液 20ml，在 5min 内缓慢静脉注入，若无效可取低限剂量重复数次，间隔 20min，总量不超过 300mg，心律失常控制后，继以 1 ~ 3mg/min 静脉滴注维持。

除上述方法外，电起搏对洋地黄中毒诱发的室上性心动过速和引起的完全性房室传导阻滞且伴有阿 – 斯综合征者是有效而适宜的方法。前者利用人工心脏起搏器发出的电脉冲频率，超过或接近心脏的异位频率，通过超速抑制而控制异位心律；后者是采用按需型人工心脏起搏器进行暂时性右室起搏。为避免起搏电极刺激诱发严重心律失常，应同时合用苯妥英钠或利多卡因。

（八）焦虑

1. 相关因素　与疾病的影响、对治疗及预后缺乏信心、对死亡的恐惧有关。

2. 临床表现　精神萎靡、消沉、失望；容易激动；夜间难以入睡；治疗、护理欠合作。

3. 护理措施

（1）患者出现呼吸困难、胸闷等不适时，守候患者身旁，给患者以安全感。

（2）耐心解答患者提出的问题，给予健康指导。

（3）与患者和家属建立融洽关系，避免精神应激，护理操作要细致、耐心。

（4）尽量减少外界压力刺激，创造轻松和谐的气氛。

（5）提供有关治疗信息，介绍治疗成功的病例，注意正面效果，使患者树立信心。

（6）必要时寻找合适的支持系统，如单位领导和家属对患者进行安慰和关心。

五、健康教育

（一）心理指导

急性心力衰竭发作时，患者因不适而烦躁。护士要以亲切语言安慰患者，告知患者尽量做缓慢深呼吸，采取放松疗法，稳定情绪，配合治疗及护理，才能很快缓解症状。长期反复发病患者，需保持情绪稳定，避免焦虑、抑郁、紧张及过度兴奋，以免诱发心力衰竭。

（二）饮食指导

1. 提供令人愉快、舒畅的进餐环境，避免进餐时间进行治疗。饮食宜少食多餐、不宜过饱，在食欲最佳的时间进食，宜进食易消化、营养丰富的食物。控制钠盐的摄入，每日摄入食盐 5g 以下。对使用利尿药患者，由于在使用利尿药的同时，常伴有体内电解质的排出，容易出现低血钾、低血钠等电解质紊乱，并容易诱发心律失常、洋地黄中毒等，可指导患者多食香蕉、菠菜、苹果、橙子等含钾高的食物。

2. 适当控制主食和含糖零食，多吃粗粮、杂粮，如玉米、小米、荞麦等；禽肉、鱼类，以及核桃仁、花生、葵花子等硬果类含不饱和脂肪酸较多，可多用；多食蔬菜和水果，不限量，尤其是超体重者，更应多选用带色蔬菜，如菠菜、油菜、番茄、茄子和带酸味的新鲜水果，如苹果、橘子、山楂，提倡吃新鲜蔬菜；多用豆油、花生油、菜油及香油等植物油；蛋白质按 2g/kg 供给，蛋白尽量多用黄豆及其制品，如豆腐、豆干、百叶等，其他如绿豆、赤豆。

3. 禁忌食物：限制精制糖，包括蔗糖、果糖、蜂蜜等单糖类；最好忌烟酒，忌刺激性食物及调味品，忌油煎、油炸等烹调方法；少用猪油、黄油等动物油烹调；禁用动物脂肪高的食物，如猪肉、牛肉、羊肉及含胆固醇高的动物内脏、动物脂肪、蛋黄等；食盐不宜多用，每天 2 ~ 4g；含钠味精也应适量限用。

（三）作息指导

减少干扰，为患者提供休息的环境，保证睡眠时间。有呼吸困难者，协助患者采取适当的体位。教会患者放松疗法如局部按摩、缓慢有节奏的呼吸或深呼吸等。根据不同的心功能采取不同的活动最。在患者活动耐力许可范围内，鼓励患者尽可能生活自理。教会患者保存体力，减少氧耗的技巧，在较长时间活动中穿插休息，日常用品放在易取放位置。部分自理活动可坐着进行，如刷牙、洗脸等。心力衰竭症状改善后增加活动量时，首先是增加活动时间和频率，然后才考虑增加运动强度。运动方式可采取半坐卧、坐起、床边摆动肢体、床边站立、室内活动、短距离步行。

（四）出院指导

1. 避免诱发因素，气候转凉时及时添加衣服，预防感冒。

2. 合理休息，体力劳动不要过重，适当的体育锻炼以提高活动耐力。

3. 进食富含维生素、粗纤维食物，保持大便通畅。少量多餐，避免过饱。

4. 强调正确按医嘱服药，不随意减药或撤换药的重要性。

5. 定期门诊随访，防止病情发展。

第二节　高血压护理

高血压是一种以动脉压升高为主要特征，同时伴有心、脑、肾、血管等靶器官功能性或器质性损害以及代谢改变的全身性疾病。我国目前采用的高血压诊断标准是《2005 年中国高血压诊治指南》，是在未用抗高血压药情况下，收缩压≥ 140mmHg 和（或）舒张压≥ 90mmHg，按血压水平将高血压分为 3 级。收缩压≥ 140mmHg 和舒张压 <90mmHg 单列为单纯性收缩期高血压。患者既往有高血压史，目前正在用抗高血压药，血压虽然低于 140/90mmHg，亦应该诊断为高血压见（表 2-1）。

表 2-1　高血压诊断标准

类别	收缩压（mmHg）	舒张压（mmHg）
正常血压	<120	<80
正常高值	120 ~ 139	80 ~ 89
高血压	≥ 140	≥ 90
1 级高血压（轻度）	140 ~ 159	90 ~ 99
2 级高血压（中度）	160 ~ 179	100 ~ 109
3 级高血压（重度）	≥ 180	≥ 110
单纯收缩期高血压	≥ 140	<90

注：若患者的收缩压与舒张压分属不同的级别时，则以较高的分级为准。单纯收缩期高血压也可按照收缩压水平分为 1、2、3 级。

临床上高血压见于两类疾病，第一类为原发性高血压，又称高血压病，是一种以血压升高为主要临床表现而病因尚不明确的独立疾病（占所有高血压病患者的 90% 以上）。第二类为继发性高血压，又称症状性高血压，在这类疾病中病因明确，高血压是该种疾病的临床表现之一，血压可暂时性或持续性升高，如继发于急慢性肾小球肾炎、肾动脉狭窄等肾疾病之后的肾性高血压；继发于嗜络细胞瘤等内分泌疾病之后的内分泌性高血压；继发于脑瘤等疾病之后的神经源性高血压等。下面主要介绍原发性高血压。

一、病因和发病机制

（一）病因

高血压的病因尚未完全明了，可能与下列因素有关。

1. 遗传因素：调查表明，60% 左右的高血压病患者均有家族史，但遗传的方式未明。某些学者认为属单基因常染色体显性遗传，但也有学者认为属多基因遗传。

2. 环境因素：包括饮食习惯（如饮食中热能过高以至肥胖或超重，高盐饮食等）、职业、噪声、吸烟、气候改变、微量元素摄入不足和水质硬度等。

3. 神经精神因素：缺少运动或体力活动，精神紧张或情绪创伤与本病的发生有一定的关系。

（二）发病机制

有关高血压的发病原理的学说较多，包括精神神经源学说、内分泌学说、肾源学说、遗传学说以及钠盐摄入过多学说等。各种学说各有其根据，综合起来认为高级神经中枢功能失调在发病中占主导地位，体液、内分泌因素、肾脏以及钠盐摄入过多也参与本病的发病过程。外界环境的不良刺激以及某些不利的内在因素，引起剧烈、反复、长时间的精神紧张和情绪波动，导致大脑皮质功能障碍和下丘脑神经内分泌中枢功能失调。由此可通过下列几条途径促使周围小动脉痉挛，进而形成高血压：①皮质下血管舒缩中枢形成了以血管收缩神经冲动占优势的兴奋灶，引起细小动脉痉挛，外周血管阻力增加，血压增高。

②大脑皮质功能失调可引起神经垂体释放更多的血管升压素，后者可直接引起小动脉痉挛，也可通过肾素－醛固酮系统，引起钠潴留，进一步促使小动脉痉挛。③大脑皮质功能失调也可引起垂体前叶促肾上腺皮质激素（ACTH）和肾上腺皮质激素分泌增加，促使钠潴留。④大脑皮质功能失调还可引起肾上腺髓质激素分泌增多，后者可直接引起小动脉痉挛，也可通过增加心排血量进一步加重高血压。

二、临床表现

（一）一般表现

大多数的高血压患者在血压升高早期仅有轻微的自觉症状，如头痛、头晕、失眠、耳鸣、烦躁、工作和学习精力不易集中，容易出现疲劳等。

（二）并发症

疼痛或出现颈背部肌肉酸痛紧张感。血压持久升高可导致心、脑、肾、血管等靶器官受损的表现。当出现心慌、气促、胸闷、心前区疼痛时表明心脏已受累；出现尿频、多尿、尿液清淡时表明肾脏受累；如果高血压患者突然出现神志不清、呼吸深沉不规则、大小便失禁等提示可能发生脑出血；如果是逐渐出现一侧肢体活动不利、麻木甚至麻痹应当怀疑是否有脑血栓的形成。

（三）高血压危险度分层

1. 低危组：男性年龄 <55 岁、女性年龄 <65 岁，高血压 1 级、无其他危险因素者，属低危组。典型情况下，10 年随访中患者发生主要心血管事件的危险 <15%。

2. 中危组：高血压 2 级或 1 ~ 2 级同时有 1 ~ 2 个危险因素，患者应否给予药物治疗，开始药物治疗前应经多长时间的观察，医生需予十分缜密的判断。典型情况下，该组患者随后 10 年内发生主要心血管事件的危险 15% ~ 20%，若患者属高血压 1 级，兼有一种危险因素，10 年内发生心血管事件危险约 15%。

3. 高危组：高血压水平属 1 级或 2 级，兼有 3 种或更多危险因素、兼患糖尿病或靶器官损害或高血压水平属 3 级但无其他危险因素患者属高危组。典型情况下，他们随后 10 年间发生主要心血管事件的危险 20% ~ 30%。

4. 很高危组：高血压 3 级同时有 1 种以上危险因素或兼患糖尿病或靶器官损害，或高血压 1 ~ 3 级并有临床相关疾病。典型情况下，随后 10 年间发生主要心血管事件的危险 ≥ 30%，应迅速开始最积极的治疗。

（四）几种特殊高血压类型

1. 高血压危象　在高血压疾病发展过程中，因为劳累、紧张、精神创伤、寒冷所诱发，出现烦躁不安、心慌、多汗、手足发抖、面色苍白、异常兴奋等临床表现，可伴有心绞痛、心力衰竭，也可伴有高血压脑病的临床表现。血压升高以收缩压升高为主，往往收缩压 >200mmHg。

2. 高血压脑病　在高血压疾病发展过程中，因为劳累、紧张、情绪激动等诱发，急性脑血液循环障碍，引起脑水肿和颅内压增高，出现头痛、呕吐、烦躁不安、心跳慢，视物模糊、意识障碍甚至昏迷等临床表现。血压升高以舒张压升高为主，往往舒张压 >120mmHg。

3. 恶性高血压　又称急进性高血压，是指舒张压和收缩压均显著增高，病情进展迅速，常伴有视网膜病变，多见于青年人，常常出现头晕、头痛、视物模糊、心慌、气短、体重减轻等临床表现，舒张压常 >130mmHg，易并发心、脑、肾等重要脏器的严重并发症，短时间内可因肾衰竭而死亡。

三、治疗

（一）药物治疗

临床上常用的降压药物主要有六大类：利尿药、α－受体阻断药、钙通道阻滞药（CCBs）、血管紧张素转换酶抑制药（ACEI）、β－受体阻断药以及血管紧张素Ⅱ受体拮抗药（ARBs）。临床试验结果证实几种降血压药物，均能减少高血压并发症。

1. 治疗目标　抗高血压治疗的最终目标是减少心血管和肾脏疾病的发病率和病死率。多数高血压患者，特别是 50 岁以上者 SBP 达标时，DBP 也会达标，治疗重点应放在 SBP 达标上。普通高血压患者降至 140/90mmHg 以下，糖尿病、肾病等高危患者降压目标是 <130/80mmHg 以下，老年高血压患者的收缩压降至 150mmHg 以下。

需要说明的是，降压目标是 140/90mmHg 以下，而不仅仅是达到 140/90mmHg。如患者耐受，还可进一步降低，如对年轻高血压患者可降至 130/80mmHg 或 120/80mmHg。

2. 治疗原则　高血压的治疗应全面考虑患者的血压升高水平、并存的危险因素、临床情况，以及靶器官损害，确定合理的治疗方案。对不同危险等级的高血压患者应采用不同的治疗原则。选择抗高血压药物时应考虑对其他伴随疾病存在有利和不利的影响。

（1）潜在的有利影响：噻嗪类利尿药有助于延缓骨质疏松患者的矿物质脱失。β 受体阻断药可治疗心房快速房性心律失常或心房颤动，偏头痛，甲状腺功能亢进（短期应用），特发性震颤或手术期高血压。CCBs 治疗雷诺综合征和某些心律失常。α 受体阻断药可治疗前列腺疾病。

（2）潜在的不利影响：噻嗪类利尿药慎用于痛风或有明显低钠血症史的患者。β 受体阻断药禁用于哮喘、反应性气道疾病、二度或三度心脏传导阻滞。ACEI 和 ARBs 不适于准备怀孕的妇女，禁用于孕妇。ACEI 不适于有血管性水肿病史的患者。醛固酮拮抗药和保钾利尿药会导致高钾血症，应避免用于服药前血清钾超过 5.0mEq/L 的患者。

3. 治疗的有效措施　如下所述。

（1）降低高血压患者的血压水平是预防脑卒中及冠心病的根本，只要降低高血压患者的血压水平，就对患者有益处。

（2）由于大多数高血压患者需要两种或以上药物联合应用才能达到目标血压，故提倡小剂量降压药的联合应用或固定剂量复方制剂的应用。

（3）利尿药、β 受体阻断药、ACEI 抑制药、钙通道阻滞药、血管紧张素受体拮抗药及小剂量复方制剂均可作为初始或维持治疗高血压的药物。

（4）推荐应用每日口服 1 次，降压效果维持 24h 的降压药，强调长期有规律的抗高血压治疗，达到有效、平稳、长期控制的要求。

（二）非药物治疗

非药物治疗是高血压的基础治疗，主要通过改善不合理的生活方式，减低危险因素水平，进而使血压水平下降。对 1 级高血压患者，仅通过非药物治疗就有可能使血压降至正常水平。对于必须接受药物治疗的 2、3 级高血压患者，非药物治疗可以提高药物疗效，减少药物用量，从而降低药物的不良反应，减少治疗费用（表 2-2）。

表 2-2　防治高血压的非药物措施

措施	目标	收缩压下降范围
减重	减少热量，膳食平衡，增加运动，BMI 保持 20 ~ 24kg/m³	5 ~ 20mmHg/ 减重 10kg
膳食限盐	北方首先将每人每日平均食盐量降至 8g，以后再降至 6g，南方可控制在 6g 以下	2 ~ 8mmHg
减少膳食脂肪	总脂肪＜总热量的 30%，饱和脂肪<10%. 增加新鲜蔬菜每日 400 ~ 500g，水果 100g，肉类 50 ~ 100g，鱼虾类 509 蛋类每周 3 ~ 4 枚，奶类每日 250g 每日食油 20 ~ 25g，少吃糖类和甜食	－
增加及保持适当体力活动	一般每周运动 3 ~ 5 次，每次持续 20 ~ 60min。如运动后自我感觉良好，且保持理想体重，则表明运动量和运动方式会话	4 ~ 9mmHg
保持乐观心态，提高应激能力	通过宣教和咨询，提高人群自我防病能力。提倡选择适合个体的体育，绘画等文化活动，增加老年人社交机会，提高生活质量	－
戒烟、限酒	不吸烟；不提倡饮酒，如饮酒，男性每日饮酒精量不超过 25g，即葡萄酒小于 100 ~ 150ml（相当于 2 ~ 3 两），或啤酒小于 250 ~ 500ml（相当于 0.5 ~ 1 斤），或白酒小于 25 ~ 50ml（相当于 0.5 ~ 1 两）；女性则减半量，孕妇不饮酒。不提倡饮高度烈性酒。高血压及心脑血管患者应尽量戒酒	2 ~ 4mmHg

注：BMI：体重指数 = 体重 / 身高 ^{2}（kg/m^2）。

（三）特殊人群高血压治疗方案

1. 老年高血压 65 岁以上的老年人中 2/3 以上有高血压，老年人降压治疗强调平缓降压，应给予长效制剂，对可耐受者应尽可能降至 140/90mmHg 以下，但舒张压不宜低于 60mmHg，否则是预后不佳的危险因素。

2. 糖尿病 常并发血脂异常、直立性低血压、肾功能不全、冠心病，选择降压药应兼顾或至少不加重这些异常。

3. 冠心病 高血压并发冠心病的患者发生再次梗死或猝死的机会要高于不并发高血压的冠心病患者，它们均与高血压有直接关系，应积极治疗。研究显示，伴有冠心病的高血压患者，不论选用 β - 受体阻断药还是钙通道阻滞药，作为控制血压的一线药物，最后结果是一样的。

4. 脑血管病 对于病情稳定的非急性期脑血管病患者，血压水平应控制在 140/90mmHg 以下。急性期脑血管病患者另作别论。

5. 肾脏损害 血肌酐 <221μmol/L，首选 ACEI，因其对减少蛋白尿及延缓肾病变的进展有利；血肌酐 >265μmol/L 应停用 ACEI，可选择钙通道阻滞药、α 受体阻断药、β 受体阻断药。伴有肾脏损害或有蛋白尿的患者（24h 蛋白尿 >1g），控制血压宜更严格。

6. 妊娠高血压 因妊娠早期的血管扩张作用，在妊娠 20 周前，轻度高血压的患者不需药物治疗，从 16 周至分娩通常使用的较为安全的药物包括：甲基多巴、β 受体阻滞药、肼屈嗪（短期），降低所有的心血管危险因素，须停止吸烟。改变生活方式产生的效果与量和时间有关，某些人的效果更好。

四、高血压病常见护理问题

（一）疼痛：头痛

1. 相关因素 与血压升高有关。

2. 临床表现 头部疼痛。

3. 护理措施

（1）评估患者头痛的情况，如头痛程度（长海痛尺）、持续时间、是否伴有恶心、呕吐、视物模糊等伴随症状。

（2）尽量减少或避免引起或加重头痛的因素，保持病室环境安静，减少探视，护理人员做到操作轻、说话轻、走路轻、关门轻，保证患者有充足的睡眠。

（3）向患者讲解引起头痛的原因，嘱患者合理安排工作和休息，避免劳累、精神紧张、情绪激动等，戒烟、酒。

（4）指导患者放松的技巧，如听轻音乐、缓慢呼吸等。

（5）告知患者控制血压稳定和坚持长期、规律服药的重要性，加强患者的服药依从性。

（二）活动无耐力

1. 相关因素 与并发心力衰竭有关。

2. 临床表现 乏力，轻微活动后即感呼吸困难、无力等。

3. 护理措施

（1）告知患者引起乏力的原因，尽量减少增加心脏负担的因素，如剧烈活动等。

（2）评估患者心功能状态，评估患者活动情况，根据患者心功能情况制定合理的活动计划。督促患者坚持动静结合，循序渐进增加活动量。

（3）嘱患者一旦出现心慌、呼吸困难，胸闷等情况应立即停止活动，保证休息，并一次作为最大活动量的指征。

（三）有受伤的危险

1. 相关因素 与头晕、视物模糊有关。

2. 临床表现 头晕、眼花、视物模糊，严重时可出现晕厥。

3. 护理措施

（1）警惕急性低血压反应，避免剧烈运动、突然改变体位，改变体位时动作应缓慢，特别是夜间起床时；服药后不要站立太久，因为长时间的站立会使腿部血管扩张，血流增加，导致脑部供血不足；避免用过热的水洗澡，防止周围血管扩张导致晕厥。

（2）如出现晕厥、恶心、乏力时应立即平卧，头低足高位，促进静脉回流，增加脑部的血液供应。上厕所或外出应有人陪伴，若头晕严重应尽量卧床休息，床上大小便。

（3）避免受伤，活动场所应灯光明亮，地面防滑，厕所安装扶手，房间应减少障碍物。

（4）密切检测血压的变化，避免血压过高或过低。

（四）执行治疗方案无效

1. 相关因素　与缺乏相应治疗知识和治疗长期性、复杂性有关。

2. 临床表现　不能遵医嘱按时服药。

3. 护理措施

（1）告知患者按时服药的重要性，不能血压正常时就自行停药。

（2）嘱患者定期门诊随访，监测血压控制情况。

（3）坚持服药的同时还要注意观察药物的不良反应，如使用利尿药时应注意监测血钾水平，防止低血钾；用 β - 受体阻断药应注意其抑制心肌收缩力、心动过缓、支气管痉挛、低血糖等不良反应；使用血管紧张素转换酶（ACEI）抑制应注意其头晕、咳嗽、肾功能损害等不良反应。

（五）潜在并发症：高血压危重症

1. 相关因素　与血压短时间突然升高。

2. 临床表现　在高血压病病程中，患者血压显著升高，出现头痛、烦躁、心悸、气急、恶心、呕吐、视物模糊等。

3. 护理措施

（1）患者应进入加强监护室，绝对卧床休息，避免一切不良刺激，保证良好的休息环境。持续监测血压和尽快应用适合的降压药。

（2）安抚患者，做好心理护理，严密观察患者病情变化。

（3）迅速减压，静脉输注降压药，1h 使平均动脉血压迅速下降但不超过 25%，在以后的 2 ~ 6h 内血压降至 160/（100 ~ 110）mmHg。血压过度降低可引起肾、脑或冠脉缺血。如果这样的血压水平可耐受和临床情况稳定，在以后 24 ~ 48h 逐步降低血压达到正常水平。

（4）急症常用降压药有硝普钠（静脉）、尼卡地平、乌拉地尔、二氮嗪，肼屈嗪、拉贝洛尔、艾司洛尔、酚妥拉明等。用药时注意效果以及有无不良反应. 如静滴硝酸甘油等药物时应注意监测血压变化。

（5）向患者讲明遵医嘱按时服药，保证血压稳定的重要性，争取患者及家属的配合。

（6）告知患者如出现血压急剧升高、剧烈头痛。呕吐等不适应及时来院就诊。

（7）协助生活护理，勤巡视病房，勤询问患者的生活需要。

五、健康教育

高血压的健康教育就是根据文化、经济、环境和地理的差异，针对不同的目标人群采用多种形式进行信息的传播，公众教育应着重于宣传高血压的特点、原因和并发症的有关知识；它的可预防性和可治疗性，以及生活方式在高血压的预防和治疗中的作用。尤其应针对不同人群开展不同内容的健康教育。

（一）随访教育

1. 教育诊断　确定患者的目前行为状况、知识、技能水平和学习能力、态度和信念以及近期内患者首先要采取改变的问题。

2. 咨询指导　指导要具体化，行为改变从小量开始，多方面的参与支持，从各方面给患者持续的一致的正面的健康信息可加强患者行为的改变。要加强家庭和朋友的参与全体医务人员的参与。

3. 随访和监测　定期随访患者，及时评价和反馈，并继续设定下一步的目标，可使患者改变的行为巩固和持续下去。一旦开始应用抗高血压药物治疗，多数患者应每月随诊，调整用药直至达到目标血压。2 级高血压或有复杂并发症的患者应增加随访的次数。每年至少监测 1 或 2 次血钾和肌酐。如血压已达标并保持稳定，可每隔 3 ~ 6 个月随访 1 次。如有伴随疾病如心力衰竭；或并发其他疾病如糖尿病；或实验室检查的需要均会影响随诊的频率。其他的心血管危险因素也应达到相应的治疗目标，并大力提倡戒烟。由于未控制的高血压患者服用小剂量阿司匹林脑出血的危险增加，只有在血压控制的前提下，才提倡小剂量阿司匹林治疗。

（二）饮食指导

在利尿药及其他降压药问世以前，高血压的治疗主要以饮食为主，随着药物学的发展，饮食治疗逐渐降至次要地位。然而近年来关于高血压病病因和发病机制的研究又促进人们重新评价营养在本病防治中的重要作用。其主要原因是由于：第一，高血压病作为一种常见病，其发生与环境因素，特别是与营养因素密切相关；第二，现有的各种降压药物均有一定的不良反应，而营养治疗不仅具有一定的疗效，而且合乎生理，因此更适宜于大规模人群的防治。

1. 营养因素在高血压痛防治中的作用

（1）钠和钾的摄入与高血压病的发病和防治有关：首先，流行病学方面大量资料表明，高血压病的发病率与居民膳食中钠盐摄入量呈显著正相关；其次，临床观察发现，不少轻度高血压患者，只需中度限制钠盐摄入，即可使其血压降至正常范围。即使是重度或顽固性高血压病患者，低盐饮食也常可增加药物疗效，减少用药剂量。第三，动物实验表明，钠盐摄入过多可使小鸡和大鼠形成高血压，血压增高的程度与盐量成正比。进一步研究还表明，钠盐对血压的影响与遗传因素有关。通过近亲交配所产生的对盐敏感的大鼠，即使喂以钠盐不高的饲料，也可产生高血压。钠盐摄入过多引起高血压的机制尚未明了。据认为可能与细胞外液扩张，心排血量增加，组织过分灌注，以至造成周围血管阻力增加和血压增高。有人发现高血压患者小动脉中每单位干重所含钠盐较正常人为高，这可使动脉壁增厚，血管阻力增加，也可使血管的舒缩性发生改变。

钾不论动物实验或人体观察均提示其具有对抗钠所引起的不利作用。临床观察表明，氯化钾可使血压呈规律性下降，而氯化钠则可使之上升。

（2）水质硬度和微量元素：软水地区高血压的发病率较硬水地区为高，这可能与微量元素镉有关。动物实验已证明，镉可引起大鼠的高血压，而当用镉的螯合剂时则可使其逆转。上海市高血压病研究所发现不论健康人或高血压患者的血压增高与血中镉含量的对数呈正相关。锌具有对抗镉的作用，其含量降低可使血压升高。此外，也有报道提到镁对高血压患者有扩张血管作用，能使大多数类型患者的心排血量增加。

（3）其他因素：包括热能、蛋白质、糖类和脂肪等也与本病的发生和防治有一定的联系。

2. 防治措施

（1）限制钠盐摄入：健康成人每天钠的需要量仅为 200mg（相当于 0.5g 食盐）。WHO 建议每人每日食盐量不超过 6g。我国膳食中约 80% 的钠来自烹调或含盐高的腌制品，因此限盐首先要减少烹调用盐及含盐高的调料，少食各种咸菜及盐腌食品。根据 WHO 的建议，北方居民应减少日常用盐一半，南方居民减少 1/3。

（2）减少膳食脂肪，补充适量优质蛋白质：有流行病学资料显示，即使不减少膳食中的钠和不减重，如果将膳食脂肪控制在总热量 25% 以下，P/S 比值维持在 1，连续 40d 可使男性 SBP 和 DBP 下降 12%，女性下降 5%。有研究表明每周吃鱼 4 次以上与吃鱼最少的相比，冠心病发病率减少 28%。建议改善动物性食物结构，减少含脂肪高的猪肉，增加含蛋白质较高而脂肪较少的禽类及鱼类。蛋白质占总热量 15% 左右，动物蛋白占总蛋白质 20%。蛋白质质量依次为：奶、蛋；鱼、虾；鸡、鸭；猪、牛、羊肉；植物蛋白，其中豆类最好。

（3）注意补充钾和钙：研究资料表明钾与血压呈明显负相关，中国膳食低钾、低钙，因此要增加含钾多、含钙高的食物，如绿叶菜、鲜奶、豆类制品等。这一点在使用利尿药，特别是当血钾含量偏低时尤为重要。

（4）多吃蔬菜和水果：增加蔬菜或水果摄入，减少脂肪摄入可使 SBP 和 DBP 有所下降。素食者比肉食者有较低的血压，其降压的作用可能基于水果、蔬菜、食物纤维和低脂肪的综合作用。人类饮食应以素食为主，适当肉量最理想。

（5）限制饮酒：尽管有研究表明非常少量饮酒可能减少冠心病发病的危险，但是饮酒和血压水平及高血压患病率之间却呈线性相关，大量饮酒可诱发心脑血管事件发作。因此不提倡用少量饮酒预防冠心病，提倡高血压患者应戒酒，因饮酒可增加服用降压药物的耐药性。如饮酒，建议每日饮酒量应为少量，男性饮酒的酒精不超过 25g，即葡萄酒 <100 ~ 150ml，或啤酒 <250 ~ 500ml，或白酒 <25 ~ 50ml；女性则减半量，孕妇不饮酒。不提倡饮高度烈性酒。WHO 对酒的新建议是越少越好。

（三）心理护理

1. 评估患者　通过问诊了解患者的家庭、社会、文化状况及行为，分析患者的心理，向患者解释造成高血压病最主要的原因及疾病的转归，再向患者说明高血压病可以控制，甚至可以治愈，从而以增强患者战胜疾病的信心。

2. 克服心理障碍　针对中年高血压患者存在的不良心理进行施护。麻痹大意心理：自以为年轻，身强力壮，采取无所谓的态度。针对这种心理首先要唤起患者对疾病的重视，使之认识到防治高血压病的重要性，在调养方法和注意事项上给予正确的引导，使之配合医师治疗，同时给患者制定个体化健康教育计划，并调动家属参与治疗活动，配合医护完成治疗任务，使之早日康复；焦虑、紧张、恐惧心理：一些患者，认为得了高血压病就是终身疾病，而且还会得心脑血管病，于是，久而久之产生焦虑恐惧心理。采取的措施是暗示诱导，应诱导患者使其注意力从一个客体转移到另一个客体，从而打破原来心理上存在的恶性循环，保持乐观情绪，轻松愉快地接受治疗，以达到防病治病的目的。

（四）正确测量血压

血压测量是诊断高血压及评估其严重程度的主要手段，目前主要用以下 3 种方法：

1. 诊所血压　是目前临床诊断高血压和分级的标准方法，由医护人员在标准条件下按统一的规范进行测量。具体要求如下：

（1）选择符合计量标准的水银柱血压计或者经国际标准（BHS 和 AAMD）检验合格的电子血压计进行测量。

（2）使用大小合适的袖带，袖带气囊至少应包裹 80% 上臂。大多数人的臂围 25 ~ 35cm，应使用长 35cm、宽 12 ~ 13cm 规格气囊的袖带；肥胖者或臂围大者应使用大规格袖带；儿童使用小规格袖带。

（3）被测量者至少安静休息 5min，在测量前 30min 内禁止吸烟或饮咖啡，排空膀胱。

（4）被测量者取坐位，最好坐靠背椅，裸露右上臂，上臂与心脏处在同一水平。如果怀疑外周血管病，首次就诊时应测量左、右上臂血压。特殊情况下可以取卧位或站立位。老年人、糖尿病患者及出现直立性低血压情况者，应加测直立位血压。直立位血压应在卧位改为直立位后 1min 和 5min 时测量。

（5）将袖带缚于被测者的上臂，袖带的下缘应在肘弯上 2.5cm，松紧适宜。将听诊器探头置于肱动脉搏动处。

（6）测量时快速充气，使气囊内压力达到桡动脉搏动消失后再升高 30mmHg（4.0kPa），然后以恒定的速率（2 ~ 6mmHg/s）缓慢放气。在心率缓慢者，放气速率应更慢些。获得舒张压读数后，快速放气至零。

（7）在放气过程中仔细听取柯氏音，观察柯氏音第 1 时相（第一音）和第Ⅴ时相（消失音）水银柱凸面的垂直高度。收缩压读数取柯氏音第 1 时相，舒张压读数取柯氏音第Ⅴ时相。<12 岁儿童、妊娠妇女、严重贫血、甲状腺功能亢进、主动脉瓣关闭不全及柯氏音不消失者，以柯氏音第Ⅳ时相（变音）定为舒张压。

（8）血压单位在临床使用时采用毫米汞柱（mmHg），在我国正式出版物中注明毫米汞柱与千帕斯卡（kPa）的换算关系，1mmHg =0.133kPa。

（9）应相隔 1 ~ 2min 重复测量，取 2 次读数的平均值记录。如果收缩压或舒张压的 2 次读数相差 5mmHg 以上，应再次测量，取 3 次读数的平均值记录。

2. 自测血压

（1）对于评估血压水平及严重程度，评价降压效应，改善治疗依从性，增强治疗的主动参与，自测血压具有独特优点。且无白大衣效应，可重复性较好。目前，患者家庭自测血压在评价血压水平和指导降压治疗上已经成为诊所血压的重要补充。然而，对于精神焦虑或根据血压读数常自行改变治疗方案的患者，不建议自测血压。

（2）推荐使用符合国际标准的上臂式全自动或半自动电子血压计，正常上限参考值为135/85mmHg。应注意患者向医生报告自测血压数据时可能有主观选择性，即报告偏差，患者有意或无意选择较高或较低的血压读数向医师报告，影响医师判断病情和修改治疗。有记忆存储数据功能的电子血压计可克服报告偏差。血压读数的报告方式可采用每周或每月的平均值。家庭自测血压低于诊所血压，家庭自测血压135/85mmHg相当于诊所血压140/90mmHg。对血压正常的人建议定期测量血压（20～29岁，每2年测1次；30岁以上每年至少1次）。

3. 动态血压

（1）动态血压监测能提供日常活动和睡眠时血压的情况：动态血压监测提供评价在无靶器官损害的情况下（白大衣效应）高血压的可靠证据，也有助于评估明显耐药的患者，抗高血压药物引起的低血压综合征，阵发性高血压以及自主神经功能失调。动态血压测值常低于诊所血压测值。通常高血压患者清醒时血压≥135/85mmHg，睡眠时≥120/75mmHg。动态血压监测值与靶器官损害的相关性优于诊所血压。动态血压监测能提供血压升高占测量总数的百分比、整体血压负荷及睡眠时血压降低的程度。大多数人在夜间血压下降10%～20%，如果不存在这种血压下降现象，则其发生心血管事件的危险会增加。

（2）动态血压测量应使用符合国际标准的监测仪：动态血压的正常值推荐以下国内参考标准：24h平均值<130/80mmHg，白昼平均值<135/85mmHg，夜间平均值<125/75mmHg。正常情况下，夜间血压均值比白昼血压值低10%～15%。

（3）动态血压监测在临床上可用于诊断白大衣性高血压、隐蔽性高血压、顽固难治性高血压、发作性高血压或低血压，评估血压升高严重程度，但是目前主要仍用于临床研究，例如评估心血管调节机制、预后意义、新药或治疗方案疗效考核等，不能取代诊所血压测量。

（4）动态血压测量时应注意以下问题：①测量时间间隔应设定一般为每30min测1次。可根据需要而设定所需的时间间隔。②指导患者日常活动，避免剧烈运动。测血压时患者上臂要保持伸展和静止状态。③若首次检查由于伪迹较多而使读数<80%的预期值，应再次测量。④可根据24h平均血压，日间血压或夜间血压进行临床决策参考，但倾向于应用24h平均血压。

（五）适量运动

1. 运动的作用　运动除了可以促进血液循环，降低胆固醇的生成外，并能增强肌肉、骨骼，减少关节僵硬的发生，还能增加食欲，促进肠胃蠕动、预防便秘、改善睡眠。

2. 运动的形式　最好养成持续运动的习惯，对中老年人应包括有氧、伸展及增强肌力练习3类，具体项目可选择步行、慢跑、太极拳、门球、气功等。

3. 运动强度地控制　每个参加运动的人特别是中老年人和高血压患者在运动前最好了解一下自己的身体状况，以决定自己的运动种类、强度、频度和持续运动时间。运动强度必须因人而异，按科学锻炼的要求，常用运动强度指标可用运动时最大心率达到180（或170）减去年龄，如50岁的人运动心率为120～130/min，如果求精确则采用最大心率的60%～85%作为运动适宜心率，需在医师指导下进行。运动频度一般要求每周3～5次，每次持续20～60min即可，可根据运动者身体状况和所选择的运动种类以及气候条件等而定。

（六）在医生指导下正确用药

1. 减药　高血压患者一般须终身治疗。患者经确诊为高血压后若自行停药，其血压（或迟或早）终将回复到治疗前水平。但患者的血压若长期控制，可以试图小心、逐步地减少服药数或剂量。尤其是认真地进行非药物治疗，密切地观察改进生活方式进度和效果的患者。患者在试行这种"逐步减药"时，应十分仔细地监测血压。

2. 记录　一般高血压病患者的治疗时间长达数十年，治疗方案会有多次变换，包括药物的选择。最好建议患者详细记录其用过的治疗药物及疗效。医生则更应为经手治疗的患者保存充分的记录，随时备用。

3. 剂量的调整　对大多数非重症或急症高血压，要寻找其最小有效耐受剂量药物，也不宜降压太快。故开始给小剂量药物，经 1 个月后，如疗效不够而不良反应少或可耐受，可增加剂量；如出现不良反应不能耐受，则改用另一类药物。随访期间血压的测量应在每天的同一时间，对重症高血压，须及早控制其血压，可以较早递增剂量和并发用药。随访时除患者主观感觉外，还要做必要的化验检查，以了解靶器官状况和有无药物不良反应。对于非重症或急症高血压，经治疗血压长期稳定达 1 年以上，可以考虑减少剂量，目的为减少药物的可能不良反应，但以不影响疗效为前提。

（1）选择针对性强的降血压药：降血压药物品种很多，个体差异很大，同一种药物不同的患者服用后的效果会因人而异。对医生开的降血压药，护理人员和患者必须了解药物的名称、作用、剂量、用法、不良反应等，并遵照医嘱按时服药。

（2）合适的剂量：一般由小剂量开始，逐渐调整到合适的剂量。晚上睡觉前的治疗剂量，尤其要偏小，因入睡后如果血压降得太低，则易出现脑动脉血栓形成。药品剂量不能忽大忽小，否则血压波动太大，会造成实质性脏器的损伤。

（3）不能急于求成：如血压降得太低，常会引起急性缺血性脑血管病和心脏缺血性疾病的发生。

（4）不要轻易中断治疗：应用降血压药过程中，症状改善后，仍需坚持长期服药，也不可随意减少剂量，必须听从医生的治疗安排。

（5）不宜频繁更换降血压药物：各种降血压药，在人体内的作用时间不尽相同，更换降血压药时，往往会引起血压的波动，换降血压药必须在医生指导下进行，不宜多种药合用，以避免药物不良反应。

（6）患痴呆症或意识不清的老人，护理人员必须协助服药，并帮助管理好药物，以免发生危险。

（7）注意观察不良反应，必要时，采取相应的防范措施。若患者突然出现头痛、多汗、恶心、呕吐、烦躁、心慌等症状，家人协助患者立即平卧抬高头部，用湿毛巾敷在头部；测量血压，若血压过高，应用硝苯地平嚼碎舌下含服等，以快速降血压；如果半小时后血压仍不下降，且症状明显，应立即去医院就诊。

第三节　心绞痛护理

心绞痛（angina　pectoris）是冠状动脉供血不足，心肌急剧的、暂时的缺血与缺氧引起的综合征。其特点为阵发性的前胸压榨性疼痛感觉，主要位于胸骨后部，可放射至左上肢，常发生于劳累或情绪激动时，持续数分钟，休息或服用硝酸酯制剂后消失。本病多见于男性，多数患者在 40 岁以上，劳累、情绪激动、饱食、受寒、阴雨天气、急性循环衰竭等为常见的诱因。

一、病因

1. 基本病因　对心脏予以机械性刺激并不引起疼痛，但心肌缺血、缺氧则引起疼痛。当冠状动脉的"供血"与心肌的"需氧"出现矛盾，冠状动脉血流量不能满足心肌代谢需要时，引起心肌急剧的、暂时的缺血、缺氧时，即产生心绞痛。

2. 其他病因　除冠状动脉粥样硬化外，主动脉瓣狭窄或关闭不全、梅毒性主动脉炎、肥厚性心肌病、先天性冠状动脉畸形、风湿性冠状动脉炎，都可引起冠状动脉在心室舒张期充盈障碍，引发心绞痛。

二、临床表现与诊断

（一）临床表现

1. 症状和体征

（1）部位：典型心绞痛主要在胸骨体上段或中段之后，可波及心前区，有手掌大小范围，可放射至左肩、左上肢前内侧，达无名指和小指；不典型心绞痛疼痛可位于胸骨下段、左心前区或上腹部，放射至颈、下颌、左肩胛部或右前胸。

（2）性质：胸痛为压迫、发闷，或紧缩性，也可有烧灼感。发作时，患者往往不自觉地停止原来的活动，直至症状缓解。

（3）诱因：典型的心绞痛常在相似的条件下发生。以体力劳累为主，其次为情绪激动。登楼、平地快步走、饱餐后步行、逆风行走，甚至用力大便或将臂举过头部的轻微动作，暴露于寒冷环境、进冷饮、身体其他部位的疼痛，以及恐怖、紧张、发怒、烦恼等情绪变化，都可诱发。晨间痛阈低，轻微劳力如刷牙、剃须、步行即可引起发作；上午及下午痛阈提高，则较重的劳力亦可不诱发。

（4）时间：疼痛出现后常逐步加重，然后在 3 ~ 5min 内逐渐消失，一般在停止原活动后缓解。一般为 1 ~ 15min，多数 3 ~ 5min，偶可达 30min 的，可数天或数星期发作 1 次，亦可 1d 内发作多次。

（5）硝酸甘油的效应：舌下含有硝酸甘油片如有效，心绞痛应于 1 ~ 2min 内缓解，对卧位型心绞痛，硝酸甘油可能无效。在评定硝酸甘油的效应时，还要注意患者所用的药物是否已经失效或接近失效。

2. 体征平时无异常体征 心绞痛发作时常见心律增快、血压升高、表情焦虑、皮肤冷或出汗，有时出现第四或第三奔马律。可有暂时性心尖部收缩期杂音，是乳头肌缺血以致功能失调引起二尖瓣关闭不全所致。

（二）诊断

1. 冠心病诊断

（1）据典型的发作特点和体征，含用硝酸甘油后缓解，结合年龄和存在冠心病易患因素，除外其他原因所致的心绞痛，一般即可建立诊断。

（2）心绞痛发作时心电图：绝大多数患者 ST 段压低 0.1mV（1mm）以上，T 波平坦或倒置（变异型心绞痛者则有关导联 ST 段抬高），发作过后数分钟内逐渐恢复。

（3）心电图无改变的患者可考虑做负荷试验。发作不典型者，诊断要依靠观察硝酸甘油的疗效和发作时心电图的改变；如仍不能确诊，可多次复查心电图、心电图负荷试验或 24h 动态心电图连续监测，如心电图出现阳性变化或负荷试验诱发心绞痛发作亦可确诊。

（4）诊断有困难者可考虑行选择性冠状动脉造影或做冠状动脉 CT。考虑施行外科手术治疗者则必须行选择性冠状动脉造影。冠状动脉内超声检查可显示管壁的病变，对诊断可能更有帮助。

2. 近年对确诊心绞痛的患者主张进行仔细的分型诊断 根据世界卫生组织"缺血性心脏病的命名及诊断标准"，现将心绞痛做如下归类。

（1）劳累性心绞痛：是由运动或其他增加心肌需氧量的情况所诱发的心绞痛。包括 3 种类型。①稳定型劳累性心绞痛：简称稳定型心绞痛，亦称普通型心绞痛。是最常见的心绞痛。指南心肌缺血缺氧引起的典型心绞痛发作，其性质在 1 ~ 3 个月内并无改变。即每日和每周疼痛发作次数大致相同，诱发疼痛的劳累和情绪激动程度相同，每次发作疼痛的性质和疼痛部位无改变，用硝酸甘油后也在相同时间内发生疗效。②初发型劳累性心绞痛：简称初发型心绞痛。指患者过去未发生过心绞痛或心肌梗死，而现在发生由心肌缺血缺氧引起的心绞痛，时间尚在 1 ~ 2 个月内。有过稳定型心绞痛但已数月不发生心绞痛，再发生心绞痛未到 1 个月者也归入本型。③恶化型劳累性心绞痛：进行型心绞痛指原有稳定型心绞痛的患者，在 3 个月内疼痛的频率、程度、诱发因素经常变动，进行性恶化。可发展为心肌梗死与猝死。

（2）自发性心绞痛：心绞痛发作与心肌需氧量无明显关系，与劳累性心绞痛相比，疼痛持续时间一般较长，程度较重，且不易为硝酸甘油所缓解。包括四种类型。①卧位型心绞痛：在休息时或熟睡时发生的心绞痛，其发作时间较长，症状也较重，发作与体力活动或情绪激动无明显关系，常发生在半夜，偶尔在午睡或休息时发作。疼痛常剧烈难忍，患者烦躁不安、起床走动。硝酸甘油的疗效不明显或仅能暂时缓解。可能与夜梦、夜间血压降低或发生未被察觉的左心室衰竭，以致狭窄的冠状动脉远端心肌灌注不足；或平卧时静脉回流增加，心脏工作量增加，需氧增加等有关。②变异型心绞痛：本型患者心绞痛的性质、与卧位型心绞痛相似，也常在夜间发作，但发作时心电图表现不同，显示有关导联的 ST 段抬高而与之相对应的导联中则 ST 段压低。本型心绞痛是由于在冠状动脉狭窄的基础上，该支血管发生痉挛，引起一片心肌缺血所致。③中间综合征：亦称冠状动脉功能不全。指心肌缺血引起的心绞痛发作历时较长，达 30min 或 1h 以上，发作常在休息时或睡眠中发生，但心电图、放射性核素和血清学检查无心肌坏死的表现。本型疼痛其性质是介于心绞痛与心肌梗死之间，常是心肌梗死的前奏。④梗死后心绞痛：在急性心肌梗死后不久或数周后发生的心绞痛。由于供血的冠状动脉阻塞，发生心肌梗死，但心肌尚未完全坏死，一部分未坏死的心肌处于严重缺血状态下又发生疼痛，随时有再发生梗死的可能。

（3）混合性心绞痛：劳累性和自发性心绞痛混合出现，因冠状动脉的病变使冠状动脉血流储备固定地减少，同时又发生短暂的再减损所致，兼有劳累性和自发性心绞痛的临床表现。有人认为这种心绞痛在临床上实甚常见。

（4）不稳定型心绞痛：在临床上被广泛应用并被认为是稳定型劳累性心绞痛和心肌梗死和猝死之间的中间状态。它包括了除稳定型劳累性心绞痛外的上述所有了类型。其病理基础是在原有病变上发生冠状动脉内膜下出血、粥样硬化斑块破裂、血小板或纤维蛋白凝集、冠状动脉痉挛等除了没有诊断心肌梗死的明确的心电图和心肌酶谱变化外，目前应用的不稳定心绞痛的定义根据以下 3 个病史特征做出。①在相对稳定的劳累相关性心绞痛基础上出现逐渐增强的疼痛。②新出现的心绞痛（通常 1 个月内），由很轻度的劳力活动即可引起心绞痛。③在静息和很轻劳力时出现心绞痛。

三、治疗原则

预防：主要预防动脉粥样硬化的发生和发展。

治疗原则：改善冠状动脉的血供；减低心肌的耗氧；同时治疗动脉粥样硬化。

（一）发作时的治疗

（1）休息：发作时立刻休息，经休息后症状可缓解。

（2）药物治疗：应用作用较快硝酸酯制剂。

（3）在应用上述药物的同时，可考虑用镇静药。

（二）缓解期的治疗

系统治疗，清除诱因、注意休息、使用作用持久的抗动脉粥样硬化药物，以防心绞痛发作，可单独、交替或联合应用。宜尽量避免各种确知足以诱致发作的因素。调节饮食，特别是一次进食不应过饱；禁绝烟酒。调整日常生活与工作量；减轻精神负担；保持适当的体力活动，但以不致发生疼痛症状为度；一般不需卧床休息。

（三）其他治疗

低分子右旋糖酐或羟乙基淀粉注射液，作用为改善微循环的灌流，可用于心绞痛的频繁发作。抗凝药，如肝素；溶血栓药和抗血小板药可用于治疗不稳定型心绞痛。高压氧治疗增加全身的氧供应，可使顽固的心绞痛得到改善，但疗效不易巩固。体外反搏治疗可能增加冠状动脉的血供，也可考虑应用。兼有早期心力衰竭者，治疗心绞痛的同时宜用快速作用的洋地黄类制剂。

（四）外科手术治疗

主动脉-冠状动脉旁路移植手术（coronary artery bypass grafting，CABG）方法：取患者自身的大隐静脉或内乳动脉作为旁路移植材料。一端吻合在主动脉，另一端吻合在有病变的冠状动脉段的远端，引主动脉的血液以改善该冠状动脉所供血的心肌的血流量。

（五）经皮腔内冠状动脉成形术

经皮腔内冠状动脉成形术（percutaneous transluminal coronary angioplasty，PTCA）方法：冠状动脉造影后，针对相应病变，应用带球囊的心导管经周围动脉送到冠状动脉，在导引钢丝的指引下进入狭窄部位；向球囊内加压注入稀释的造影剂使之扩张，解除狭窄。

（六）其他冠状动脉介入性治疗

由于 PTCA 有较高的术后再狭窄发生率，近来采用一些其他成形方法，如激光冠状动脉成形术（PTCLA）、冠状动脉斑块旋切术、冠状动脉斑块旋磨术、冠状动脉内支架安置等，期望降低再狭窄发生率。

（七）运动锻炼疗法

谨慎安排进度适宜的运动锻炼有助于促进侧支循环的发展，提高体力活动的耐受量，改善症状。

四、常见护理问题

（一）舒适的改变：心绞痛

1. 相关因素　与心肌急剧、短暂地缺血、缺氧，冠状动脉痉挛有关。

2. 临床表现　阵发性胸骨后疼痛。

3. 护理措施

（1）心绞痛发作时立即停止步行或工作，休息片刻即可缓解。根据疼痛发生的特点，评估心绞痛严重程度（表2-3），制定相应活动计划。频发者或严重心绞痛者，严格限制体力活动，并绝对卧床休息。

表 2-3　劳累性心绞痛分级

心绞痛分级	表现
Ⅰ级：日常活动时无症状	较日常活动重的体力活动，如平地小跑步、快速或持重物上三楼、上陡坡等时引起心绞痛
Ⅱ级：日常活动稍受限制	一般体力活动，如常速步行1.5~2km、上三楼上坡等即引起心绞痛
Ⅲ级：日常活动明显受损	较日常活动轻的体力活动，如常速步行0.5~1km、上二楼、上小坡等即引起心绞痛
Ⅳ级：任何体力活动均引起心绞痛	轻微体力活动（如在室内缓行）即引起心绞痛，严重者休息时亦发生心绞痛

（2）遵医嘱给予患者舌下含服硝酸甘油、吸氧，记录心电图，并通知医生。心绞痛频发或严重者遵医嘱使用硝酸甘油静脉微泵推注。由于此类药物能扩张头面部血管，有些患者使用后会出现颜面潮红、头痛等症状，应向患者说明。

（3）用药后动态观察患者胸痛变化情况，同时监测ECG，必要时进行心电监测。

（4）告知患者在心绞痛发作时的应对技巧：一是立即停止活动；另一是立即含服硝酸甘油。向患者讲解含服硝酸甘油是因为舌下有丰富的静脉丛，吸收见效比口服硝酸甘油快。若疼痛持续15min以上不缓解，则有可能发生心肌梗死，需立即急诊就医。

（二）焦虑

1. 相关因素　与心绞痛反复频繁发作、疗效不理想有关。

2. 临床表现　睡眠不佳，缺乏自信心、思维混乱。

3. 护理措施

（1）向患者讲解心绞痛的治疗是一个长期过程，需要有毅力，鼓励其说出内心想法，针对其具体心理情况给予指导与帮助。

（2）心绞痛发作时，尽量陪伴患者，多与患者沟通，指导患者掌握心绞痛发作的有效应对措施。

（3）及时向患者分析讲解疾病好转信息，增强患者治疗信心。

（4）告知患者不良心理状况对疾病的负面影响，鼓励患者进行舒展身心的活动（如听音乐、看报纸）等活动，转移患者注意力。

（三）知识缺乏

1. 相关因素　与缺乏知识来源，认识能力有限有关。

2. 临床表现　患者不能说出心绞痛相关知识，不知如何避免相关因素。

3. 护理措施

（1）避免诱发心绞痛的相关因素：如情绪激动、饱食、焦虑不安等不良心理状态。

（2）告知患者心绞痛的症状为胸骨后疼痛，可放射至左臂、颈、胸，常为压迫或紧缩感。

（3）指导患者硝酸甘油使用注意事项。

（4）提供简单易懂的书面或影像资料，使患者了解自身疾病的相关知识。

五、健康教育

（一）心理指导

告知患者需保持良好心态，因精神紧张、情绪激动、饱食、焦虑不安等不良心理状态，可诱发和加重病情。患者常因不适而烦躁不安，且伴恐惧，此时鼓励患者表达感觉，告知尽量做深呼吸，放松情绪才能使疾病尽快消除。

（二）饮食指导

1. 减少饮食热能　控制体重少量多餐（每天 4～5 餐），晚餐尤应控制进食量，提倡饭后散步，切忌暴饮暴食，避免过饱；减少脂肪总量，限制饱和脂肪酸和胆固醇的摄入量，增加不饱和脂肪酸；限制单糖和双糖摄入量，供给适量的矿物质及维生素，戒烟戒酒。

2. 在食物选择方面，应适当控制主食和含糖零食多吃粗粮、杂粮，如玉米、小米、荞麦等；禽肉、鱼类，以及核桃仁、花生、葵花子等硬果类含不饱和脂肪酸较多，可多食用；多食蔬菜和水果，不限量，尤其是超体重者，更应多选用带色蔬菜，如菠菜、油菜、番茄、茄子和带酸味的新鲜水果，如苹果、橘子、山楂，提倡吃新鲜泡菜；多用豆油、花生油、菜油及香油等植物油；蛋白质按劳动强度供给，冠心病患者蛋白质按 2g/kg 供给。尽量多食用黄豆及其制品，如豆腐、豆干、百叶等，其他如绿豆、赤豆也很好。

3. 禁忌食物　忌烟、酒、咖啡以及辛辣的刺激性食品；少用猪油、黄油等动物油烹调；禁用动物脂肪高的食物，如猪肉、牛肉、羊肉及含胆固醇高的动物内脏、动物脂肪、脑髓、贝类、乌贼鱼、蛋黄等；食盐不宜多用，每天 2～4g；含钠味精也应适量限用。

（三）作息指导

制定固定的日常活动计划，避免劳累。避免突发性的劳力动作，尤其在较长时间休息以后。如凌晨起来后活动动作宜慢。心绞痛发作时，应停止所有活动，卧床休息。频发或严重心绞痛患者，严格限制体力活动，应绝对卧床休息。

（四）用药指导

1. 硝酸酯类　硝酸甘油是缓解心绞痛的首选药。

（1）心绞痛发作时可用短效制剂 1 片舌下含化，1～2min 即开始起作用，持续半小时；勿吞服。如药物不易溶解，可轻轻嚼碎继续含化。

（2）应用硝酸酯类药物时可能出现头晕、头胀痛、头部跳动感、面红、心悸，继续用药数日后可自行消失。

（3）硝酸甘油应储存在棕褐色的密闭小玻璃瓶中，防止受热、受潮，使用时应注意有效期，每用 6 个月须更换药物。如果含服药物时无舌尖麻刺、烧灼感，说明药物已失效，不宜再使用。

（4）为避免直立性低血压所引起的晕厥，用药后患者应平卧片刻，必要时吸氧。长期反复应用会产生耐药性而效力降低，但停用 10d 以上，复用可恢复效力。

2. 长期服用 β 受体阻滞药者　如使用阿替洛尔（氨酰心安）、美托洛尔（倍他乐克）时，应指导患者用药。

（1）不能随意突然停药或漏服，否则会引起心绞痛加重或心肌梗死。

（2）应在饭前服用，因食物能延缓此类药物吸收。

（3）用药过程中注意监测心率、血压、心电图等。

3. 钙通道阻滞药　目前不主张使用短效制剂（如硝苯地平），以减少心肌耗氧量。

（五）特殊及行为指导

1. 寒冷刺激可诱发心绞痛发作，不宜用冷水洗脸，洗澡时注意水温及时间。外出应戴口罩或围巾。

2. 患者应随身携带心绞痛急救盒（内装硝酸甘油片）。心绞痛发作时，立即停止活动并休息，保持安静。及时使用硝酸甘油制剂，如片剂舌下含服，喷雾剂喷舌底 1～2 下，贴剂粘贴在心前区。如果自行用药后，心绞痛未缓解。应请求协助救护。

3. 有条件者可以氧气吸入，使用氧气时，避免明火。

4. 患者洗澡时应告诉家属，不宜在饱餐或饥饿时进行，水温勿过冷过热，时间不宜过长，门不要上锁，以防发生意外。

5. 与患者讨论引起心绞痛的发作诱因，确定需要的帮助，总结预防发作的方法。

（六）病情观察指导

注意观察胸痛的发作时间、部位、性质、有无放射性及伴随症状，定时监测心率、心律。若心绞痛发作次数增加，持续时间延长，疼痛程度加重，含服硝酸甘油无效者，有可能是心肌梗死先兆，应立即就诊。

（七）出院指导

1. 减轻体重，肥胖者需限制饮食热量及适当增加体力活动，避免采用剧烈运动防治各种可加重病情的疾病，如高血压、糖尿病、贫血、甲状腺功能亢进等。特别要控制血压，使血压维持在正常水平。

2. 慢性稳定型心绞痛患者大多数可继续正常性生活，为预防心绞痛发作，可在 1h 前含服硝酸甘油 1 片。

3. 患者应随身携带硝酸甘油片以备急用，患者及家属应熟知药物的放置地点，以备急需。

第四节　冠心病的康复护理

一、概述

冠状动脉粥样硬化性心脏病（coronary artery heart disease，CHD）简称冠心病，是一种最常见的心脏病，是指因冠状动脉粥样硬化或因冠状动脉功能性改变导致血管狭窄、阻塞、供血不足而引起的心肌缺血、缺氧或坏死的心脏病，故又称缺血性心脏病（ischemic heart disease，IHD）。症状表现胸腔中央发生一种压榨性的疼痛，并可迁延至颈、颔、手臂、后背及胃部。常伴有眩晕、气促、出汗、寒战、恶心及昏厥。严重患者可能因为心力衰竭而死亡。

1979 年，世界卫生组织（WHO）将冠心病分为 5 型：①无症状性心肌缺血：患者无症状，但静息、动态时或负荷试验心电图示有 ST 段压低，T 波减低、变平或倒置等心肌缺血的客观证据；或心肌灌注不足的核素心肌显像表现。②心绞痛：有发作性胸骨后疼痛，为一过性心肌供血不足引起。③心肌梗死：症状严重，由冠状动脉闭塞致心肌急性缺血性坏死所致。④缺血性心肌病：表现为心脏增大、心力衰竭和心律失常，为长期心肌缺血或坏死导致心肌纤维化而引起，临床表现与扩张型心肌病类似。⑤猝死：因原发性心搏骤停而猝然死亡，多为缺血心肌局部发生电生理紊乱，引起严重的室性心律失常所致。

近年来提出的急性冠脉综合征（acute coronary syndrome，ACS）是指在冠状动脉粥样硬化的基础上，斑块破裂、出血或痉挛，导致血栓形成，完全或不完全堵塞冠状动脉的急性病变为病理基础的一组临床综合征，包括不稳定型心绞痛（unstable angina，UA）、非 ST 段抬高心肌梗死（NSTEMI）及 ST 段抬高心肌梗死（STEMI），这三种病症的共同病理基础均为不稳定的粥样斑块。

冠心病是最常见的心血管疾病之一。1999 年我国农村和城市男性 35 ～ 74 岁人群中冠心病死亡率分别为 64/10 万和 106/10 万，同期美国同年龄段男性冠心病死亡率为 230/10 万。根据世界卫生组织最新统计，近年我国城乡心血管病总病死率高于日本、英国和美国。冠心病已成为威胁中国公众健康的重要疾病。

二、主要功能障碍

冠心病患者的主要功能障碍是由冠状动脉狭窄导致的心肌缺血缺氧直接引起的，且还有一系列继发性躯体和心理等功能障碍。

1. 循环功能障碍　冠心病患者往往因减少或缺乏体力活动而导致心血管系统适应性降低，因此改善患者心血管功能，患者需要进行适当的运动训练。

2. 呼吸功能障碍　冠心病患者长期的心血管功能障碍可导致肺循环功能障碍，影响肺血管和肺泡气体的交换，致使其吸氧能力下降，诱发或加重缺氧症状。需重视和加强患者呼吸功能训练。

3. 全身运动耐力减退　冠心病和缺乏体力可导致机体吸氧能力减退、肌肉萎缩和氧代谢能力下降，从而限制了全身运动耐力。改变和提高运动训练的适应性是提高运动功能和耐力的重要环节。

4. 代谢功能障碍　缺乏运动可导致血糖及血脂代谢的障碍。临床检查可出现血胆固醇和三酰甘油增高，高密度脂蛋白胆固醇降低。

5. 行为障碍　影响冠心病患者日常生活和治疗的重要因素，往往是其不良生活习惯和心理、情绪等方面的障碍。

三、康复护理评估

1. 健康状态评估　①患者的一般情况，包括：姓名、性别、年龄、体重、职业、工作环境、家庭情况等；②家族史与既往史：是否有冠心病、心血管疾病及糖尿病家族史；是否有高血压、高血脂病史；③吸烟史：是否吸烟，包括吸烟的量及持续时间；④心绞痛、心肌梗死的情况评估：如心绞痛的诱因、部位、性质、强度、持续时间、缓解方式、近期服用的药物等；⑤药物的疗效和不良反应：评估以前治疗心绞痛药物的疗效和不良反应；⑥运动状况评估。

2. 心电运动试验　心电运动试验是一种简便、实用、可靠的诊断检查方法。心电运动试验（exercise testing ECG）是指通过逐步增加运动负荷，以心电图为主要检测手段，并通过试验前、中、后心电和症状以及体征的反应来判断心肺功能的试验方式。制定运动处方一般采用分级症状限制型心电运动试验。出院前评估则采用 6min 步行，或低水平运动试验。

3. 超声心动图运动试验　超声心动图可以直接反映心肌活动情况，从而揭示心肌收缩和舒张功能，还可以反映心脏内血流变化情况，所以有利于提供运动心电图所不能显示的重要信息。该项检查，运动时比安静时检查更有利于揭示潜在的异常，从而提高试验的敏感性。检查方式一般采用卧位踏车或活动平板方式。

4. 冠状动脉造影　用特制的心导管经股动脉、肱动脉或桡动脉送到主动脉根部，分别插入左、右冠状动脉口，注入少量造影剂，使左、右冠状动脉及其主要分支得到清楚的显影。并可进行电影摄影、快速连续摄片或光盘记录。可发现各支动脉狭窄性病变的部位并估计其程度。一般认为，管腔直径减少 70% ～ 75% 以上会严重影响血供，50% ～ 70% 者也有一定意义。冠状动脉造影的主要指征：①在内科治疗中，心绞痛仍较重者，冠脉造影以明确动脉病变情况，选择介入性治疗或旁路移植；②胸痛似心绞痛而不能确诊者；③中老年患者心脏增大、心力衰竭、心律失常、疑有冠心病而无创性检查未能确诊者。冠状动脉造影评估冠脉狭窄程度，一般用 TIMI 分级指标：①级，无血流灌注，闭塞血管远端无血流；② I 级，造影剂部分通过，冠状动脉狭窄远端不能完全充盈；③ II 级，冠状动脉狭窄远端可完全充盈，但显影慢，造影剂消除也慢；④ III 级，冠状动脉远端造影剂完全且迅速充盈和消除，同正常冠状动脉血流。

四、康复护理原则与目标

1. 康复护理原则　通过康复护理对冠心病的危险因素进行积极干预，改变患者不良的生活方式，保持稳定的情绪，阻止或延缓疾病的发展进程；进行主动、积极的身体和社会适应能力训练，改善心血管功能，增强身体耐力，提高生活质量。

2. 康复护理目标　分为短期目标和长期目标。

（1）短期目标：①能运用缓解心前区疼痛的方法并控制疼痛；②能运用正确的康复护理措施预防心绞痛的发作；③在确保患者安全的情况下，进行运动能力 2 ～ 3METs 的日常生活活动并逐步恢复一般日常生活活动能力；④创造良好的生活和训练环境，稳定患者的情绪，促进患者身心的全面发展，提高康复疗效。

（2）长期目标：通过综合康复护理，使患者自觉改变不良的生活习惯；控制危险因素，改善或提高体力活动能力和心血管功能，恢复发病前的生活和工作。

五、康复护理措施

（一）临床康复分期

根据冠心病康复治疗的特征，国际上将康复治疗分为三期：Ⅰ期：指急性心肌梗死或急性冠脉综合征住院期康复，冠状动脉分流术（CABC）或经皮冠状动脉腔内成形术（PTCA）术后早期康复阶段。一般为发病后 1～2 周开始，发达国家此期已经缩短到 3～7 天。因此，Ⅰ期康复的实际时间应是发病后的住院期间。Ⅱ期：自患者出院开始，至病情完全稳定为止，时间 5～6 周。由于急性阶段缩短，Ⅱ期的时间也趋向于逐渐缩短。Ⅲ期：指病情长期处于较稳定状态，或Ⅱ期过程结束的冠心病患者，包括陈旧性心肌梗死、稳定型心绞痛及隐性冠心病，PTCA 或 CABG 后的康复也属于此期。一般为 2～3 个月，患者的自我锻炼应该持续终身。有人将终身维持的锻炼期列为第Ⅳ期。

（二）康复护理措施

1. **Ⅰ、Ⅱ期康复护理** 主要对患者进行心理康复，安定患者情绪，通过适当活动，减少或消除绝对卧床休息所带来的不利影响。早期活动，并逐步恢复至一般日常生活活动能力，可以参加轻度家务劳动，减少出院后早期死亡率。运动能力达到Ⅰ期康复为 2～3METs、Ⅱ期康复为 4～6METs。

（1）活动：一般从床上的肢体活动开始，先活动远端肢体的小关节；做抗阻活动可以采用捏气球、皮球或拉皮筋等，一般不需要专用器械；吃饭、洗脸、刷牙、穿衣等日常生活活动也可以早期进行。训练时要注意保持一定的活动量，但日常生活和工作时应采用能量节约策略，比如制定合理的工作或日常活动程序，减少不必要的动作和体力消耗等，以尽可能提高工作和体能效率。避免举重、攀高、挖掘等剧烈活动；避免各种竞技性活动。

（2）呼吸训练：呼吸训练主要指腹式呼吸。腹式呼吸的要点是在吸气时腹部隆起，让膈肌尽量下降；呼气时腹部收缩，把肺的气体尽量排出。呼气与吸气之间要均匀连贯，可以比较缓慢，但不可憋气，呼气与吸气之比为 2：1。

（3）坐位训练：坐位是重要的康复起始点，应该从第 1 天就开始。开始时可将床头抬高，把枕头或被子放在背后，这样有依托情况下的坐位的能量消耗与卧位相同，但心脏负荷实际上低于卧位，因上身直立体位使回心血量减少，同时射血阻力降低。应让患者逐步过渡到无依托独立坐位。

（4）步行训练：步行训练从床边站立开始，先克服体位性低血压。在站立无问题之后，开始床边步行（1.5～2.0METs），以便在疲劳或不适时及时能够上床休息。此阶段患者的活动范围明显增大，因此监护需要加强。避免高强度运动，有上肢超过心脏平面的活动均为高强度运动，应该避免或减少此类运动。例如，患者自己手举补液盐水瓶如厕。此类活动的心脏负荷增加很大，常常是诱发意外的原因。

（5）大便：患者务必保持大便通畅，如果出现便秘，应该使用通便剂；患者有腹泻时也需要注意密切观察，因为过多的肠道活动可以诱发迷走神经反射，导致心律失常或心电不稳。提倡坐位大便，禁忌蹲位大便或在大便时过分用力。因为卧位大便时由于臀部位置提高，回心血量增加，使心脏负荷增加，同时由于排便时必须克服体位所造成的重力，所以需要额外用力（4METs）。

（6）上下楼：可以缓慢上下楼，下楼的运动负荷不大，而上楼的运动负荷主要取决于上楼的速度；必须保持非常缓慢的上楼速度，一般每上一级台阶可以稍事休息，以保证没有任何症状。可以自己洗澡，但要注意洗澡水的温度和避免在过热、过冷的环境洗；可以做一些家务劳动及外出购物，但要循序渐进，逐步提高。活动强度为 40%～50%HRmax，为确保安全性，应在进行较大强度活动时采用远程心电图监护系统监测，或在有经验的康复治疗人员的指导下进行。

（7）娱乐：可以进行有轻微体力活动的娱乐，但要避免气喘和疲劳，如室内外散步、医疗体操（如降压舒心操、太极拳等）、气功（以静功为主）、园艺活动等。

（8）康复方案调整与监护：如果患者在训练过程中没有出现不良反应，运动或活动时心率增加 <10 次/分，次日训练可以进入下一阶段。运动中心率增加在 20 次/分左右，则需要继续同一级别的运动。心率增加超过 20 次/分，或出现任何不良反应，则应该返回到前一阶段的运动级别，抑或暂时停止运动训练。为了保证活动的安全性，所有的新活动要在医生或心电监护下开始。在无任何异常的情况下，

重复性的活动可以不连续监护。一般患者主张 3～5 天出院，但要确保患者可持续步行 200m 无症状和心电图无异常。出院后每周需要门诊随访一次。任何不适均应暂停运动，及时就诊。

2. Ⅲ期康复护理 巩固Ⅰ、Ⅱ期康复成果，控制危险因素，改善或提高体力活动能力和心血管功能，恢复发病前的生活和工作。因人而异地制定康复方案，遵循学习适应和训练适应机制，达到量变到质变的过程，提高患者参与并坚持康复的主动性。

（1）有氧运动：机体通过有氧代谢途径提供能量的运动称为有氧运动，这种运动通常为低、中等强度且持续时间较长的耐力运动，运动形式常为肢体大肌群参与且具有节律性、重复性质的运动，如步行、登山、游泳、骑车、中国传统形式的拳操等。慢跑曾经是推荐的运动，但是其运动强度较大，下肢关节承受的冲击力较显著，运动损伤较常见，因此近年来已经不主张进行慢跑运动训练。

（2）运动方式：分为间断性和连续性运动。间断性运动指基本训练期有若干次高峰靶强度，高峰强度之间强度降低。其优点是可以获得较强的运动刺激，同时时间较短，不至于引起不可逆的病理性改变。主要缺点是需要不断调节运动强度，操作比较麻烦。连续性运动指训练的靶强度持续不变，这是传统的操作方式，主要优点是简便，患者比较容易适应。

（3）运动量：运动量是康复护理的核心，要达到一定阈值才能产生训练效应。合理的每周总运动量为 700～2 000cal（相当于步行 10～32km）。运动量 <700 卡/周，只能维持身体活动水平，而不能提高运动能力。运动量 >2 000 卡/周，则不增加训练效应。运动总量无明显性别差异。运动量的基本要素为：①运动强度：运动训练所必须达到的基本训练强度称之为靶强度，可用最大心率（HRmax）、心率储备、最大吸氧量（VO_2max）、METs 等方式表达。靶强度与最大强度的差值是训练的安全系数。靶强度一般为 40%～85%VO_2max 或 METs，或 60%～80%HRmax，或 70%～85%HRmax。靶强度越高，产生心脏中心训练效应的可能性就越大。②运动时间：即每次运动锻炼的时间。靶强度运动一般持续 10～60min。在额定运动总量的前提下训练时间与强度成反比。准备活动和结束活动的时间另外计算。③训练频率：指每周训练的次数。国际上多采用每周 3～5d 的频率。合适运动量的主要标志：运动时稍出汗，轻度呼吸加快但不影响对话，早晨起床时感觉舒适，无持续的疲劳感和其他不适感。

（4）训练实施：每次训练都必须包括：①准备活动：即让肌肉、关节韧带和心血管系统逐步适应训练期的运动应激。运动强度较小，运动方式包括牵伸运动及大肌群活动，要确保全身主要关节和肌肉都有所活动，一般采用医疗体操、太极拳等，也可附加小强度步行。②训练活动：指达到目标训练强度的活动，中低强度训练的主要机制是外周适应作用，高强度训练的机制是中心训练效应。③结束活动：即让高度兴奋的心血管应激逐步降低，适应运动停止后血流动力学改变。运动方式可以与训练方式相同，但强度逐步减小。

充分的准备与结束活动是防止训练意外的重要环节（75% 心血管意外均发生在这两个时期），对预防运动损伤也有积极的作用。

（5）性功能障碍及康复：Ⅲ期康复应该将恢复性生活作为目标（除非患者没有需求）。判断患者是否可以进行性生活的简易试验有：①上二层楼试验（同时作心电监测）：通常性生活心脏射血量约比安静时高 50%，这和快速上二层楼的心血管反应相似；②观察患者能否完成 5～6METs 的活动：因为采用放松体位的性生活最高能耗 4～5METs。日常生活中看精彩球赛时的心率可能会超过性生活。在恢复性生活前应该经过充分的康复训练，并得到经治医师的认可。应该教育患者采用放松姿势和方式，避免大量进食后进行。必要时在开始恢复性生活时采用心电检测。

六、康复护理指导

1. 疾病常识宣教 向患者及家属介绍心脏结构、功能、冠状动脉病变，药物治疗的作用及运动的重要性；避免竞技性运动。

2. 危险因素宣教 向患者及家属介绍冠心病的危险因素，生活行为与冠心病的影响关系。患者需要理解个人能力的限制，应定期检查和修正运动处方，避免过度训练。

3. 饮食指导 估测每天热量摄入，给予低脂、易消化饮食，避免摄入酸、辣、刺激性食物；勿食或少食脂肪、胆固醇含量高的食物；戒烟酒，多吃水果蔬菜。测定体重指数，防治高血压、糖尿病、高脂血症和肥胖。

4. 了解心理障碍程度 如抑郁、焦虑、孤独、生气、情绪易激动等。通过个人或小组形式进行咨询和教育，使患者改变不正确的生活方式和树立健康行为的自信心，教会患者处理应激的技巧和放松方法等。

5. 注意周围环境因素对运动反应的影响 包括寒冷和炎热气候要相对降低运动量和运动强度，避免在阳光下和炎热气温时剧烈运动（理想环境：温度 4 ~ 28℃，风速 <7m/s）；穿戴宽松、舒适、透气的衣服和鞋子；上坡时要减慢速度；饭后不做剧烈运动；感冒或发热症状和体征消失 2d 以上再恢复运动。训练必须持之以恒，如间隔 4 ~ 7d 以上，再开始运动时宜稍减低强度。

6. 注意病情加重征兆 识别心绞痛、心肌梗死临床表现，知道硝酸甘油的使用注意事项：随身携带，保证药物有效，避光保存；如发生心绞痛立即舌下含服，如无效可连服 3 次；服用后应取坐位或卧位；若服用 3 次仍无效则高度怀疑心肌梗死，应立即送医院诊治；硝酸甘油不要与酒精、咖啡、浓茶同时服用。应定期到医院做身体检查。

微信扫码
◆临床科研
◆医学前沿
◆临床资讯
◆临床笔记

呼吸内科疾病护理

第三章

第一节　肺炎链球菌肺炎护理

肺炎链球菌肺炎（streptococcus pneumonia）或称肺炎球菌肺炎（pneumococcal pneumonia），由肺炎链球菌或称肺炎球菌引起，居医院外获得性肺炎的首位，约占半数以上。本病主要为散发，可借助飞沫传播，以冬季与初春为高发季节，常与呼吸道病毒感染并行，患者多为原先健康的青壮年、老年或婴幼儿，男性较多见。临床起病急骤，以高热、寒战、咳嗽、血痰和胸痛为特征。因抗生素及时有效的应用，致使起病方式、症状及 X 线改变均不典型。

一、病因及发病机制

肺炎链球菌是革兰阳性球菌，其毒力大小与荚膜中的多糖结构与含量有关。根据荚膜多糖的抗原特性，肺炎链球菌分为 86 个血清型，成人致病菌多属 1 ~ 9 型及 12 型，以第 3 型毒力最强。该菌对紫外线及加热敏感，经阳光直射 1h，或加热至 52℃ 10min 即可杀灭，对苯酚（石炭酸）溶液等消毒剂也较敏感，但在干燥痰中可存活数月。

肺炎链球菌是上呼吸道寄居的正常菌群，当机体免疫功能降低或受损时，有毒力的肺炎链球菌进入下呼吸道致病。肺炎球菌的致病力是荚膜中的多糖体对组织的侵袭力，细菌在肺泡内繁殖滋长，引起肺泡壁水肿，白细胞和红细胞渗出，渗出液含有细菌，经肺泡孔向肺的中央部分蔓延，可累及整个肺叶或肺段而致肺炎。因病变始于外周，故叶间分界清楚，但易累及胸膜而致渗出性胸膜炎。老年人和婴幼儿可由支气管播散形成支气管肺炎。典型病理改变分为：充血期、红色肝变期、灰色肝变期和消散期，因早期使用抗生素治疗，典型病理分期已很少见。病变消散后肺组织结构无损坏，不留纤维瘢痕。极少数患者由于机体反应性差，纤维蛋白不能完全吸收而形成机化性肺炎。若未及时使用抗生素可并发脓胸、脑膜炎、心包炎、心内膜炎及关节炎、中耳炎等肺外感染。

二、临床表现

1. 症状　发病前常有淋雨、受凉、醉酒、疲劳、病毒感染和生活在拥挤环境等诱因，可有数日上呼吸道感染的前驱症状。临床以起病急骤、畏寒或寒战、高热，全身肌肉酸痛为特征。体温可在数小时内达 39 ~ 40℃，呈稽留热，或高峰在下午或傍晚。全身肌肉酸痛，患侧胸痛明显，可放射至肩部或腹部，深呼吸或咳嗽时加剧，患者常取患侧卧位。开始痰少，可带血丝，24 ~ 48h 后可呈铁锈色痰，与肺泡内浆液渗出和红细胞、白细胞渗出有关。

2. 体征　患者呈急性病容，鼻翼扇动，面颊绯红，皮肤灼热、干燥，口角和鼻周有单纯疱疹，严重者可有发绀，心动过速，心律不齐；早期肺部无明显异常体征。肺实变时，患侧呼吸运动减弱，触觉语颤增强，叩诊呈浊音，听诊可有呼吸音减弱、闻及支气管肺泡呼吸音或管样呼吸音等实变体征，可闻及胸膜摩擦音。消散期可闻及湿啰音。本病自然病程约 1 ~ 2 周。发病 5 ~ 10 天，体温可自行骤降或逐渐消退；使用有效抗菌药物后，体温于 1 ~ 3 天内恢复正常。同时，其他症状与体征亦随之渐渐消失。

3. 并发症　并发症已很少见。感染严重时，可伴感染性休克，多见于老年人。表现为心动过速、血压降低、意识模糊、烦躁、四肢厥冷、发绀、多汗等，而高热、胸痛、咳嗽等症状并不明显。并发胸膜炎时多为浆液纤维蛋白性渗出液；呼吸音减低和语颤降低多提示有胸腔积液，偶可发生脓胸。肺脓肿、脑膜炎和关节炎也有发生。

三、辅助检查

1. 实验室检查　血常规见白细胞计数升高（10～20）×10⁹/L，中性粒细胞比例增多（>80%），伴核左移，细胞内可见中毒颗粒。痰涂片作革兰染色及荚膜染色镜检，如有革兰阳性、带荚膜的双球菌或链球菌，可做出初步病原诊断。痰培养 24～48h 可确定病原体。聚合酶链反应（PCR）检测和荧光标记抗体检测可提高病原学诊断水平。重症感染者应做血培养。如并发胸腔积液，应积极抽取积液进行细菌培养。标本采集应在抗生素应用前进行。

2. X 线检查　X 线表现多样，可呈斑片状或大片状实变阴影，好发于右肺上叶、双肺下叶，在病变区可见多发性蜂窝状小脓肿，叶间隙下坠。在实变阴影中可见支气管充气征，肋膈角可有少量胸腔积液。消散期，炎性浸润逐渐吸收，可有片状区域吸收较快，呈现"假空洞"征。一般起病 3～4 周后才完全消散。

四、诊断要点

根据寒战、高热、胸痛、咳铁锈色痰、口唇疱疹等典型症状和肺实变体征，结合胸部 X 线检查，可做出初步诊断。病原菌检测是本病确诊的主要依据。

五、治疗原则

1. 抗菌药物　一旦诊断即用抗生素治疗，不必等待细菌培养结果。肺炎链球菌肺炎首选青霉素 G，用药剂量和途径视病情、有无并发症而定。成年轻症者，每天 240 万 U，分 3 次肌内注射，或普鲁卡因青霉素 60 万 U，肌内注射，每 12h 1 次；稍重者，青霉素 G 每天 240 万～480 万 U，分 3～4 次静滴；重症或并发脑膜炎者，每天 1 000 万～3 000 万 U，分 4 次静滴。对青霉素过敏或耐药者，可用红霉素每天 2g，分 4 次口服或每天 1.5g 静滴；或林可霉素每天 2g 肌内注射或静滴，重症者可改用头孢菌素类抗生素，如头孢噻肟或头孢曲松等，或喹诺酮类药物；多重耐药菌株感染者可用万古霉素。抗菌药物标准疗程一般为 5～7 天，或在热退后 3 天停药或由静脉用药改为口服，维持数天。

2. 支持疗法与对症治疗　卧床休息；避免疲劳、醉酒等使病情加重的因素；补充足够热量、蛋白质和维生素的食物，多饮水，入量不足者给予静脉补液，以及时纠正脱水，维持水电解质平衡。密切观察病情变化，注意防治休克。剧烈胸痛者，给予少量镇痛药，如可卡因 15mg。当 PaO₂<60mmHg 时，应予吸氧；有明显麻痹性肠梗阻或胃扩张时应暂时禁食、禁饮和胃肠减压。烦躁不安、谵妄、失眠者给予地西泮 5mg 肌内注射或水合氯醛 1～1.5g 保留灌肠，禁用抑制呼吸的镇静药。

3. 并发症治疗　高热常在抗菌药物治疗后 24h 内消退，或数日内逐渐下降。如体温 3 天后不降或降而复升时，应考虑肺炎链球菌的肺外感染或其他疾病存在的可能性，如脓胸、心包炎、关节炎等，应给予相应治疗；有感染性休克者按抗休克治疗。

六、预后

本病一般预后较好，但老年人，病变广泛、多叶受累，有并发症或原有心、肺、肾等基础疾病，以及存在免疫缺陷者预后较差。

第二节　葡萄球菌肺炎护理

葡萄球菌肺炎（slaphylococcal pneumonia）是由葡萄球菌引起的肺部急性化脓性炎症，病情较重，细菌耐药率高，预后多较凶险，病死率较高。肺脓肿、气胸和脓气胸并发率高。糖尿病、血液病、酒精中毒、肝病、营养不良、艾滋病、长期应用糖皮质激素、抗肿瘤药物和其他免疫抑制剂等免疫功能低下者；长期应用广谱抗菌药物而致体内菌群失调者以及静脉应用毒品者，均为易感人群。儿童在患流感或麻疹后易并发；皮肤感染灶（痈、疖、伤口感染、毛囊炎、蜂窝织炎）中的葡萄球菌经血液循环到肺部，可引起多处肺实变、化脓和组织坏死。

一、病因及发病机制

葡萄球菌为革兰阳性球菌，可分为凝固酶阳性的葡萄球菌（主要为金黄色葡萄球菌，简称金葡菌）和凝固酶阴性的葡萄球菌（主要为表皮葡萄球菌）。其中金黄色葡萄球菌的致病力最强，是化脓性感染的主要原因。葡萄球菌的致病物质主要是毒素和酶，具有溶血、坏死、杀白细胞和致血管痉挛等作用。

葡萄球菌的感染途径主要有两种：一种为继发性呼吸道感染，常见于儿童流感和麻疹后；另一种为血源性感染，是来自皮肤感染灶（痈疖、伤口感染、蜂窝织炎）或静脉导管置入污染，葡萄球菌经血液循环到肺，引起肺炎、组织坏死并形成单个或多个肺脓肿。医院获得性肺炎中葡萄球菌感染比例高，耐甲氧西林金葡菌（MRSA）感染的肺炎治疗更困难，病死率高。

二、临床表现

1. 症状　多数起病急骤，寒战、高热，体温可达 39 ~ 40℃，胸痛、咳嗽、咳痰，痰液多，由咳黄脓痰演变为脓血性或粉红色乳样痰，无臭味；毒血症状明显，全身肌肉、关节酸痛，体质衰弱、乏力、大汗、精神萎靡。重症患者胸痛和呼吸困难进行性加重，并出现血压下降、少尿等周围循环衰竭的表现。血源性、老年人、院内感染者表现多不典型，一般起病隐匿，体温逐渐上升，痰量少。

2. 体征　肺部体征早期不明显，与临床严重的中毒症状、呼吸道症状不相称，其后可出现肺部散在湿啰音；典型的肺实变体征少见，如病变较大或融合时可有肺实变体征。

三、辅助检查

血常规白细胞计数增高，中性粒细胞比例增加及核左移，有中毒颗粒。最好在使用抗生素前采集血、痰、胸腔积液标本进行涂片和培养，以明确诊断。胸部 X 线表现为肺部多发性浸润病灶，常有空洞和液平面，另外，病变存在易变性，表现为一处炎性浸润消失而在另一处出现新的病灶，或很小的单一病灶发展为大片阴影。

四、诊断要点

根据全身毒血症状，咳脓痰，白细胞计数增高、中性粒细胞比例增加及核左移并有 X 线表现，可做出初步诊断，胸部 X 线随访追踪肺部病变的变化对诊断有帮助，细菌学检查是确诊依据。

五、治疗原则

治疗原则是早期清除原发病灶及抗菌治疗。

1. 抗菌治疗　选择敏感的抗生素是治疗的关键，首选耐青霉素酶的半合成青霉素或头孢菌素，如苯唑西林钠、头孢呋辛钠等，联合氨基糖苷类如阿米卡星可增强疗效；青霉素过敏者可选用红霉素、林可霉素、克林霉素等；耐甲氧西林金黄色葡萄球菌（MRSA）感染宜用万古霉素静滴。本病抗生素治疗总疗程较其他肺炎长，常采取早期、联合、足量、静脉给药，不宜频繁更换抗生素。

2. 对症支持治疗　加强支持疗法，预防并发症。患者宜卧床休息，饮食补充足够热量及蛋白质，多饮水，有发绀者给予吸氧。对气胸或脓气胸应尽早引流治疗。

六、预后

本病发展迅猛，预后与是否治疗及时、有无并发症等相关。目前病死率在 10% ~ 30%，年龄大于 70 岁的患者病死率达 75%。痊愈者中少数可遗留有支气管扩张症。

第三节　成人支气管哮喘护理

支气管哮喘（bronchial asthma）简称哮喘，是由多种细胞（如嗜酸粒细胞、肥大细胞、T 淋巴细胞、中性粒细胞、气道上皮细胞等）和细胞组分参与的气道慢性炎症性疾病。主要特征包括气道慢性炎症，气道对多种刺激因素呈现的高反应性，广泛多变的可逆性气流受限以及随病程延长而导致的一系列气道结构的改变，即气道重塑。临床表现为反复发作的喘息、气急、胸闷或咳嗽等症状，常在夜间及凌晨发作或加重，多数患者可自行缓解或经治疗后缓解。根据全球和我国哮喘防治指南提供的资料，经过长期规范化治疗和管理，80% 以上的患者可以达到哮喘的临床控制。鉴于全球许多国家和地区的哮喘患病率和病死率呈上升趋势，哮喘也引起了世界卫生组织（WHO）和各国政府的重视。1995 年由 WHO 和美国国立卫生院心、肺、血液研究所组织多国专家共同制定的《哮喘防治的全球创议》（global initiative for asthma，CINA），经过不断更新，已成为指导全世界哮喘病防治工作的指南。

一、流行病学

哮喘是世界上最常见的慢性疾病之一，全球约有 3 亿哮喘患者。各国哮喘患病率从 1% ~ 31% 不等，我国约为 0.5% ~ 5%，且呈上升趋势。一般认为发达国家哮喘患病率高于发展中国家，城市高于农村。哮喘死亡率为（1.6 ~ 36.7）110 万，多与哮喘长期控制不佳、最后一次发作时治疗不及时有关，其中大部分是可预防的。我国已成为全球哮喘病死率最高的国家之一。

二、病因及发病机制

1. 病因　哮喘是一种复杂的、具有多基因遗传倾向的疾病，其发病具有家族集聚现象，亲缘关系越近，患病率越高。近年来，点阵单核苷酸多态性基因分型技术，也称全基因组关联研究（GWAS）的发展给哮喘的易感基因研究带来了革命性的突破。目前采用 GWAS 鉴定了多个哮喘易感基因位点，如 5q12，22，23，17q12 ~ 17.9q24 等。具有哮喘易感基因的人群发病与否受环境因素的影响较大，深入研究基因 – 环境相互作用将有助于揭示哮喘发病的遗传机制。

环境因素包括变应原（油漆、饲料、活性染料），食物（鱼、虾、蛋类、牛奶），药物（阿司匹林、抗生素）和非变应原性因素，如大气污染、吸烟、运动、肥胖等。

2. 发病机制　哮喘的发病机制不完全清楚，目前可概括为免疫 – 炎症机制、神经调节机制及其相互作用。

（1）气道免疫 – 炎症机制

①气道炎症形成机制：气道慢性炎症反应是由多种炎症细胞、炎症介质和细胞因子共同参与、相互作用的结果。当外源性变应原通过吸入、食入或接触等途径进入机体后被抗原递呈细胞（如树突状细胞、巨噬细胞、嗜酸性粒细胞）内吞并激活 T 细胞。一方面，活化的辅助性 T 细胞（主要是 Th₂ 细胞）产生白细胞介素（IL）如 IL-4、IL-5、IL-10 和 IL-13 等进一步激活 β 淋巴细胞，后者合成特异性 IgE，并结合于肥大细胞和嗜碱粒细胞等细胞表面的 IgE 受体。若变应原再次进入体内，可与结合在细胞的 IgE 交联，使该细胞合成并释放多种活性介质导致平滑肌收缩、黏液分泌增加、血管通透性增高和炎症细胞浸润等。炎症细胞在介质的作用下又可分泌多种介质，使气道病变加重，炎症浸润增加，产生哮喘的临床症状，这是一个典型的变态反应过程。另一方面，活化的 Th（主要是 Th₂）细胞分泌的 IL 等细胞因子，可以直接激活肥大细胞、嗜酸粒细胞及肺泡巨噬细胞等多种炎症细胞，使之在气道浸润和聚集。这些细胞相互作用可以分泌出许多种炎症介质和细胞因子，如组胺、前列腺素（PG）、白三烯（LT）、血小板活化因子（PAF）、嗜酸粒细胞趋化因子（ECF）、中性粒细胞趋化因子（NCF）、转化生长因子（TGF）等，构成了一个与炎症细胞相互作用的复杂网络，使气道收缩，黏液分泌增加，血管渗出增多，进一步加重气道慢性炎症。嗜酸粒细胞在哮喘发病中不仅发挥着终末效应细胞的作用，还具有免疫调节作用。TH₁₇ 细胞在以中性粒细胞浸润为主的激素抵抗型哮喘和重症哮喘发病中起到了重要作用。

根据变应原吸入后哮喘发生的时间，可分为早发型哮喘反应、迟发型哮喘反应和双相型哮喘反应。早发型哮喘反应几乎在吸入变应原的同时立即发生反应，15 ~ 30min 达高峰，2h 后逐渐恢复正常。迟发型哮喘反应约 6h 左右发病，持续时间长，可达数天。约半数以上患者出现迟发型哮喘反应。

②气道高反应性（airway hyper responsiveness，AHR）：是指气道对各种刺激因子如变应原、理化

因素、运动、药物等呈现的高度敏感状态，表现为患者接触这些刺激因子时气道出现过强或过早的收缩反应。AHR 是哮喘的基本特征，可通过支气管激发试验来量化和评估，有症状的哮喘患者几乎都存在 AHR。目前普遍认为气道炎症是导致气道高反应性的重要机制之一，当气道受到变应原或其他刺激后，由于多种炎症细胞、炎症介质和细胞因子的参与，气道上皮的损害和上皮下神经末梢的裸露等，从而导致气道高反应性。AHR 常有家族倾向，受遗传因素的影响。AHR 为支气管哮喘患者的共同病理生理特征，然而出现 AHR 者并非都是支气管哮喘，如长期吸烟、接触臭氧、病毒性上呼吸道感染、慢性阻塞性肺疾病（COPD）等也可出现 AHR，但程度相对较轻。

③气道重构（airway remodeling）：是哮喘的重要病理特征，表现为气道上皮细胞黏液化生、平滑肌肥大 / 增生、上皮下胶原沉积和纤维化、血管增生等，多出现在反复发作、长期没有得到良好控制的哮喘患者。气道重构的发生主要与持续存在的气道炎症和反复的气道上皮损伤 / 修复有关。除了炎症细胞参与气道重构外，TGF-B、血管内皮生长因子、白三烯、基质金属蛋白酶 -9、解聚素 - 盒属蛋白酶 -33 等多种炎症介质也参与了气道重构的形成。

（2）神经调节机制：神经因素也被认为是哮喘发病的重要环节。支气管受复杂的自主神经支配。除胆碱能神经、肾上腺素能神经外，还有非肾上腺素能非胆碱能（NANC）神经系统。支气管哮喘与 β- 肾上腺素受体功能低下和迷走神经张力亢进有关，并可能存在有 α- 肾上腺素能神经的反应性增加。NANC 能释放舒张支气管平滑肌的神经介质如血管活性肠肽（VIP）、一氧化氮（NO）及收缩支气管平滑肌的介质如 P 物质、神经激肽，两者平衡失调，则可引起支气管平滑肌收缩。此外，从感觉神经末梢释放的 P 物质、降钙素基因相关肽、神经激肽 A 等导致血管扩张、血管通透性增加和炎症渗出，此即神经源性炎症。神经源性炎症能通过局部轴突反射释放感觉神经肽而引起哮喘发作。

三、临床表现

1. 症状　典型症状为发作性伴有哮鸣音的呼气性呼吸困难或发作性胸闷和咳嗽。症状可在数分钟内发生，并持续数小时至数天，可经平喘药物治疗后缓解或自行缓解。夜间及凌晨发作或加重是哮喘的重要临床特征。有些青少年，其哮喘症状在运动时出现，称为运动性哮喘。此外，临床上还存在没有喘息症状的不典型哮喘，患者可表现为发作性咳嗽、胸闷或其他症状。对以咳嗽为唯一症状的不典型哮喘称为咳嗽变异性哮喘（cough variant asthma，CVA）。对以胸闷为唯一症状的不典型哮喘称为胸闷变异性哮喘（chest tightness vanant asthma，CTVA）。

2. 体征　发作时胸部呈过度充气状态，有广泛的哮鸣音，呼气音延长。但非常严重哮喘发作，哮鸣音反而减弱，甚至完全消失，表现为"沉默肺"，是病情危重的表现。非发作期体检可无异常发现，故未闻及哮鸣音，不能排除哮喘。

3. 并发症　发作时可并发气胸、纵隔气肿、肺不张；长期反复发作和感染可并发慢支、肺气肿、支气管扩张、间质性肺炎、肺纤维化和肺源性心脏病。

四、辅助检查

1. 痰液检查　部分患者痰涂片在显微镜下可见较多嗜酸粒细胞。

2. 肺功能检查

（1）通气功能检测：在哮喘发作时呈阻塞性通气功能改变，呼气流速指标均显著下降，1 秒钟用力呼气容积（FEV_1）、1 秒率[1 秒钟用力呼气量占用力肺活量比值（$FEV_1/FVC\%$）]以及最高呼气流量（PEF）均减少。肺容量指标可见用力肺活量正常或下降、残气量增加、功能残气量和肺总量增加，残气量占肺总量百分比增高。其中以 $FEV_1/FVC<70\%$ 或 FEV_1 低于正常预计值的 80% 为判断气流受限的最重要指标。缓解期上述通气功能指标可逐渐恢复。病变迁延、反复发作者，其通气功能可逐渐下降。

（2）支气管激发试验（bronchial provocation test，BPT）：用以测定气道反应性。常用吸入激发剂为乙酰胆碱、组胺，其他激发剂包括变应原、单磷酸腺苷、甘露醇、高渗盐水等，也有用物理激发因素如运动、冷空气等作为激发剂。观察指标包括 FEV_1、PEF 等。结果判断与采用的激发剂有关，通过剂量反

应曲线计算使 FEV_1 下降 20% 的吸入药物累积剂量（PD20-FEV，）或累积浓度（PC20-FEV_1），可对气道反应性增高的程度做出定量判断。如 FEV1 下降 ≥ 20%，可诊断为激发试验阳性。BPT 适用于在非哮喘发作期、FEV_1 在正常预计值 70% 以上的患者。

（3）支气管舒张试验（bronchial dilation test，BDT）：用以测定气道可逆性。有效的支气管舒张药可使发作时的气道痉挛得到改善，肺功能指标好转。常用吸入型的支气管舒张剂如沙丁胺醇、特布他林及异丙托溴铵等。吸入支气管舒张剂 20min 后重复测定肺功能，舒张试验阳性诊断标准：① FEV_1 较用药前增加 12% 或以上，且其绝对值增加 200ml 或以上；② PEF 较治疗前增加 60L/min 或增加 ≥ 20%。

（4）呼气峰流速（PEF）及其变异率测定：PEF 可反映气道通气功能的变化。哮喘发作时 PEF 下降。由于哮喘有通气功能时间节律变化的特点，监测 PEF 日间、夜间变异率有助于哮喘的诊断和病情评估。若昼夜 PEF 变异率 ≥ 20%，提示存在可逆性的气流受限。

3. 动脉血气分析　哮喘发作时由于气道阻塞且通气分布不均，通气 / 血流比值失衡，可致肺泡 - 动脉血氧分压差（A-aDO_2）增大；严重发作时可有缺氧，PaO_2 降低，由于过度通气可使 $PaCO_2$ 下降，pH 上升，表现呼吸性碱中毒。若病情进一步发展，气道阻塞严重，可有缺氧及 CO_2 滞留，表现呼吸性酸中毒；当 $PaCO_2$ 较前增高，即使在正常范围内也要警惕严重气道阻塞的发生。若缺氧明显，可并发代谢性酸中毒。

4. 胸部 X 线 /CT 检查　早期在哮喘发作时可见两肺透亮度增加，呈过度通气状态；在缓解期多无明显异常如并发呼吸道感染，可见肺纹理增加及炎性浸润阴影。同时要注意肺不张、气胸或纵隔气肿等并发症的存在。胸部 CT 在部分患者可见支气管壁增厚、黏液阻塞。

5. 特异性变应原的检测　外周血变应原特异性 IgE 增高，结合病史有助于病因诊断；血清总 IgE 测定对哮喘诊断价值不大，但其增高的程度可作为重症哮喘使用抗 IgE 抗体治疗及调整剂量的依据。体内变应原试验包括皮肤变应原试验和吸入变应原试验，前者可通过皮肤点刺等方法进行。

五、诊断要点

1. 诊断标准

（1）反复发作喘息、气急、胸闷或咳嗽，多与接触变应原、冷空气、物理、化学性刺激、病毒性上呼吸道感染、运动等有关。

（2）发作时在双肺可闻及散在或弥漫性，以呼气相为主的哮鸣音，呼气相延长。

（3）上述症状可经治疗缓解或自行缓解。

（4）除外其他疾病所引起的喘息、气急、胸闷和咳嗽。

（5）临床表现不典型者（如无明显喘息或体征）应有下列三项中至少一项阳性：①支气管激发试验或运动试验阳性；②支气管舒张试验阳性；③昼夜 PEF 变异率 ≥ 20%。

符合（1）~（4）条或（4）、（5）条者，可以诊断为支气管哮喘。

2. 支气管哮喘的分期及控制水平分级　支气管哮喘可分为急性发作期、非急性发作期。

（1）急性发作期：是指气促、咳嗽、胸闷等症状突然发生或症状加重，常有呼吸困难，以呼气流量降低为其特征，常因接触变应原等刺激物或治疗不当所致。哮喘急性发作时其程度轻重不一，病情加重可在数小时或数天内出现，偶尔可在数分钟内即危及生命，故应对病情做出正确评估，以便给予及时有效的紧急治疗。哮喘急性发作时严重程度可分为轻度、中度、重度和危重 4 级，见（表 3-1）。

表 3-1　哮喘急性发作的病情严重程度的分级

临床特点	轻度	中度	重度	危重
气短	步行，上楼时	稍事活动	休息时	
体位	可平卧	喜坐位	端坐呼吸	
讲话方式	连续成句	常有中断	单字	不能讲话
精神状态	可有焦虑 / 尚安静	时有焦虑 / 烦躁	常有焦虑 / 烦躁	嗜睡 / 意识模糊
出汗	无	有	大汗淋漓	

续表　　　　　　　　　　　　表 3-1　哮喘急性发作的病情严重程度的分级

临床特点	轻度	中度	重度	危重
呼吸频率	轻度增加	增加	≥ 30 次 / 分	
辅助呼吸肌活动及三凹征	常无	可有	常有	胸腹矛盾运动
哮鸣音	散在，呼吸末期	响亮 / 弥漫	响亮 / 弥漫	减弱或无
脉率（次 / 分）	<100	100~120	>120	脉率变慢或不规则
奇脉	无 /<10mmHg	可有 /(10~25)mmHg	常有 >25mmHg	无
使用 β_2 激动剂	>80%	60%~80%	<60 或 <100L/min 或 作用时间 <2 小时	
PEF 占预计值的百分比				
PaO_2(mmHg)	正常	>60	<60	
$PaCO_2$(mmHg)	<45	<45	>45	
SaO_2(%)	>95	91~95	<90	

（2）非急性发作期（亦称慢性持续期）：许多哮喘患者即使没有急性发作，但在相当长的时间内仍有不同频度和（或）不同程度地出现症状（喘息、咳嗽、胸闷等），肺通气功能下降。过去曾以患者白天、夜间哮喘发作的频度和肺功能测定指标为依据，将非急性发作期的哮喘病情严重程度分为间歇性、轻度持续、中度持续和重度持续 4 级，目前则认为长期评估哮喘的控制水平是更为可靠和有用的严重性评估方法，对哮喘的评估和治疗的指导意义更大。哮喘控制水平分为控制、部分控制和未控制 3 个等级，每个等级的具体指标见（表 3-2）。

表 3-2　非急性发作期哮喘控制水平的分级

临床特征	控制（满足一下所有情况）	部分控制（出现以下任何一项临床特征）	未控制
日间症状	无（或 ≤ 2 次 / 周）	>2 次 / 周	任何一周出现部分控制表现 ≥ 3 项 * ↑
活动受限	无	任何 1 次	
夜间症状 / 憋醒	无	任何 1 次	
对缓解药物治疗 / 急救治疗的需求	无（或 ≤ 2 次 / 周）	>2 次 / 周	
肺功能☆（ PEF/FEV_1）	正常	< 正常预计值或个人最佳值的 80%	
急性发作	无	≥ 1 次 / 年	任何一周出现 1 次

注：* 患者出现急性发作后都必须对维持方案进行分析回顾，以确保治疗方案的合理性；↑ 依照定义，任何 1 周出现 1 次哮喘急性发作表明这周的哮喘没有得到控制；☆肺功能结果对 5 岁以下儿童的可靠性差。

六、治疗原则

目前尚无特效的治疗方法，但长期规范化治疗可使哮喘症状得到控制，减少复发乃至不发作。长期使用最少量或不用药物能使患者活动不受限制，并能与正常人一样生活、工作和学习。

1. 确定并减少危险因素接触　部分患者能找到引起哮喘发作的变应原或其他非特异刺激因素，立即使患者脱离并长期避免接触这些危险因素是防治哮喘最有效的方法。

2. 药物治疗　治疗哮喘药物主要分为两类：控制性药物和缓解性药物。控制性药物亦称抗炎药，主要用于治疗气道慢性炎症，需要长期使用。缓解性药物亦称解痉平喘药，通过迅速解除支气管痉挛从而缓解哮喘症状，按需使用。

（1）糖皮质激素：由于哮喘时病理基础是慢性非特异性炎症，糖皮质激素是当前控制哮喘发作最有效的药物。主要作用机制是抑制炎症细胞的迁移和活化；抑制细胞因子的生成；抑制炎症介质的释放；增强平滑肌细胞 β_2 受体的反应性。可分为吸入、口服和静脉用药。吸入治疗是目前推荐长期抗感染治疗哮喘的最常用方法。常用吸入药物有倍氯米松（beclomethasone，BDP）、布地奈德（budesonide）、氟替卡松（fluticasone）、莫米松（mometasone）等，后二者生物活性更强，作用更持久。通常需规律吸入 1～2 周以上方能生效。根据哮喘病情选择吸入不同 ICS 剂量。虽然吸入 ICS 全身不良反应少，但少数患者可出现口咽念珠菌感染、声音嘶哑或呼吸道不适，吸药后用清水漱口可减轻局部反应和胃肠吸收。长期吸入较大剂量 ICS（＞1 000μg/d）者应注意预防全身性不良反应，如肾上腺皮质功能抑制、骨质疏松等。为减少吸入大剂量糖皮质激素的不良反应，可采用低、中剂量 ICS 与长效 β₂ 受体激动剂、缓释茶碱或白三烯调节剂联合使用。

口服剂：有泼尼松（强的松）、泼尼松龙（强的松龙）。用于吸入糖皮质激素无效或需要短期加强的患者。起始 30～60mg/d，症状缓解后逐渐减量至 ≤ 10mg/d。然后停用，或改用吸入剂。不主张长期口服激素用于维持哮喘控制的治疗。

静脉用药：重度或严重哮喘发作时应及早应用激素。可选择琥珀酸氢化可的松，常用量 100～400mg/d，注射后 4～6h 起作用，或甲泼尼龙，常用量 80～160mg/d，起效时间更短 2～4h。地塞米松因在体内半衰期较长、不良反应较多，宜慎用，一般 10～30mg/d。无激素依赖倾向者，可在短期 3～5 天停药；有激素依赖倾向者应在症状缓解后逐渐减量，然后改口服和吸入制剂维持。

（2）β₂ 受体激动剂：主要通过激动呼吸道的 β₂ 受体，激活腺苷酸环化酶，使细胞内的环磷酸腺苷（cAMP）含量增加，游离 Ca²⁺ 减少，从而松弛支气管平滑肌，起到缓解哮喘的作用。分为短效 β₂ 受体激动剂 SABA（维持 4～6h）和长效 β₂ 受体激动剂 LABA（维持 1～12h），LABA 又分为快速起效（数分钟起效）和缓慢起效（30min 起效）两种。

SABA：是控制哮喘急性发作的首选药物。有吸入、口服和静脉三种制剂，首选吸入给药。吸入剂包括定量气雾剂（MDI）、干粉剂、雾化溶液。首选药物有沙丁胺醇（salbutamol）、特布他林（terbutaline）。SABA 应按需间歇使用，不宜长期、单一应用。

LABA：这类 β₂ 受体激动剂的分子结构中具有较长的侧链，舒张支气管平滑肌的作用可达 12h 以上。与 ICS 联合是目前最常用的哮喘控制性药物。常用的 LABA 有两种：①沙美特罗（salmaterol）：经气雾剂或碟剂装置给药，给药后 30min 起效，平喘作用维持 12h 以上，推荐剂量 50μg，每日 2 次吸入。②福莫特罗（formoterol）：经都保装置给药，起效迅速，给药后 3～5min 起效，平喘作用维持 8～12h 以上。具有一定的剂量依赖性，推荐剂量 4.5～9.0μg，每日 2 次吸入，也可按需用于哮喘急性发作的治疗。不推荐长期单独使用 LABA，须与 ICS 联合应用。同前常用 ICS 加 LABA 的联合制剂有：氟替卡松/沙美特罗吸入干粉剂，布地奈德/福莫特罗吸入干粉剂。

（3）白三烯调节剂：通过调节白三烯的生物活性而发挥抗炎作用，同时可以舒张支气管平滑肌，是日前除 ICS 外唯一可单独应用的哮喘控制性药物。可作为轻度哮喘 ICS 的替代治疗药物和中、重度哮喘的联合治疗药物，尤其适用于阿司匹林哮喘、运动性哮喘和伴有过敏性鼻炎患者的治疗。常用药物有孟鲁司特（montelukast）10mg、每日 1 次。或扎鲁司特（zafirlukast）20mg、每日 2 次，不良反应通常较轻微，主要是胃肠道症状，少数有皮疹、血管性水肿、转氨酶升高，停药后可恢复正常。

（4）茶碱类：能抑制磷酸二酯酶，提高平滑肌细胞内的 cAMP 浓度，拮抗腺苷受体，增强呼吸肌的收缩力；增强气道纤毛清除功能和抗炎作用。是目前治疗哮喘的有效药物。

口服：用于轻、中度哮喘急性发作以及哮喘的维持治疗，常用药物包括氨茶碱和缓释茶碱，剂量为每日 6～10mg/kg。口服缓释茶碱后昼夜血药浓度平稳，平喘作用可维持 12～14h，尤其适用于控制夜间哮喘。联合应用茶碱、ICS 和抗胆碱药物具有协同作用。

静脉：注射氨茶碱首次负荷剂量为 4～6mg/kg，注射速度不宜超过 0.25mg/（kg·min），维持剂量为 0.6～0.8mg/（kg·h）。每日最大用量一般不超过 1.0g（包括口服和静脉给药）。静脉给药主要应用于重症哮喘。

茶碱的主要不良反应为胃肠道症状（恶心、呕吐），心血管症状（心动过速、心律失常、血压下降）及尿多，偶可兴奋呼吸中枢，严重者可引起抽搐乃至死亡。由于茶碱的"治疗窗"窄以及茶碱代谢存在较大的个体差异，最好在用药中监测血浆氨茶碱浓度，其安全有效浓度为 6～15mg/L。发热、妊娠、小儿或老年，患有肝、心、肾功能障碍及甲状腺功能亢进者尤须慎用。合用西咪替丁（甲氰咪胍）、喹诺酮类、大环内酯类药物等可影响茶碱代谢而使其排泄减慢，应减少用药量。

（5）抗胆碱药：通过阻断节后迷走神经通路，降低迷走神经兴奋性而起舒张支气管作用，并有减少痰液分泌的作用。可与 β_2 受体激动剂联合吸入有协同作用，尤其适用于夜间哮喘及多痰的患者。分为短效抗胆碱能药物（SAMA，维持 4 ~ 6h）和长效抗胆碱能药物（LAMA，维持 24h）。

SAMA：主要用于哮喘急性发作的治疗，多与 β_2 受体激动剂联合应用。常用药如异丙托溴铵（ipratropine bromide），有 MDI（每日 3 次，每次 25 ~ 75μg）和雾化溶液（100 ~ 15μg/ml 的溶液持续雾化吸入）两种剂型。不良反应少，少数患者有口苦或口干感。

LAMA：主要用于哮喘并发慢阻肺以及慢阻肺患者的长期治疗。常用药如噻托溴铵（tiotropium bromide）是近年发展的选择性 M_1、M_2 受体拮抗剂，作用更强，持续时间更久（可达24h）、不良反应更少，目前只有干粉吸入剂。

（6）抗 IgE 抗体：是一种人源化的重组鼠抗人 IgE 单克隆抗体，具有阻断游离 IgE 与 IgE 效应细胞表面受体结合的作用，但不会诱导效应细胞的脱颗粒反应。主要用于经吸入 ICS 和 LABA 联合治疗后症状仍未控制且血清 IgE 水平增高的重症哮喘患者。使用方法为每 2 周皮下注射 1 次，持续至少 3 ~ 6 个月。该药临床使用时间尚短，其远期疗效与安全性有待进一步观察。

（7）其他药物

①抗组胺药物：口服第二代抗组胺药物（H_1 受体拮抗剂）如酮替酚（ketotifen）、阿司咪唑、氯雷他定等具有抗变态反应作用，在哮喘治疗中的作用较弱。

②其他口服抗变态反应药物：如曲尼斯特（tranilast）、瑞吡斯特（repirinast）等可应用于轻度至中度哮喘的治疗，其主要不良反应是嗜睡。

3. 急性发作期的治疗 急性发作的治疗目的是尽快缓解气道阻塞，纠正低氧血症，恢复肺功能，预防进一步恶化或再次发作，防止并发症。对所有急性发作的患者都要制定个体化的长期治疗方案。

（1）轻度：经 MDI 吸入 SABA，在第 1h 每 20min 吸入 1 ~ 2 喷。随后轻度急性发作可调整为每 3 ~ 4h 吸入 1 ~ 2 喷。效果不佳时可加茶碱缓释片，或加用 SAMA 吸入。

（2）中度：吸入 SABA（常用雾化吸入），第 1h 可持续雾化吸入。联合应用雾化吸入 SAMA、激素混悬液。也可联合静脉应用茶碱类。如仍不能缓解，应尽早口服糖皮质激素，同时吸氧。

（3）重度至危重度：持续雾化吸入 SABA，或联合雾化吸入 SAMA、激素混悬液以及静脉滴注茶碱类药物。吸氧。尽早静脉应用糖皮质激素，待病情得到控制和缓解后改为口服给药。注意维持水、电解质平衡，纠正酸碱失衡，当 pH 值 <7.20 且并发代谢性酸中毒时，应适当补碱。经上述治疗，临床症状和肺功能无改善甚至继续恶化者，应及时给予机械通气治疗，其指征包括呼吸肌疲劳、$PaCO_2 \geq 45mmHg$、意识改变（需进行有创机械通气）。若并发气胸，在胸腔引流气体下仍可机械通气。此外应预防下呼吸道感染等。

4. 慢性持续期的治疗 慢性持续期的治疗应在评估和监测患者哮喘控制水平的基础上，定期根据长期治疗分级方案做出调整，以维持患者的控制水平。哮喘长期治疗分级方案分为 5 级（表3-3）。

表 3-3 哮喘长期治疗方案

← 降级　　升级 →

	第 1 级	第 2 级	第 3 级	第 4 级	第 5 级
			哮喘教育、环境控制		
			接需使用短效 β_2 受体激动剂		
控制性药物	选用 1 种 低剂量 ICS 白三烯调节剂	选用 1 种 低剂量 ICS 加 lABA 中等剂量 ICS 或高剂量 ICS 低剂量 ICS 加白三烯调节剂 低剂量 ICS 加缓释茶碱	在第 3 级基础上选择 1 种或 1 种以上 中等剂量 ICS 或高剂量 ICS 加 LABA 白三烯调节剂 缓释茶碱	在第 4 级基础上增加 1 种 口服最小剂量糖皮质激素 抗 IgE 治疗

对哮喘患者进行哮喘知识教育和控制环境、避免诱发因素贯穿于整个治疗阶段。对于大多数未经治疗的持续性哮喘患者，初始治疗应从第 2 级治疗方案开始，如果初始评估提示哮喘处于严重未控制，治疗应从第 3 级方案开始。从第 2 级到第 5 级的治疗方案中都有不同的哮喘控制药物可供选择。而在每一步中缓解药物都应该按需使用，以迅速缓解哮喘症状。

5. 免疫疗法　分为特异性和非特异性两种。特异性免疫反应是指将诱发哮喘发作的特异性变应原（如螨、花粉、猫毛等）配制成各种不同浓度的提取液，通过前者皮下注射、舌下含服或其他途径给予对该变应原过敏的患者，使其对此种变应原的耐受性增高，当再次接触此变应原时，不再诱发哮喘发作，或发作程度减轻，又称脱敏疗法或减敏疗法。一般需治疗 1 ~ 2 年，若治疗反应良好，可坚持 3 ~ 5 年。非特异性免疫疗法，如注射卡介苗及其衍生物、转移因子、疫苗等生物制品抑制变应原反应的过程，有一定辅助的疗效。

咳嗽变异性哮喘（CVA）的治疗原则与典型哮喘治疗相同。疗程则可以短于典型哮喘。CVA 治疗不及时可发展为典型哮喘。

难治性哮喘，指采用包括吸入 ICS 和 LABA 两种或多种控制药物，规范治疗至少 6 个月，仍不能达到良好控制的哮喘。治疗包括：①首先排除患者治疗依从性不佳，并排除诱发加重或使哮喘难以控制的因素；②给予高剂量 ICS 联合 / 不联合口服激素，加用白三烯调节剂、抗 IgE 抗体联合治疗；③其他可选择的治疗包括免疫抑制剂（甲氨蝶呤、环孢素、金制剂），支气管热成形术等。

6. 哮喘的教育与管理　哮喘患者的教育与管理是提高疗效，减少复发，提高患者生活质量的重要措施。在医生指导下患者要学会自我管理、学会控制病情。应为每个初诊哮喘患者制订防治计划，应使患者了解或掌握以下内容：①相信通过长期、适当、充分的治疗，完全可以有效地控制哮喘发作；②了解哮喘的激发因素以及避免诱因的方法；③简单了解哮喘的本质和发病机制；④熟悉哮喘发作先兆表现及相应处理办法；⑤学会在家中自行监测病情变化，并进行评定，重点掌握峰流速仪的使用方法，坚持记录哮喘日记；⑥学会哮喘发作时进行简单的紧急自我处理方法；⑦了解常用平喘药物的作用、正确用量、用法、不良反应；⑧掌握正确的吸入技术（MDI 或 Spacer 用法）；⑨知道什么情况下应去医院就诊；⑨与医生共同制定出防止复发、保持长期稳定的方案。

在此基础上采取一切必要措施对患者进行长期系统管理，包括鼓励哮喘患者与医护人员建立伙伴关系，通过规律的肺功能监测（包括PEF）客观地评价哮喘发作的程度，避免和控制哮喘激发因素，减少复发，制定哮喘长期管理的用药计划，制定发作期处理方案和长期定期随访保健，改善患者的依从性，并根据患者病情变化及时修订防治计划。

七、护理评估

1. 病史

（1）患病及治疗经过：询问患者发作时的症状，如喘息、呼吸困难、胸闷或咳嗽的程度、持续时间、诱发或缓解因素。了解既往和目前的检查结果、治疗经过和病情严重程度。了解患者对所用药物的名称、剂量、用法、疗效、不良反应等知识的掌握情况，尤其是患者能否掌握药物吸入技术，是否进行长期规律的治疗，是否熟悉哮喘急性发作先兆和正确处理方法，急性发作时有无按医嘱治疗等。评估疾病对患者日常生活和工作的影响程度。

（2）评估与哮喘有关的病因和诱因：①有无接触变应原，室内是否密封窗户，是否使用地毯、化纤饰品，是否有空调等可造成室内空气流通减少的因素存在，室内有无尘螨滋生、动物皮毛和排泄物、花粉等。②有无主动或被动吸烟，吸入污染空气如臭氧、杀虫剂、油漆和工业废气等。③有无进食虾蟹、鱼、牛奶、蛋类等食物。④有无服用普萘洛尔、阿司匹林等药物史。⑤有无受凉、气候变化、剧烈运动、妊娠等诱发因素。⑥有无哮喘家族史。

（3）心理－社会状况：哮喘是一种气道慢性炎症性疾病，患者对环境多种激发因子易过敏，发作性症状反复出现，严重时可影响睡眠和体力活动。评估患者有无烦躁、焦虑、恐惧等心理反应；有无忧郁、悲观情绪，以及对疾病治疗失去信心等。评估家属对疾病知识的了解程度和对患者关心程度、经济情况和社区医疗服务状况等。

2. 身体评估

（1）一般状态：评估患者的生命体征和精神状态，有无嗜睡、意识模糊等意识状态改变，有无痛苦面容。观察呼吸频率和脉率的情况，有无奇脉。

（2）皮肤和黏膜：观察口唇、面颊、耳郭等皮肤有无发绀，唇舌是否干燥、皮肤有无多汗、弹性降低。

（3）胸部体征：胸部有无过度充气，观察有无辅助呼吸肌参与呼吸和三凹征出现。听诊肺部有无哮鸣音、呼气音延长，有无胸腹反常运动，但应注意轻度哮喘或非常严重哮喘发作时，可不出现哮鸣音。

3. 实验室及其他检查

（1）血常规：有无嗜酸性粒细胞和中性粒细胞增高。

（2）动脉血气分析：有无 PaO_2 降低，$PaCO_2$ 是否增高，有无呼吸性酸中毒、代谢性碱中毒。

（3）特异性变应原的检测：有无特异性 IgE 增高。

（4）痰液检查：涂片有无嗜酸性粒细胞，痰培养有无致病菌。

（5）肺功能检查：有无 FEV_1/FVC、FEV_1% 预计值 PEF 等下降，有无残气量、功能残气量和肺总量增加，有无残气 / 肺总量比值增高。

（6）X 线检查：有无肺透亮度增加，是否出现肺纹理增多和炎性浸润性阴影。注意观察有无气胸、纵隔气肿、肺不张等并发症的征象。

八、护理诊断 / 合作性问题

1. 气体交换受损　与支气管痉挛、气道炎症、气道阻力增加有关。
2. 清理呼吸道无效　与支气管黏膜水肿、分泌物增多、痰液黏稠、无效咳嗽有关。
3. 知识缺乏　缺乏正确使用定量雾化吸入器用药的相关知识。
4. 活动无耐力　与缺氧、呼吸困难有关。
5. 焦虑　与哮喘长期存在且反复急性发作有关。
6. 潜在并发症　呼吸衰竭、纵隔气肿等。

九、护理目标

1. 患者呼吸困难缓解，能进行有效呼吸。
2. 能够进行有效的咳嗽，排出痰液。
3. 能够正确使用定量雾化吸入器。

十、护理措施

1. 气体交换受损

（1）环境与体位：有明确过敏源者应尽快脱离，提供安静、舒适、温湿度适宜的环境，保持室内清洁、空气流通。根据病情提供舒适体位，如为端坐呼吸者提供床旁桌支撑，以减少体力消耗。病室不宜摆放花草，避免使用地毯、皮毛、羽绒或蚕丝织物等，整理床铺时避免尘埃飞扬。

（2）饮食护理：大约20%的成年患者和50%的患儿可因不适当饮食而诱发或加重哮喘，应提供清淡、易消化、足够热量的饮食，避免进食硬、冷、油煎食物；避免进食或饮用刺激性食物或饮料。若能找出与哮喘发作有关的食物，如鱼、虾、蟹、蛋类、牛奶等更应该避免食用。某些食物添加剂如酒石黄和亚硝酸盐可诱发哮喘发作，应当引起注意。有烟酒嗜好者戒烟酒。

（3）口腔与皮肤护理：哮喘发作时，患者常会大量出汗，应每天进行温水擦浴，勤换衣服和床单，保持皮肤的清洁、干燥和舒适。协助并鼓励患者咳嗽后用温水漱口，保持口腔清洁。

（4）心理护理：哮喘急性发作和重症发作的患者，通常会出现紧张、烦躁不安、甚至惊恐等情绪，应多巡视患者，耐心解释病情和治疗措施，给予心理疏导，用语言和非语言沟通安慰患者，消除患者过度紧张的心理，这对减轻哮喘发作的症状和控制病情有重要意义。

（5）用药护理：观察药物疗效和不良反应。

①糖皮质激素：吸入药物治疗的全身性不良反应少，少数患者可出现声音嘶哑、咽部不适和口腔念珠菌感染，指导患者吸药后及时用清水含漱口咽部，选用干粉吸入剂或加用除雾器可减少上述不良反应。口服用药宜在饭后服用，以减少对胃肠道黏膜的刺激。气雾吸入糖皮质激素可减少其口服量，当用吸入剂替代口服剂时，通常需同时使用2周后再逐步减少口服量，指导患者不得自行减量或停药。

② β_2 受体激动剂：①指导患者按医嘱用药，不宜长期、规律、单一、大量使用，因为长期应用可引起 β_2 受体功能下降和气道反应性增高，出现耐药性。②指导患者正确使用雾化器，以保证药物的疗效。③静滴沙丁胺醇时应注意控制滴速 2 ~ 4μg/min。用药过程观察有无心悸、骨骼肌震颤、低血钾等不良反应。

③茶碱类：静脉注射时浓度不宜过高，速度不宜过快，注射时间宜在10min以上，以防中毒症状发生。不良反应有恶心、呕吐、心律失常、血压下降和呼吸中枢兴奋，严重者可致抽搐甚至死亡。用药时监测血药浓度可减少不良反应的发生，其安全浓度为 6 ~ 15μg/ml。发热、妊娠、小儿或老年、有心、肝、肾功能障碍及甲状腺功能亢进者不良反应增加。合用西咪替丁、喹诺酮类、大环内酯类药物可影响茶碱代谢而使其排泄减慢，应加强观察。茶碱缓（控）释片有控释材料，不能嚼服，必须整片吞服。

④其他：抗胆碱药吸入后，少数患者可有口苦或口干感。酮替芬有镇静、头晕、口干、嗜睡等不良反应，对高空作业人员、驾驶员、操纵精密仪器者应予以强调。白三烯调节剂的主要不良反应是轻微的胃肠道症状，少数有皮疹、血管性水肿、转氨酶升高，停药后可恢复。

（6）氧疗护理：重症哮喘患者常伴有不同程度的低氧血症，应遵医嘱给予鼻导管或面罩吸氧，吸氧流量为 1 ~ 3L/min，吸入氧浓度一般不超过40%。为避免气道干燥和寒冷气流的刺激而导致气道痉挛，吸入的氧气应尽量温暖湿润。在给氧过程中，监测动脉血气分析。如哮喘严重发作，经一般药物治疗无效，或患者出现神志改变，$PaO_2 < 60mmHg$，$PaCO_2 > 50mmHg$ 时，应准备进行机械通气。

（7）病情观察：观察哮喘发作的前驱症状，如鼻咽痒、喷嚏、流涕、眼痒等黏膜过敏症状。哮喘发作时，动态观察患者意识状态、呼吸频率、节律、深度，是否有辅助呼吸肌参与呼吸运动等，监测呼吸音、哮鸣音变化，监测动脉血气分析和肺功能情况，了解病情和治疗效果，警惕气胸、呼吸衰竭等并发症的发生。哮喘严重发作时，如经治疗病情无缓解，需做好机械通气的准备工作。加强对急性期患者的监护，尤其夜间和凌晨是哮喘易发作的时间，应严密观察有无病情变化。

2. 清理呼吸道无效

（1）促进排痰：痰液黏稠者可定时给予蒸汽或氧气雾化吸入。指导患者进行有效咳嗽，协助叩背，以促进痰液排出。无效者可用负压吸引器吸痰。

（2）补充水分：哮喘急性发作时，患者呼吸增快、出汗，常伴脱水、痰液黏稠，形成痰栓阻塞小支气管加重呼吸困难。应鼓励患者每天饮水 2 500 ~ 3 000ml，以补充丢失的水分，稀释痰液。重症者应建立静脉通道，遵医嘱及时、充分补液，纠正水、电解质和酸碱平衡紊乱。

（3）病情观察：观察患者咳嗽情况、痰液性状和量。

3. 知识缺乏　缺乏正确使用定量雾化吸入器用药的相关知识。

（1）定量雾化吸入器（MDI）：MDI的使用需要患者协调呼吸动作，正确使用是保证吸入治疗成功的关键。①介绍雾化吸入器具：根据患者文化层次、学习能力，提供雾化吸入器的学习资料。②演示MDI的使用方法：打开盖子，摇匀药液，深呼气至不能再呼时张口，将MDI喷嘴置于口中，双唇包住咬口，以慢而深的方式经口吸气，同时以手指按压喷药，至吸气末屏气10s，使较小的雾粒沉降在气道远端，然后缓慢呼气，休息3min后可再重复使用1次。③反复练习使用：医护人员演示后，指导患者反复练习，直至患者完全掌握。④特殊MDI的使用：对不易掌握MDI吸入法的儿童或重症患者，可在MDI上加储药罐（spacer），可以简化操作，增加吸入到下呼吸道和肺部的药物量，减少雾滴在口咽部沉积引起刺激，增加雾化吸入疗效。

（2）干粉吸入器：常用的有都保装置和准纳器。

①都保装置（turbuhaler）：即储存剂量型涡流式干粉吸入器，如普米克都保、奥克斯都保、信必可都保（布地奈德福英特罗干粉吸入剂）。指导患者使用都保装置的方法：①旋转并拔出瓶盖，确保红色旋柄在下方。②拿直都保，握住底部红色部分和都保中间部分，向某一方向旋转到底，再向反方向旋转到底，即完成一次装药。在此过程中，您会听到一次"咔嗒"声。③先呼气（勿对吸嘴呼气），将吸嘴含于口中，双唇包住吸嘴用力深长地吸气，然后将吸嘴从嘴部移开，继续屏气 5s 后恢复正常呼吸。

②准纳器：常用的有沙美特罗替卡松粉吸入剂（舒利迭）等。指导患者准纳器的使用方法：a. 一手握住准纳器外壳，另一手拇指向外推动准纳器的滑动杆直至发出咔哒声，表明准纳器已做好吸药的准备。b. 握住准纳器并使远离嘴，在保证平稳呼吸的前提下，尽量呼气。c. 将吸嘴放入口中，深深地平稳地吸气，将药物吸入口中，屏气约 10s。d. 拿出准纳器，缓慢恢复呼气，关闭准纳器（听到咔嗒声表示关闭）。

十一、护理评价

1. 患者呼吸频率、节律平稳，无呼吸困难和奇脉。
2. 能选择合适的排痰方法，排出痰液，咳嗽程度减轻，次数减少。
3. 能描述雾化吸入器的种类，适应证和注意事项，掌握正确使用方法。

十二、健康指导

1. 疾病知识指导　指导患者增加对哮喘的激发因素、发病机制、控制目的和效果的认识，以提高患者的治疗依从性。使患者懂得哮喘虽不能彻底治愈，但只要坚持充分的正规治疗，完全可以有效地控制哮喘的发作，即患者可达到没有或仅有轻度症状，能坚持日常工作和学习。

2. 避免诱因指导　针对个体情况，指导患者有效控制可诱发哮喘发作的各种因素，如避免摄入引起过敏的食物；避免接触引起过敏的花粉、香水、化妆品等物质；避免强烈的精神刺激和剧烈运动；避免持续的喊叫等过度换气动作；不养宠物、不用皮毛制成的衣物、被褥或枕头。定期清洗空调，更换窗帘、床单、枕头等物品；避免接触刺激性气体及预防呼吸道感染；戴围巾或口罩避免冷空气刺激；在缓解期应加强体育锻炼、耐寒锻炼受耐力训练以增强体质。

3. 病情监测指导　指导患者识别哮喘发作的先兆表现和病情加重的征象，学会哮喘发作时进行简单的紧急自我处理方法。学会利用峰流速仪来监测最大呼气峰流速（PEFR），做好哮喘日记，为疾病预防和治疗提供参考资料。峰流速仪的使用方法：取站立位，尽可能深吸一口气，然后用唇齿部分包住口含器后，以最快的速度，用 1 次最有力的呼气吹动游标滑动，游标最终停止的刻度，就是此次峰流速值。峰流速测定是发现早期哮喘发作最简便易行的方法，在没有出现症状之前，PEFR 下降，提示将发生哮喘的急性发作。临床实验观察证实，每天测量 PEFR 并与标准 PEFR 进行比较，不仅能早期发现哮喘发作，还能判断哮喘控制的程度和选择治疗措施。如果 PEFR 经常有规律地保持在 80% ~ 100%，为安全区，说明哮喘控制理想；PEFR50% ~ 80% 为警告区，说明哮喘加重，需及时调整治疗方案；PEFR<50% 为危险区，说明哮喘严重，需要立即到医院就诊。

4. 用药指导　哮喘患者应了解自己所用各种药物的名称、用法、用量及注意事项，了解药物的主要不良反应及如何采取相应的措施来避免。指导患者或家属掌握正确的药物吸入技术，按医嘱合理用药，正确使用 β_2 受体激动剂和（或）糖皮质激素吸入剂。

5. 心理指导　精神心理因素在哮喘的发生发展过程中起重要作用，培养良好的情绪和战胜疾病的信心是哮喘治疗和护理的重要内容。哮喘患者的心理反应可有抑郁、焦虑、恐惧、性格改变等，给予心理疏导，使患者保持有规律的生活和乐观情绪，积极参加体育锻炼，最大限度地保持劳动能力，可有效减轻患者的不良心理反应。此外，患者常有社会适应能力下降、自信心下降、交际减少等表现，应指导患者充分利用社会支持系统，动员患者家属及朋友参与对哮喘患者的管理，为其身心康复提供各方面的支持。

消化系统疾病护理

第四章

第一节　常见症状体征的护理

一、恶心与呕吐

恶心和呕吐两者可单独发生，但多数患者先有恶心（nausea），继而呕吐（vomiting）。引起恶心与呕吐的病因很多，其中消化系统的常见病因有：①胃炎、消化性溃疡并发幽门梗阻、胃癌；②肝、胆囊、胆管、胰、腹膜的急性炎症；③胃肠功能紊乱引起的心理性呕吐。呕吐出现的时间、频度、呕吐物的量与性状因病种而异。上消化道出血时呕吐物呈咖啡色甚至鲜红色；消化性溃疡并发幽门梗阻时呕吐常在餐后发生，呕吐量大，呕吐物含酸性发酵宿食；低位肠梗阻时呕吐物带粪臭味；急性胰腺炎可出现频繁剧烈的呕吐，吐出胃内容物甚至胆汁。呕吐频繁且量大者可引起水电解质紊乱、代谢性碱中毒；长期呕吐伴畏食者可致营养不良；昏迷患者呕吐时易发生误吸，引起肺部感染、窒息等。

（一）护理评估

1. 病史　恶心与呕吐发生的时间、频率、原因或诱因，与进食的关系；呕吐的特点及呕吐物的性质、量；呕吐伴随的症状，如是否伴有腹痛、腹泻、发热、头痛、眩晕等。患者的精神状态，有无疲乏无力，有无焦虑、抑郁，呕吐是否与精神因素有关。

2. 身体评估　①全身情况：生命体征、神志、营养状况，有无失水表现。②腹部检查：腹胀、腹痛、肠鸣音等。

3. 实验室及其他检查　必要时作呕吐物毒物分析或细菌培养等检查，呕吐量大者注意有无水电解质紊乱、酸碱平衡失调。

（二）常用护理诊断／问题

1. 有体液不足的危险　与大量呕吐导致失水有关。

2. 活动无耐力　与频繁呕吐导致失水、电解质丢失有关。

3. 焦虑　与频繁呕吐、不能进食有关。

（三）目标

1. 患者生命体征在正常范围内，无失水、电解质紊乱和酸碱失衡。

2. 呕吐减轻或停止，逐步恢复进食。

3. 能保证机体所需热量、水分、电解质的摄入。

4. 活动耐力恢复或有所改善。

（5）焦虑程度减轻。

（四）护理措施及依据

1. 有体液不足的危险尽快采取补液措施，主要有以下几项措施：

（1）失水征象监测：①生命体征：定时测量和记录生命体征直至稳定。血容量不足时可出现心率加快、呼吸急促、血压降低，特别是直立性低血压。持续性呕吐致大量胃液丢失而发生代谢性碱中毒时，患者呼吸变浅、慢。②准确测量和记录每天的出入量、尿比重、体重。③观察患者有无失水征象，依失水程度不同，患者可出现软弱无力、口渴、皮肤黏膜干燥和弹性减低，尿量减少、尿比重增高，并可有烦躁、神志不清以至昏迷等表现。④动态观察实验室检查结果，例如血清电解质、酸碱平衡状态。

（2）呕吐的观察与处理：观察患者呕吐的特点，记录呕吐的次数，呕吐物的性质和量、颜色、气味。按医嘱应用止吐药及其他治疗，促使患者逐步恢复正常饮食和体力。

（3）积极补充水分和电解质：给予口服补液时，应少量多次饮用，以免引起恶心呕吐。如口服补液未能达到所需补液量时，需静脉输液以恢复机体的液体平衡状态。剧烈呕吐不能进食或严重水电解质失衡时，则主要通过静脉输液给予纠正。

2. 活动无耐力　以生活及安全护理为主。

（1）生活护理：协助患者进行日常生活活动。患者呕吐时应帮助其坐起或侧卧，头偏向一侧，以免误吸。吐毕给予漱口，更换污染衣物被褥，开窗通风以去除异味。

（2）安全的护理：告知患者突然起身可能出现头晕、心悸等不适。指导患者坐起时动作缓慢，以免发生直立性低血压。

3. 焦虑　采取心理疏导和放松技术。

（1）心理疏导：耐心解答患者及家属提出的问题，消除其紧张情绪，特别是呕吐与精神因素有关的患者。紧张、焦虑还会影响食欲和消化能力，而对于治疗的信心及情绪稳定则有利于缓解症状。必要时使用镇静剂。

（2）应用放松技术：常用深呼吸法（用鼻吸气，然后张口慢慢呼气，反复进行），以及交谈、听音乐、阅读等方法转移患者的注意力，减少呕吐的发生。

（五）评价

1. 患者生命体征稳定在正常范围，无口渴、尿少、皮肤干燥和弹性减退等失水表现，血生化指标正常。

2. 呕吐减轻或消失，逐步耐受及增加进食量。

3. 摄入足够的热量、水分、电解质和各种营养素，营养状态改善。

4. 活动耐力增加，活动后无头晕、心悸、气促或直立性低血压。

5. 能认识自己的焦虑状态并运用适当的应对技术。

二、腹痛

临床上一般将腹痛（abdominal pain）按起病急缓、病程长短分为急性与慢性腹痛。急性腹痛多由腹腔脏器的急性炎症、扭转或破裂，空腔脏器梗阻或扩张，腹腔内血管阻塞等引起；慢性腹痛的原因常为腹腔脏器的慢性炎症、腹腔脏器包膜的张力增加，消化性溃疡、胃肠神经功能紊乱、肿瘤压迫及浸润等。此外，某些全身性疾病、泌尿生殖系统疾病、腹外脏器疾病如急性心肌梗死和下叶肺炎等亦可引起腹痛。腹痛可表现为隐痛、钝痛、灼痛、胀痛、刀割样痛、钻痛或绞痛等，可为持续性或阵发性疼痛，其部位、性质和程度常与疾病有关。如胃、十二指肠疾病引起的腹痛多为中上腹部隐痛、灼痛或不适感，伴畏食、恶心、呕吐、嗳气、反酸等。小肠疾病多呈脐周疼痛，并有腹泻、腹胀等表现。大肠病变所致的腹痛为腹部一侧或双侧疼痛。急性胰腺炎常出现上腹部剧烈疼痛，为持续性钝痛、钻痛或绞痛，并向腰背部呈带状放射。急性腹膜炎时疼痛弥漫全腹，腹肌紧张，有压痛、反跳痛。

（一）护理评估

1. 病史　腹痛发生的原因或诱因，起病急骤或缓慢、持续时间，腹痛的部位、性质和程度；腹痛与进食、活动、体位等因素的关系；腹痛发生时的伴随症状，如有无恶心、呕吐、腹泻、呕血、便血、血尿、发热等；有无缓解疼痛的方法；有无精神紧张、焦虑不安等心理反应。

2. 身体评估　全身情况：生命体征、神志、神态、体位、营养状况，以及有关疾病的相应体征，如腹痛伴黄疸者提示与胰腺、胆系疾病有关，腹痛伴休克者可能与腹腔脏器破裂、急性胃肠穿孔、急性出血性坏死性胰腺炎、急性心肌梗死、肺炎等有关。

3. 实验室及其他检查　根据不同病种进行相应的实验室检查，必要时需作 X 线检查、消化道内镜检查等。

（二）常用护理诊断／问题

1. 疼痛：腹痛　与腹腔脏器或腹外脏器的炎症、缺血、梗阻、溃疡、肿瘤或功能性疾病等有关。

2. 焦虑　与剧烈腹痛、反复或持续腹痛不易缓解有关。

（三）目标

1. 患者的腹痛逐渐减轻或消失。

2. 焦虑程度减轻。

（四）护理措施及依据

腹痛是很常见的临床症状。因发病原因的不同，腹痛的性质、程度、持续时间和转归各异，需要有针对性的治疗、护理，包括病因治疗和止痛措施。下述为腹痛患者的一般护理原则。

1. 疼痛：腹痛应积极查明原因，了解腹痛时长及伴随症状。

（1）腹痛的监测：①观察并记录患者腹痛的部位、性质及程度，发作的时间、频率，持续时间，以及相关疾病的其他临床表现。如果疼痛突然加重、性质改变，且经一般对症处理疼痛不能减轻，需警惕某些并发症的出现，如消化性溃疡穿孔引起弥漫性腹膜炎等。②观察非药物性和（或）药物止痛治疗的效果。

（2）非药物性缓解疼痛的方法：是对疼痛，特别是慢性疼痛的主要处理方法，能减轻患者的焦虑、紧张，提高其疼痛阈值和对疼痛的控制感。①行为疗法：指导式想象（利用一个人对某特定事物的想象而达到特定的正向效果，如回忆一些有趣的往事可转移对疼痛的注意）、深呼吸、冥想、音乐疗法、生物反馈等。②局部热疗法：除急腹症外，对疼痛局部可应用热水袋进行热敷，从而解除肌肉痉挛而达到止痛效果。③针灸止痛：根据不同疾病和疼痛部位选择针疗穴位。

（3）用药护理：镇痛药物种类甚多，应根据病情、疼痛性质和程度选择性给药。癌性疼痛应遵循按需给药的原则，有效控制患者的疼痛。观察药物不良反应，如口干、恶心、呕吐、便秘和用药后的镇静状态。急性剧烈腹痛诊断未明时，不可随意使用镇痛药物，以免掩盖症状，延误病情。

（4）生活护理：急性剧烈腹痛患者应卧床休息，要加强巡视，随时了解和满足患者所需，做好生活护理。应协助患者取适当的体位，以减轻疼痛感并有利于休息，从而减少疲劳感和体力消耗。烦躁不安者应采取防护措施，防止坠床等意外发生。

2. 焦虑　疼痛是一种主观感觉。对疼痛的感受既与疾病的性质、病情有关，也与患者对疼痛的耐受性和表达有关。后者的主要影响因素有患者的年龄、个性、文化背景、情绪和注意力；周围人们的态度；疼痛对患者的生活、工作、休息、睡眠和社交活动的影响，这些影响对患者是否具有重要意义；以及疾病的性质，例如是否危及生命等。急骤发生的剧烈腹痛、持续存在或反复出现的慢性腹痛以及预后不良的癌性疼痛，均可造成患者精神紧张、情绪低落，而消极悲观和紧张的情绪又可使疼痛加剧。因此，护士对患者和家属应进行细致全面的心理评估，取得家属的配合，有针对性地对患者进行心理疏导，以减轻紧张恐惧心理，稳定情绪，有利于增强患者对疼痛的耐受性。

（五）评价

1. 患者叙述腹痛减轻或消失。

2. 情绪稳定，能应用适当的技巧减轻焦虑和疼痛。

三、腹泻

正常人的排便习惯多为每天1次，有的人每天2～3次或每2～3天1次，只要粪便的性状正常，均属正常范围。腹泻（diarrhea）指排便次数多于平日习惯的频率，粪质稀薄。腹泻多由于肠道疾病引起其他原因有药物、全身性疾病、过敏和心理因素等。发生机制为肠蠕动亢进、肠分泌增多或吸收障碍。小肠病变引起的腹泻粪便呈糊状或水样，可含有未完全消化的食物成分，大量水泻易导致脱水和电解质丢失，部分慢性腹泻患者可发生营养不良。大肠病变引起的腹泻粪便可含脓、血、黏液，病变累及直肠时可出现里急后重。

（一）护理评估

1. 病史 腹泻发生的时间、起病原因或诱因、病程长短；粪便的性状、气味和颜色，排便次数和量；有无腹痛及疼痛的部位，有无里急后重、恶心、呕吐、发热等伴随症状；有无口渴、疲乏无力等提示失水的表现；有无精神紧张、焦虑不安等心理因素。

2. 身体评估 ①急性严重腹泻时，注意观察患者的生命体征、神志、尿量、皮肤弹性等。慢性腹泻时应注意患者的营养状况，有无消瘦、贫血的体征。②腹部检查：腹胀、腹痛、肠鸣音等。③肛周皮肤：有无因排便频繁及粪便刺激，引起肛周皮肤糜烂。

3. 实验室及其他检查 采集新鲜粪便标本做显微镜检查，必要时做细菌学检查。急性腹泻者注意监测血清电解质、酸碱平衡状况。

（二）常用护理诊断／问题

1. 腹泻 与肠道疾病或全身性疾病有关。

2. 有体液不足的危险 与大量腹泻引起失水有关。

（三）目标

1. 患者的腹泻及其引起的不适减轻或消失。

2. 能保证机体所需水分、电解质、营养素的摄入。

3. 生命体征、尿量、血生化指标在正常范围。

（四）护理措施及依据

1. 腹泻 根据不同因素导致的腹泻应采用不同的护理措施。

（1）病情观察：包括排便情况、伴随症状等。

（2）饮食护理：饮食以少渣、易消化食物为主，避免生冷、多纤维、味道浓烈的刺激性食物。急性腹泻应根据病情和医嘱，给予禁食、流质、半流质或软食。

（3）活动与休息：急性起病、全身症状明显的患者应卧床休息，注意腹部保暖。可用热水袋热敷腹部，以减弱肠道运动，减少排便次数，并有利于腹痛等症状的减轻。

（4）用药护理：腹泻的治疗以病因治疗为主。应用止泻药时注意观察患者排便情况，腹泻得到控制应及时停药。应用解痉止痛剂如阿托品时，注意药物不良反应如口干、视力模糊、心动过速等。

（5）肛周皮肤护理：排便频繁时，因粪便的刺激，可使肛周皮肤损伤，引起糜烂及感染。排便后应用温水清洗肛周，保持清洁干燥，涂无菌凡士林或抗生素软膏以保护肛周皮肤，促进损伤处愈合。

（6）心理护理：慢性腹泻治疗效果不明显时，患者往往对预后感到担忧，结肠镜等检查有一定痛苦，某些腹泻如肠易激综合征与精神因素有关，故应注意患者心理状况的评估和护理，鼓励患者配合检查和治疗，稳定患者情绪。

2. 有体液不足的危险 应该积极补充体液。

（1）动态观察液体平衡状态：急性严重腹泻时丢失大量水分和电解质，可引起脱水及电解质紊乱，严重时导致休克。故应严密监测患者生命体征、神志、尿量的变化；有无口渴、口唇干燥、皮肤弹性下降、尿量减少、神志淡漠等脱水表现；有无肌肉无力、腹胀、肠鸣音减弱、心律失常等低钾血症的表现；监测血生化指标的变化。

（2）补充水分和电解质：及时遵医嘱给予液体、电解质、营养物质，以满足患者的生理需要量，补充额外丢失量，恢复和维持血容量。一般可经口服补液，严重腹泻、伴恶心与呕吐、禁食或全身症状显著者经静脉补充水分和电解质。注意输液速度的调节。老年患者尤其应及时补液并注意输液速度，因老年人易因腹泻发生脱水，也易因输液速度过快引起循环衰竭。

（五）评价

1. 患者的腹泻及其伴随症状减轻或消失。

2. 机体获得足够的热量、水电解质和各种营养物质，营养状态改善。

3. 生命体征正常，无失水、电解质紊乱的表现。

四、吞咽困难

吞咽困难（dysphagia）指固体或液体食物从口腔运送至胃的过程中受阻而产生咽部、胸骨后的梗阻感或停滞感。按吞咽困难的部位可分为口咽性吞咽困难和食管性吞咽困难两类。多见于咽、食管及食管周围疾病，如咽部脓肿、食管癌、胃食管反流病、贲门失弛缓症，风湿性疾病如系统性硬化症累及食管，神经系统疾病，以及纵隔肿瘤、主动脉瘤等压迫食管。

五、嗳气

嗳气（eructation）指消化道内气体（主要来自食管和胃）从口腔溢出，气体经咽喉时发出特殊声响，有时伴有特殊气味。俗称"打饱嗝"。多提示胃内气体较多。频繁嗳气可与精神因素、进食过急过快、饮用含碳酸类饮料或酒类有关，也可见于胃食管反流病、食管裂孔疝、慢性胃炎、消化性溃疡、功能性消化不良和胆管疾病等。

六、反酸

反酸（acid regurgitation）指酸性胃内容物反流至口咽部，口腔感觉到酸性物质。常伴有烧灼感、胸骨后疼痛、吞咽痛、吞咽困难以及间歇性声嘶、慢性咳嗽等呼吸道症状，不伴有恶心、干呕。多由于食管括约肌功能不全或食管蠕动功能异常、胃酸分泌过多引起，多见于胃食管反流病和消化性溃疡。

七、灼热感或胃灼热感

胃灼热感或烧心感（heartburn）是一种胸骨后或剑突下的烧灼感，由胸骨下段向上延伸，常伴有反酸，主要由于炎症或化学刺激作用于食管黏膜而引起。常见于胃食管反流病和消化性溃疡，也可发生于急性心肌梗死和心绞痛。

八、畏食或食欲不振

畏食或食欲不振（anorexia）指惧怕进食或缺乏进食的欲望。多见于消化系统疾病如消化系统肿瘤、慢性胃炎、肝炎等，也见于全身性或其他系统疾病如严重感染、肺结核、尿毒症、垂体功能减退等。严重食欲不振称为厌食，可导致营养不良。

九、腹胀

腹胀（abdominal distention）是一种腹部胀满、膨隆的不适感觉，可由胃肠道积气（flatulence）、积食或积粪、腹腔积液、气腹、腹腔内肿物、胃肠功能紊乱、胃肠道梗阻等引起，亦可由低钾血症所致。当胃肠道积气量超过气体被吸收和排出的量时，可出现腹胀感。腹腔积液超过 1 000ml 时，亦出现腹胀不适。

十、便秘

便秘（constipation）指排便频率减少，1 周内排便次数少于 2 ~ 3 次，排便困难，大便干结。部分正常人习惯于隔几天排便 1 次，但无排便困难与大便干结，故不能以每天排便 1 次作为正常排便的标准。引起便秘的常见因素有：进食量过少或食物缺乏纤维素、水分，不足以刺激肠道的正常蠕动；结肠平滑肌张力减低和蠕动减弱；各种原因的肠梗阻；排便反射减弱或消失，腹肌、膈肌及盆肌张力减低；结肠痉挛缺乏驱动性蠕动等。便秘常见于全身性疾病、身体虚弱、不良排便习惯、功能性便秘等情况，以及结肠、直肠、肛门疾病。

十一、黄疸

黄疸（jaundice）是由于血清中胆红素升高，致使皮肤、黏膜和巩膜发黄的体征。正常胆红素最高为

$17.1\mu mol/L$，胆红素在 $34.2\mu mol/L$ 以下时，黄疸不易觉察，称为隐性黄疸；超过 $34.2\mu mol/L$ 时临床出现黄疸。常分为肝细胞性黄疸、胆汁淤积性黄疸和溶血性黄疸。肝细胞性黄疸和胆汁淤积性黄疸主要见于消化系统疾病，如肝炎、肝硬化、胆管阻塞；溶血性黄疸见于各种原因引起的溶血，如溶血性疾病、不同血型输血导致的溶血等。

十二、呕血与黑便

呕血（hematemesis）与黑便（melena）见于上消化道疾病（如食管、胃、十二指肠、胆和胰腺疾病）或全身性疾病导致的上消化道出血，常见病因为消化性溃疡、急性糜烂出血性胃炎、食管胃底静脉曲张破裂和胃癌。上消化道出血者均有黑便，但不一定有呕血。出血部位在幽门以上者常有呕血和黑便，在幽门以下者可仅表现为黑便。但出血量少而速度慢的幽门以上病变亦可仅见黑便，而出血量大、速度快的幽门以下病变可因血液反流入胃，引起恶心、呕吐而出现呕血。

呕血与黑便的颜色、性质亦与出血量和速度有关。呕血呈鲜红色或血块提示出血量大且速度快，血液在胃内停留时间短，未经胃酸充分混合即呕出；如呕血呈棕褐色咖啡渣样，则表明血液在胃内停留时间长，经胃酸作用形成酸性血红蛋白所致。柏油样黑便，黏稠而发亮，是因血红蛋白中铁与肠内硫化物作用形成硫化铁所致；当出血量大且速度快时，血液在肠内推进快，粪便可呈暗红甚至鲜红色，需与下消化道出血鉴别；反之，空肠、回肠的出血如出血量不大，在肠内停留时间较长，也可表现为黑便，需与上消化道出血鉴别。

第二节　胃食管反流病护理

胃食管反流病（gastroesophageal reflux disease，GERD）指胃十二指肠内容物反流入食管引起胃灼热等症状，可引起反流性食管炎（reflux esopbagitis，RE），以及咽喉、气道等食管邻近的组织损害。内镜下无食管炎表现的称为非糜烂性反流病（nonerosive reflux disease，NERD）。胃食管反流病在西方国家十分常见，患病率为 10% ～ 20%，40 ～ 60 岁为高峰发病年龄，男女发病无差异。我国胃食管反流病发病率低于西方国家，病情亦较轻。

一、病因与发病机制

胃食管反流病是由多种因素造成的消化道动力障碍性疾病，其主要发病机制是抗反流防御机制减弱和反流物对食管黏膜攻击作用的结果。

1. 食管抗反流防御机制减弱　①抗反流屏障功能减弱：食管下括约肌（LES）是食管和胃连接处抗反流的高压带，能防止胃内容物反流入食管。②食管对胃反流物的廓清能力障碍：正常情况下，一旦发生胃食管反流，大部分反流物通过 1 ～ 2 次食管自发和继发性蠕动性收缩将食管内容物排入胃内，即容量清除，是食管廓清的主要方式。剩余的则由唾液缓慢中和。故食管蠕动和唾液产生的异常也参与胃食管反流病的致病作用。③食管黏膜屏障作用下降：反流物进入食管后，食管借助上皮表面黏液、不移动水层和表面 HCO_3^-、复层鳞状上皮等构成的上皮屏障，以及黏膜下丰富的血液供应构成的后上皮屏障，发挥其抗反流物对食管黏膜损伤的作用。因此，任何导致食管黏膜屏障作用下降的因素，如长期吸烟、饮酒以及抑郁等，将削弱食管黏膜抵御反流物损害的功能。

2. 反流物对食管黏膜的攻击作用　在食管抗反流防御机制减弱的基础上，反流物刺激和损害食管黏膜，其中胃酸与胃蛋白酶是反流物中损害食管黏膜的主要成分。近年来对胃食管反流病的监测证明存在胆汁反流，其中的：作结合胆盐和胰酶是主要的攻击因子，参与损害食管黏膜。

二、临床表现

胃食管反流病的临床表现多样，轻重不一，主要表现如下。

1. 食管症状　分为典型症状和非典型症状两类。

（1）典型症状：胃灼热和反流是本病最常见、最典型症状。常在餐后 1 小时出现，卧位、弯腰或腹压增高时可加重，部分患者胃灼热和反流症状可在夜间入睡时发生。

（2）非典型症状：主要有胸痛、吞咽困难。胸痛严重时可为剧烈刺痛，发生在胸骨后，可放射至后背、胸部、肩部、颈部、耳后，可伴有或不伴有胃灼热和反流。吞咽困难呈间歇性发作，进食固体或液体食物均可发生。由食管狭窄引起的吞咽困难可呈持续性或进行性加重。有严重食管炎或并发食管溃疡者，可伴吞咽疼痛。

2. 食管外症状　由反流物刺激或损伤食管以外的组织或器官引起，如咽喉炎、慢性咳嗽和哮喘。严重者可发生吸入性肺炎，甚至出现肺间质纤维化。一些患者诉咽部不适，有异物感、棉团感或堵塞感，但无真正吞咽困难，称为癔球症。

3. 并发症　主要有上消化道出血、食管狭窄、Barrett 食管。Barrett 食管是在反流性食管炎的基础上，内镜下食管黏膜出现胃黏膜的橘红色，分布可为环形、舌形或岛状，是食管腺癌的癌前病变。

三、实验室及其他检查

1. 内镜检查　是诊断反流性食管炎最准确的方法，并能判断反流性食管炎的严重程度和有无并发症。内镜下无反流性食管炎不能排除胃食管反流病。

2. 24 小时食管 pH 监测　是诊断胃食管反流病的重要检查方法，可提供食管是否存在过度酸反流的客观证据，并了解酸反流的程度及其与症状发生的关系。常用的观察指标：24 小时内 pH<4 的总百分时间、pH<4 的次数、持续 5 分钟以上的反流次数以及最长反流时间等指标。

3. 食管吞钡 X 线检查　对诊断反流性食管炎敏感性不高。对不愿接受或不能耐受内镜检查者行该检查，可排除食管癌等其他食管疾病，可发现严重反流性食管炎阳性 X 线征。

4. 食管滴酸试验　在滴酸过程中，出现胸骨后疼痛或胃灼热的患者为阳性，且多在滴酸的最初 15 分钟内出现。

5. 食管测压　可测定 LES 的长度和部位、LES 压、LES 松弛压、食管体部压力及食管上括约肌压力等。LES 压 <6mmHg 易导致反流。

四、诊断要点

患者出现典型的胃灼热和反酸症状可做出初步诊断。内镜检查如发现有反流性食管炎并能排除其他原因引起的食管病变，本病诊断成立。对有典型症状而内镜检查阴性者，行 24 小时食管 pH 监测，证实有食管过度酸反流，则诊断成立。对疑诊为本病而内镜检查阴性者作质子泵抑制剂（PPI）试验性治疗（如奥美拉唑每次 20mg，每天 2 次，连用 7 ~ 14 天），如果有明显效果，本病诊断一般可成立。

五、治疗要点

治疗目的是控制症状、治愈食管炎、减少复发和防治并发症。

1. 一般治疗　改变生活方式与饮食习惯；避免应用降低 LES 压的药物及引起胃排空延迟的药物。

2. 药物治疗　常见有促胃肠动力药、抑酸药。

（1）促胃肠动力药：如多潘立酮、莫沙必利、依托必利等，这类药物可能通过增加 LES 压力，改善食管蠕动功能、促进胃排空。适用于轻症患者或作为抑酸药的辅助治疗药物。

（2）抑酸药：H_2 受体拮抗剂（H_2RA）：如西咪替丁、雷尼替丁、法莫替丁等，能减少胃酸分泌，但不能有效抑制进食刺激引起的胃酸分泌，适用于轻、中症患者。质子泵抑制剂（PPI）：如奥美拉唑、兰索拉唑、泮托拉唑等，药物抑酸作用强，适用于症状重、有严重食管炎者。抗酸药：如氢氧化铝、铝碳酸镁及其复方制剂等，仅用于症状轻、间歇发作患者，缓解临床症状。

3. 抗反流手术治疗　对需要长期使用大剂量 PPI 维持治疗者，根据患者的意愿考虑抗反流手术；确诊由反流引起严重呼吸道疾病者及 PPI 疗效欠佳者，宜考虑抗反流手术。

4. 并发症治疗　并发食管狭窄者可行内镜下食管扩张治疗，术后长程 PPI 维持治疗；Barrett 食管患者使用 PPI 治疗及长程维持治疗，并加强随访，以早期发现癌变。

六、常用护理诊断／问题、措施及依据

疼痛：腹痛与胃酸反流刺激食管黏膜有关。

1. 病情观察：注意观察患者疼痛的部位、性质、程度、持续时间及伴随症状，及时发现和处理异常情况。

2. 去除和避免诱发因素：避免应用降低 LES 压的药物及引起胃排空延迟的药物如激素、抗胆碱能药物、茶碱、地西泮、钙拮抗剂等。避免饭后剧烈运动，避免睡前 2 小时进食，白天进餐后亦不宜立即卧床，睡眠时将床头抬高 15 ～ 20cm，以改善平卧位食管的排空功能。应避免进食使 LES 压降低的食物，如高脂肪、巧克力、咖啡、浓茶等，以高蛋白、低脂肪、无刺激、易消化饮食为宜，少食多餐。戒烟禁酒。注意减少一切引起腹内压增高的因素，如肥胖、便秘、紧束腰带等。

3. 指导并协助患者减轻疼痛：保持环境安静、舒适，减少对患者的不良刺激和心理压力。疼痛时尽量深呼吸，以腹式呼吸为主，减轻胸部压力刺激。取舒适的体位。保持情绪稳定，焦虑的情绪易引起疼痛加重。教会患者一些放松和转移注意力的技巧，如做深呼吸、听音乐、看小说等，有利于缓解疼痛。

4. 用药护理：遵医嘱使用促胃肠动力药、抑酸药。

七、其他护理诊断／问题

1. 吞咽障碍　与反流引起食管狭窄有关。
2. 焦虑　与病程长、症状持续、生活质量受影响有关。

八、健康指导

1. 疾病知识指导　改变生活方式或生活习惯对多数患者能起到一定的疗效，应向患者及家属介绍 GERD 的有关知识，指导其了解并避免导致 LES 压降低的各种因素。

2. 用药指导与病情监测　指导患者严格按医嘱规定的剂量、用法服药，了解药物的主要不良反应。应用制酸药的患者，治愈后逐渐减少剂量直至停药或者改用缓和的其他制剂再逐渐停药。平时自备胃达喜、硫糖铝等碱性药物，出现不适症状时可服用。出现胸骨后灼热感、胸痛、吞咽不适等症状加重时，应及时就诊。

九、预后

GERD 的预后个体差异大，内科治疗可以缓解大多数患者的症状，预后良好，但易复发，须长期服药。

第三节　胃炎护理

胃炎（gastritis）指任何病因引起的胃黏膜炎症，常伴有上皮损伤和细胞再生，是最常见的消化系统疾病之一。按临床发病缓急和病程长短，一般将胃炎分为急性和慢性两大类。

一、急性胃炎

急性胃炎（acute gastritis）指多种病因引起的胃黏膜急性炎症。内镜检查可见胃黏膜充血、水肿、糜烂和出血等一过性病变，病理学为胃黏膜有大量中性粒细胞浸润。

（一）病因与发病机制

1. 药物　最常见引起胃黏膜炎症的药物是非甾体类抗炎药（non-steroid antiinflammatory drug, NSAID），如阿司匹林、吲哚美辛，某些抗肿瘤药、铁剂或氯化钾口服液等。这些药物可直接损伤胃黏膜上皮层，其中 NSAID 可通过抑制胃黏膜生理性前列腺素的合成，削弱胃黏膜的屏障作用。

2. 急性应激　各种严重的脏器功能衰竭、严重创伤、大面积烧伤、大手术、颅脑病变和休克等，

甚至精神心理因素等均可引起胃黏膜糜烂、出血，严重者发生急性溃疡并大量出血，如烧伤所致者称Curling溃疡（Curling ulcer），中枢神经系统病变所致者称Cushing溃疡（Cushing ulcer）。

3. 乙醇　乙醇具有亲脂性和溶脂能力，高浓度乙醇可直接破坏黏膜屏障。

（二）临床表现

多数患者症状不明显，或症状被原发病掩盖。有症状者主要表现上腹不适或隐痛。上消化道出血是该病突出的临床表现，突发的呕血和（或）黑便为首发症状。据统计，所有上消化道出血的病例中，由急性糜烂出血性胃炎引起者约占10%～30%，仅次于消化性溃疡。大量出血可引起晕厥或休克，伴贫血，体检可有上腹不同程度的压痛。

（三）实验室及其他检查

1. 粪便检查　粪便隐血试验阳性。

2. 胃镜检查　因病变（特别是NSAID或乙醇引起者）可在短期内消失，胃镜检查一般应在大出血后24～48小时内进行，镜下可见胃黏膜多发性糜烂、出血灶和浅表溃疡，表面附有黏液和炎性渗出物。一般应激所致的胃黏膜病损以胃体、胃底为主，而NSAID或乙醇所致者则以胃窦为主。

（四）诊断要点

近期服用NSAID等药物、严重疾病状态或大量饮酒者，如出现呕血和（或）黑便应考虑本病，确诊有赖于胃镜检查。

（五）治疗要点

针对病因和原发疾病采取防治措施。处于急性应激状态者在积极治疗原发病的同时，应使用抑制胃酸分泌或具有黏膜保护作用的药物，以预防急性胃黏膜损害的发生；药物引起者须立即停用。常用H_2受体拮抗剂或质子泵抑制剂抑制胃酸分泌，或硫糖铝和米索前列醇等保护胃黏膜。

（六）常用护理诊断／问题、措施及依据

1. 知识缺乏　缺乏有关本病的病因及防治知识。

（1）评估患者对疾病的认识程度：鼓励患者对本病及其治疗、护理计划提问，了解患者对疾病病因、治疗及护理的认识，帮助患者寻找并及时去除发病因素，控制病情的进展。

（2）休息与活动：患者应注意休息，减少活动，对急性应激造成者应卧床休息。同时应做好患者的心理疏导，解除其精神紧张，保证身、心两方面得以充分的休息。

（3）饮食护理：进食应定时、有规律，不可暴饮暴食，避免辛辣刺激食物。一般进少渣、温凉半流质饮食。如有少量出血可给牛奶、米汤等流质以中和胃酸，有利于黏膜的修复。急性大出血或呕吐频繁时应禁食。

（4）用药护理：指导正确使用阿司匹林、吲哚美辛等对胃黏膜有刺激的药物，必要时应用制酸剂、胃黏膜保护剂预防疾病的发生。

2. 潜在并发症　上消化道出血。

一般护理措施主要采用止血法。

（七）其他护理诊断／问题

1. 营养失调：低于机体需要量　与消化不良、少量持续出血有关。

2. 焦虑　与消化道出血及病情反复有关。

（八）健康指导

向患者及家属介绍急性胃炎的有关知识、预防方法和自我护理措施。根据患者的病因及具体情况进行指导，如避免使用对胃黏膜有刺激的药物，必须使用时应同时服用制酸剂；进食要有规律，避免过冷、过热、辛辣等刺激性食物及浓茶、咖啡等饮料；嗜酒者应戒酒，防止乙醇损伤胃黏膜；注意饮食卫生，生活要有规律，保持轻松愉快的心情。

（九）预后

病因如能去除，一般预后良好。个别由于大量出血或反复出血而危及生命。

二、慢性胃炎

慢性胃炎（chronic gastritis）指各种病因引起的胃黏膜慢性炎症。大多数慢性胃炎患者无任何症状，因此本病在人群中的确切患病率不完全清楚。由幽门螺杆菌引起的慢性胃炎呈世界范围分布，其感染率在发展中国家高于发达国家，我国属于幽门螺杆菌高感染率国家，估计人群中幽门螺杆菌的感染率达40% ~ 70%，幽门螺杆菌感染几乎无例外地引起胃黏膜炎症，且感染后机体一般难以将其清除而变成慢性感染。自身免疫性胃炎在北欧多见，我国仅有少数报道。

（一）病因与发病机制

1. 幽门螺杆菌感染　幽门螺杆菌感染是慢性胃炎最主要的病因，其机制是：①幽门螺杆菌具有鞭毛结构，可在胃内黏液层中自由活动，并依靠其黏附素与胃黏膜上皮细胞紧密接触，直接侵袭胃黏膜；②幽门螺杆菌所分泌的尿素酶，能分解尿素产生 NH_3，中和胃酸，既形成了有利于幽门螺杆菌定居和繁殖的中性环境，又损伤了上皮细胞膜；③幽门螺杆菌能产生细胞毒素使上皮细胞空泡变性，造成黏膜损害和炎症；④幽门螺杆菌的菌体胞壁还可作为抗原诱导自身免疫反应，后者损伤胃上皮细胞。

2. 饮食和环境因素　流行病学资料显示，饮食中高盐和缺乏新鲜蔬菜、水果与慢性胃炎的发生密切相关。长期的幽门螺杆菌感染，在部分患者可发展为慢性多灶萎缩性胃炎。但幽门螺杆菌感染者慢性多灶萎缩性胃炎的发生率存在很大的地区差异，如印度、非洲、东南亚等地人群幽门螺杆菌感染率与日本、韩国、哥伦比亚等国相当甚至更高，但前者慢性多灶萎缩性胃炎的发生率却远低于后者。我国地区间比较也存在类似情况。这说明幽门螺杆菌感染本身可能不足以导致慢性非萎缩性胃炎发展为萎缩和肠化生，但却增加了胃黏膜对环境因素损害的易感性。

3. 自身免疫　自身免疫性胃炎以富含壁细胞的胃体黏膜萎缩为主。壁细胞损伤后能作为自身抗原刺激机体的免疫系统而产生相应的壁细胞抗体和内因子抗体，破坏壁细胞，使胃酸分泌减少乃至缺失，还可影响维生素 B_{12} 吸收，导致恶性贫血。

4. 其他因素　长期饮浓茶、烈酒、咖啡，食用过热、过冷、过于粗糙的食物，可损伤胃黏膜；服用大量非甾体类抗炎药可破坏黏膜屏障；各种原因引起的十二指肠液反流，因其中的胆汁和胰液等会削弱胃黏膜的屏障功能，使其易受胃酸 – 胃蛋白酶的损害。

（二）病理

慢性胃炎病理变化是胃黏膜损伤和修复这对矛盾作用的结果，组织学上表现为炎症、萎缩和化生。炎症表现为黏膜层以淋巴细胞和浆细胞为主的慢性炎症细胞浸润。当有中性粒细胞浸润，显示有活动性炎症，称为慢性活动性胃炎，多提示存在幽门螺杆菌感染。慢性炎症过程出现胃黏膜固有腺体数量减少甚至消失，胃黏膜变薄，并常伴肠化生，即胃黏膜萎缩。慢性胃炎进一步发展，胃上皮或化生的肠上皮在再生过程中发育异常，可形成异型增生（dysplasia），又称不典型增生，异型增生被认为是胃癌的癌前病变。

（三）临床表现

慢性胃炎病程迁延，进展缓慢，缺乏特异性症状。70% ~ 80% 的患者无任何症状，部分有上腹痛或不适、食欲不振、饱胀、嗳气、反酸、恶心和呕吐等非特异性的消化不良表现，症状常与进食或食物种类有关。少数可有少量上消化道出血。自身免疫性胃炎患者可出现明显畏食、贫血和体重减轻。体征多不明显，有时可有上腹轻压痛。

（四）实验室及其他检查

1. 胃镜及胃黏膜活组织检查　是最可靠的诊断方法。通过胃镜在直视下观察黏膜病损。慢性非萎缩性胃炎可见红斑（点、片状或条状）、黏膜粗糙不平、出血点 / 斑；慢性萎缩性胃炎可见黏膜呈颗粒状、黏膜血管显露、色泽灰暗、皱襞细小。两种胃炎皆可见伴有糜烂、胆汁反流。在充分活组织检查基础上以病理组织学诊断明确病变类型，并可检测幽门螺杆菌。

2. 幽门螺杆菌检测　可通过侵入性（如快速尿素酶测定、组织学检查等）和非侵入性（如 ^{13}C 或 ^{14}C 尿素呼气试验等）方法检测幽门螺杆菌。

3. **血清学检查** 自身免疫性胃炎时，抗壁细胞抗体和抗内因子抗体可呈阳性，血清促胃液素水平明显升高。多灶萎缩性胃炎时，血清促胃液素水平正常或偏低。

4. **胃液分析** 自身免疫性胃炎时，胃酸缺乏；多灶萎缩性胃炎时，胃酸分泌正常或偏低。

（五）诊断要点

病程迁延，确诊有赖于胃镜及胃黏膜活组织病理学检查。幽门螺杆菌检测有助于病因诊断。

（六）治疗要点

1. **根除幽门螺杆菌感染** 对幽门螺杆菌感染引起的慢性胃炎是否应常规根除幽门螺杆菌一直存在争论。根据 2006 年全国慢性胃炎共识意见，建议根除幽门螺杆菌治疗适用于：①伴有胃黏膜糜烂、萎缩及肠化生、异型增生；②有消化不良症状者；③有胃癌家族史。

目前多采用的治疗方案为一种胶体铋剂或一种质子泵抑制剂加上两种抗菌药物，如常用胶体次枸橼酸铋（colloidal bismuth subcitrate，CBS），每次 240mg，每天 2 次，与阿莫西林（每次 500 ~ 1 000mg，每天 2 次）及甲硝唑（每次 200mg，每天 4 次）3 药联用，2 周为 1 个疗程。抗生素还有克拉霉素（甲红霉素）、呋喃唑酮等。

2. **对症处理** 根据病因给予对症处理。如因非甾体类抗炎药引起，应停药并给予抗酸药；如因胆汁反流，可用氢氧化铝凝胶来吸附，或予以硫糖铝及胃动力药以中和胆盐，防止反流；有胃动力学改变，可服用多潘立酮、西沙必利等。

3. **自身免疫性胃炎的治疗** 目前尚无特异治疗，有恶性贫血可肌内注射维生素 B_{12}。

4. **胃黏膜异型增生的治疗** 除给予上述积极治疗外，关键在于定期随访。对肯定的重度异型增生可选择预防性内镜下胃黏膜切除术。

（七）**常用护理诊断／问题、措施及依据**

1. **疼痛：腹痛** 与胃黏膜炎性病变有关。

（1）休息与活动：指导患者急性发作时应卧床休息，并可用转移注意力，做深呼吸等方法来减轻焦虑，缓解疼痛。病情缓解时可进行适当的锻炼，以增强机体抗病力。

（2）热敷：用热水袋热敷上腹部，以解除胃痉挛，减轻腹痛。

（3）用药护理：遵医嘱给患者以清除幽门螺杆菌感染治疗时，注意观察药物的疗效及不良反应。

1）胶体铋剂：胶体次枸橼酸铋（CBS）为常用制剂，因其在酸性环境中方起作用，故宜在餐前半小时服用。服 CBS 过程中可使齿、舌变黑，可用吸管直接吸入。部分患者服药后出现便秘和粪便变黑，停药后可自行消失。少数患者有恶心、一过性血清转氨酶升高等，极少出现急性肾衰竭。

2）抗菌药物：阿莫西林服用前应询问患者有无青霉素过敏史，应用过程中注意有无迟发性过敏反应的出现，如皮疹。甲硝唑可引起恶心、呕吐等胃肠道反应，应在餐后半小时服用，并可遵医嘱用甲氧氯普胺、维生素 B_{12} 等拮抗。

2. **营养失调：低于机体需要量** 与畏食、消化吸收不良等有关。

（1）饮食治疗的原则：向患者说明摄取足够营养素的重要性，鼓励患者少量多餐进食，以高热量、高蛋白、高维生素、易消化的饮食为原则。避免摄入过咸、过甜、过辣的刺激性食物。

（2）制定饮食计划：与患者共同制定饮食计划，指导患者及家属改进烹饪技巧，增加食物的色、香、味，刺激患者食欲。胃酸低者食物应完全煮熟后食用，以利于消化吸收，并可给刺激胃酸分泌的食物，如肉汤、鸡汤等；高胃酸者应避免进食酸性、多脂肪食物。

（3）营养状况评估：观察并记录患者每天进餐次数、量、品种，以了解其摄入的营养素能否满足机体需要。定期测量体重，监测有关营养指标的变化，如血红蛋白浓度、血清蛋白等。

（八）**其他护理诊断／问题**

1. **焦虑** 与病情反复、病程迁延有关。

2. **知识缺乏** 缺乏对慢性胃炎病因和预防知识的了解。

（九）**健康指导**

1. **疾病知识指导** 向患者及家属介绍本病的有关病因，指导患者避免诱发因素。教育患者保持良好的心理状态，平时生活要有规律，合理安排工作和休息时间。

2. 饮食指导　指导患者加强饮食卫生和饮食营养，养成有规律的饮食习惯；避免过冷、过热、辛辣等刺激性食物及浓茶、咖啡等饮料；嗜酒者应戒酒，防止乙醇损伤胃黏膜；注意饮食卫生。

3. 用药指导　根据患者的病因、具体情况进行指导，如避免使用对胃黏膜有刺激的药物，必须使用时应同时服用制酸剂或胃黏膜保护剂；介绍药物的不良反应，如有异常及时复诊，定期门诊复查。

（十）预后

慢性胃炎长期持续存在，但多数患者无症状。少数慢性非萎缩性胃炎可演变为慢性多灶萎缩性胃炎，极少数慢性多灶萎缩性胃炎经长期演变可发展为胃癌。约 15% ~ 20% 幽门螺杆菌感染引起的慢性胃炎会发生消化性溃疡。

第四节　消化性溃疡护理

消化性溃疡（peptic ulcer）主要指发生在胃和十二指肠的慢性溃疡，即胃溃疡（gastric ulcer，GU）和十二指肠溃疡（duodenal ulcer，DU）。因溃疡形成与胃酸 / 胃蛋白酶的消化作用有关而得名。溃疡的黏膜层缺损超过黏膜肌层，不同于糜烂。本病是全球性常见病，可发生于任何年龄。全世界约有 10% 的人口一生中患过此病。20 世纪 70 年代以来消化性溃疡的发病率有下降的趋势。

一、病因与发病机制

胃十二指肠黏膜具有一系列防御和修复机制，溃疡的发生是由于对胃十二指肠黏膜有损害作用的侵袭因素（aggressive factors）与黏膜自身防御 / 修复因素（defensive/repairing factors）之间失去平衡的结果。这种失平衡可能是由于侵袭因素增强，也可能是防御 / 修复因素减弱，或两者兼有之。GU 主要是防御 / 修复因素减弱，DU 则主要是侵袭因素增强。现将这些病因及导致溃疡发生的机制分述如下：

1. 幽门螺杆菌感染　幽门螺杆菌感染是消化性溃疡的主要病因，其机制尚未阐明。

2. 非甾体类抗炎药　非甾体类抗炎药（NSAID）如阿司匹林、吲哚美辛等是引起消化性溃疡的另一常见原因。大量研究资料表明，服用 NSAID 患者发生消化性溃疡及其并发症的危险性显著高于普通人群。NSAID 可直接作用于胃、十二指肠黏膜，透过细胞膜弥散入黏膜上皮细胞内，细胞内高浓度 NSAID 产生细胞毒而损害胃黏膜屏障。

3. 胃酸和胃蛋白酶　消化性溃疡的最终形成是由于胃酸 / 胃蛋白酶对黏膜自身消化所致，而胃蛋白酶的活性取决于胃液 pH，当胃液 pH 在 4 以上时，胃蛋白酶便失去活性，因此胃酸在其中起决定性作用，是溃疡形成的直接原因。

4. 其他因素　吸烟，遗传，胃十二指肠运动异常等原发病因能加重幽门螺杆菌或 NSAID 对胃黏膜的损伤。

二、病理

消化性溃疡大多为单发，也可多个，呈圆形或椭圆形。DU 多发生于球部，前壁较常见；GU 多在胃角和胃窦、胃体的小弯侧。DU 直径多小于 15mm，GU 一般小于 20mm，但巨大溃疡（DU>20mm，GU>30mm）亦非罕见，需与恶性溃疡鉴别。溃疡浅者累及黏膜肌层，深者则可达肌层，甚至浆膜层，穿破浆膜层时导致穿孔，血管破溃引起出血。溃疡边缘常有增厚，基底光滑、清洁，表面覆有灰白或灰黄色纤维渗出物。

三、临床表现

临床表现不一，部分患者可无症状，或以出血、穿孔等并发症为首发症状。典型的消化性溃疡有以下临床特征：①慢性过程，病史可达数年至数十年；②周期性发作，发作与自发缓解相交替，发作期可为数周或数月，缓解期也长短不一，发作常呈季节性，多在秋冬或冬春之交发病，可因精神情绪不良或过劳而诱发；③发作时上腹痛呈节律性，与进食有关。

1. **症状** 以腹痛为主。

（1）腹痛：上腹部疼痛是本病的主要症状，可为钝痛、灼痛、胀痛甚至剧痛，或呈饥饿样不适感。疼痛部位多位于上腹中部、偏右或偏左。多数患者疼痛有典型的节律，DU 表现为空腹痛即餐后 2～4 小时或（及）午夜痛，进食或服用抗酸剂后可缓解；GU 的疼痛多在餐后 1 小时内出现，经 1～2 小时后逐渐缓解，至下餐进食后再次出现疼痛，午夜痛也可发生，但较 DU 少见。部分患者无上述典型疼痛，而仅表现为无规律性的上腹隐痛不适。也可因并发症而发生疼痛性质及节律的改变。

（2）其他：消化性溃疡除上腹疼痛外，尚可有反酸、暖气、恶心、呕吐、食欲减退等消化不良症状，也可有失眠、多汗、脉缓等自主神经功能失调表现。

2. **体征** 溃疡活动期可有上腹部固定而局限的轻压痛，DU 压痛点常偏右。缓解期则无明显体征。

3. **特殊类型的消化性溃疡** ①无症状性溃疡：约 15%～35% 消化性溃疡患者无任何症状，尤以老年人多见，多因其他疾病做胃镜或 X 线胃肠钡餐检查时偶然发现，或当发生出血或穿孔等并发症时，甚至于尸体解剖时始被发现。②老年人消化性溃疡：溃疡常较大，临床表现多不典型，常无任何症状或症状不明显，疼痛多无规律，食欲不振、恶心、呕吐、消瘦、贫血等症状较突出，需与胃癌鉴别。③复合性溃疡：指胃与十二指肠同时存在溃疡，多数 DU 发生先于 GU。其临床症状并无特异性，但幽门梗阻的发生率较单独 GU 或 DU 高。④幽门管溃疡：较为少见，常伴胃酸分泌过高。其主要表现为餐后立即出现较为剧烈而无节律性的中上腹疼痛，对抗酸药反应差，易出现幽门梗阻、穿孔、出血等并发症。⑤球后溃疡：指发生于十二指肠球部以下的溃疡，多位于十二指肠乳头的近端。其夜间痛和背部放射性疼痛较为多见，并发大量出血者亦多见，药物治疗效果差。

4. **并发症** 出血、穿孔、幽门梗阻为主。

（1）出血：出血是消化性溃疡最常见的并发症，大约 50% 的上消化道大出血是由于消化性溃疡所致。

（2）穿孔：溃疡病灶向深部发展穿透浆膜层则并发穿孔。溃疡穿孔在临床上可分为急性、亚急性和慢性三种类型，以急性最为常见。

（3）幽门梗阻：主要由 DU 或幽门管溃疡引起。急性梗阻多因炎症水肿和幽门部痉挛所致，梗阻为暂时性，随炎症好转而缓解；慢性梗阻主要由于溃疡愈合后瘢痕收缩而呈持久性。

（4）癌变：少数 GU 可发生癌变，DU 则极少见。对长期 GU 病史，年龄在 45 岁以上，经严格内科治疗 4～6 周症状无好转，粪便隐血试验持续阳性者，应怀疑癌变，需进一步检查和定期随访。胃溃疡与十二指肠溃疡的鉴别见（表 4-1）。

表 4-1　胃溃疡与十二指肠溃疡的鉴别

	胃溃疡 (GU)	十二指肠溃疡 (DU)
常见部位	胃角或胃窦、胃小弯	十二指肠球部
胃酸分泌	正常或降低	增多
发病机制	主要是防御/修复因素减弱	主要是侵袭因素增强
发病年龄	中老年	青壮年
Hp 检出率	80%～90%	90%～100%
疼痛特点	餐后一小时疼痛-餐前缓解-进餐后一小时再痛，午夜痛少见	餐前痛-进餐后缓解-餐后 2～4 小时再痛-进食后缓解，午夜痛多见

四、实验室及其他检查

1. **胃镜和胃黏膜活组织检查** 是确诊消化性溃疡的首选检查方法。胃镜检查可直接观察溃疡部位、病变大小、性质，并可在直视下取活组织做病理检查和幽门螺杆菌检测。内镜下，消化性溃疡多呈圆形、椭圆形或呈线形，边缘光滑，底部有灰黄色或灰白色渗出物，溃疡周围黏膜可充血、水肿，可见皱襞向溃疡集中。

2. X线钡餐检查　适用于对胃镜检查有禁忌或不愿接受胃镜检查者。溃疡的 X 线直接征象是龛影，对溃疡诊断有确诊价值。

3. 幽门螺杆菌检测　是消化性溃疡的常规检测项目，其结果可作为选择根除幽门螺杆菌治疗方案的依据。可通过侵入性（如快速尿素酶测定、组织学检查和幽门螺杆菌培养等）和非侵入性（如 ^{13}C 或 ^{14}C 尿素呼气试验、粪便幽门螺杆菌抗原检测等）方法检测出幽门螺杆菌。其中 ^{13}C 或 ^{14}C 尿素呼气试验检测幽门螺杆菌感染的敏感性及特异性均较高而无须胃镜检查，常作为根除治疗后复查的首选方法。

4. 粪便隐血试验　隐血试验阳性提示溃疡有活动，如 GU 患者持续阳性，应怀疑有癌变的可能。

五、诊断要点

慢性病程、周期性发作的节律性上腹疼痛，且上腹痛可为进食或抗酸药所缓解的临床表现，可做出初步诊断。但确诊有赖胃镜检查。X 线钡餐检查发现龛影也有确诊价值。

六、治疗要点

治疗的目的在于消除病因、缓解症状、愈合溃疡、防止复发和防治并发症。

1. 降低胃酸的药物　包括抗酸药和抑制胃酸分泌药两类。前者与胃内盐酸作用形成盐和水，使胃内酸度降低，对缓解溃疡疼痛症状有较好效果，常用碱性抗酸药有氢氧化铝、铝碳酸镁及其复方制剂等。但长期和大量应用，其不良反应较大，故目前很少单一应用抗酸药来治疗溃疡。

2. 保护胃黏膜药物　硫糖铝和枸橼酸铋钾（胶体次枸橼酸铋，CBS）目前已少用做治疗消化性溃疡的一线药物。但枸橼酸铋钾因兼有较强的抑制幽门螺杆菌作用，可在根除幽门螺杆菌联合治疗时使用，但此药过量蓄积会引起神经毒性，不宜长期服用。此外，前列腺素类药物米索前列醇具有增加胃十二指肠黏膜的黏液 / 碳酸氢盐分泌、增加黏膜血流和一定的抑制胃酸分泌作用，主要用于 NSAID 相关性溃疡的预防，但其可引起子宫收缩，孕妇忌服。

3. 根除幽门螺杆菌治疗　凡有幽门螺杆菌感染的消化性溃疡，无论初发或复发、活动或静止、有无并发症，均应予以根除幽门螺杆菌治疗。目前推荐以 PPI 或胶体铋剂为基础加上两种抗生素的三联治疗方案。如奥美拉唑（40mg/d）或枸橼酸铋钾（480mg/d）加上克拉霉素（500 ~ 1 000mg/d）和阿莫西林（2 000mg/d）或甲硝唑（800mg/d）。上述剂量每天分 2 次服，疗程 7 ~ 14 天。

4. 手术治疗　对于大量出血经内科治疗无效、急性穿孔、瘢痕性幽门梗阻、胃溃疡疑有癌变及正规治疗无效的顽固性溃疡可选择手术治疗。

七、护理评估

1. 病史　以了解治疗经过及大便颜色为主。

（1）患病及治疗经过：询问发病的有关诱因和病因，如发病是否与天气变化、饮食不当或情绪激动等有关；有无暴饮暴食、喜食酸辣等刺激性食物的习惯；是否嗜烟酒；有无经常服用 NSAID 药物史；家族中有无溃疡病者等。询问患者的病程经过，例如首次疼痛发作的时间，疼痛与进食的关系，是餐后还是空腹出现，有无规律，部位及性质如何，应用何种方法能缓解疼痛。曾做过何种检查和治疗，结果如何。

（2）目前病情与一般情况：询问此次发病与既往有无不同，是否伴有恶心、呕吐、暖气、反酸等其他消化道症状，有无呕血、黑便、频繁呕吐等症状。日常休息与活动如何等。

（3）心理 – 精神 – 社会状况：本病病程长，有周期性发作和节律性疼痛的特点，如不重视预防和正规治疗，病情可反复发作并产生并发症，从而影响患者的工作和生活，使患者产生焦虑急躁情绪。应注意评估患者及家属对疾病的认识程度，评估患者有无焦虑或恐惧等心理，了解患者家庭经济状况和社会支持情况如何，患者所能得到的社区保健资源和服务如何。

2. 身体评估　全面了解全身状况及腹部体征。

（1）全身状况：有无痛苦表情，有无消瘦、贫血貌，生命体征是否正常。

（2）腹部体征：上腹部有无固定压痛点，有无胃蠕动波，全腹有无压痛、反跳痛，有无腹肌紧张，有无空腹振水音，有无肠鸣音减弱或消失等。

3. 实验室及其他检查　主要有以下几方面。

（1）血常规：有无红细胞计数、血红蛋白减少。

（2）粪便隐血试验：是否为阳性。

（3）幽门螺杆菌检测：是否为阳性。

（4）胃液分析：BAO 和 MAO 是增高、减少还是正常。

（5）X 线钡餐造影：有无典型的溃疡龛影及其部位。

（6）胃镜及黏膜活检：溃疡的部位、大小及性质如何，有无活动性出血。

八、常用护理诊断／问题

1. 疼痛：腹痛　与胃酸刺激溃疡面，引起化学性炎症反应有关。
2. 营养失调：低于机体需要量　与疼痛致摄入量减少及消化吸收障碍有关。

九、目标

（1）患者能描述引起疼痛的因素。

（2）能应用缓解疼痛的方法和技巧，疼痛减轻或消失。

（3）能建立合理的饮食习惯和结构。

十、护理措施及依据

1. 疼痛　以缓解腹痛为主要护理目的。

（1）帮助患者认识和去除病因：向患者解释疼痛的原因和机制，指导其减少或去除加重和诱发疼痛的因素：①对服用 NSAID 者，若病情允许应停药；若必须用药，可遵医嘱换用对胃黏膜损伤少的 NSAID，如塞来昔布或罗非昔布；②避免暴饮暴食和进食刺激性饮食，以免加重对胃黏膜的损伤；③对嗜烟酒者，劝其戒除，但应注意突然戒断烟酒可引起焦虑、烦躁，反过来也会刺激胃酸分泌，故应与患者共同制定切实可行的戒烟酒计划，并督促其执行。

（2）指导缓解疼痛：注意观察及详细了解患者疼痛的规律和特点，并按其疼痛特点指导缓解疼痛的方法。如 DU 表现为空腹痛或午夜痛，指导患者在疼痛前或疼痛时进食碱性食物（如苏打饼干等），或服用制酸剂。也可采用局部热敷或针灸止痛。

（3）休息与活动：溃疡活动期且症状较重者，嘱其卧床休息几天至 1 ～ 2 周，可使疼痛等症状缓解。病情较轻者则应鼓励其适当活动，以分散注意力。

（4）用药护理：根据医嘱给予药物治疗，并注意观察药效及不良反应。

①抗酸药：如氢氧化铝凝胶等，应在饭后 1 小时和睡前服用。服用片剂时应嚼服，乳剂给药前应充分摇匀。抗酸药应避免与奶制品同时服用，因两者相互作用可形成络合物。酸性的食物及饮料不宜与抗酸药同服。氢氧化铝凝胶能阻碍磷的吸收，引起磷缺乏症，表现为食欲不振、软弱无力等症状，甚至可导致骨质疏松。长期大量服用还可引起严重便秘、代谢性碱中毒与钠潴留，甚至造成肾损害。若服用镁制剂则易引起腹泻。

② H_2 受体拮抗剂：药物应在餐中或餐后即刻服用，也可把 1 天的剂量在睡前服用。若需同时服用抗酸药，则两药应间隔 1 小时以上。若静脉给药应注意控制速度，速度过快可引起低血压和心律失常。西咪替丁对雄激素受体有亲和力，可导致男性乳腺发育、阳痿以及性功能紊乱，且其主要通过肾脏排泄，用药期间应监测肾功能。此外，少数患者还可出现一过性肝损害和粒细胞缺乏，亦可出现头痛、头晕、疲倦、腹泻及皮疹等反应，如出现上述反应需及时协助医生进行处理。因药物可随母乳排出，哺乳期应停止用药。

③质子泵抑制剂：奥美拉唑可引起头晕，特别是用药初期，应嘱患者用药期间避免开车或做其他必须高度集中注意力的工作。此外，奥美拉唑有延缓地西泮及苯妥英钠代谢和排泄的作用，联合应用时需

慎重。兰索拉唑的主要不良反应包括皮疹、瘙痒、头痛、口苦、肝功能异常等，轻度不良反应不影响继续用药，较为严重时应及时停药。泮托拉唑的不良反应较少，偶可引起头痛和腹泻。

④其他药物：硫糖铝片宜在进餐前 1 小时服用，可有便秘、口干、皮疹、眩晕、嗜睡等不良反应。不能与多酶片同服，以免降低两者的效价。

2. 营养失调：低于机体需要量　增加热能及补充高蛋白。

（1）进餐方式：指导患者有规律地定时进食，以维持正常消化活动的节律。在溃疡活动期，以少食多餐为宜，每天进餐 4 ~ 5 次，避免餐间零食和睡前进食，使胃酸分泌有规律。一旦症状得到控制，应尽快恢复正常的饮食规律。饮食不宜过饱，以免胃窦部过度扩张而增加促胃液素的分泌。进餐时注意细嚼慢咽，避免急食，咀嚼可增加唾液分泌，后者具有稀释中和胃酸的作用。

（2）食物选择：选择营养丰富，易消化的食物。除并发出血或症状较重外，一般无须规定特殊食谱。症状较重的患者以面食为主，因面食柔软易消化，且其含碱能有效中和胃酸，不习惯于面食则以软米饭或米粥替代。由于蛋白质类食物具有中和胃酸作用，可适量摄取脱脂牛奶，宜安排在两餐之间饮用，但牛奶中的钙质吸收有刺激胃酸分泌的作用，故不宜多饮。脂肪到达十二指肠时虽能刺激小肠分泌抑促胃液素，抑制胃酸分泌，但同时又可引起胃排空减慢，胃窦扩张，致胃酸分泌增多，故脂肪摄取应适量。应避免食用机械性和化学性刺激性强的食物。机械性刺激强的食物指生、冷、硬、粗纤维多的蔬菜和水果，如洋葱、韭菜、芹菜等。化学性刺激强的食物有浓肉汤、咖啡、浓茶和辣椒、酸醋等调味品等。

（3）营养监测：监督患者采取合理的饮食方式和结构，定期测量体重、监测血清蛋白和血红蛋白等营养指标。

十一、评价

1. 患者能说出引起疼痛的原因，情绪稳定，戒除烟酒，饮食规律，能选择适宜的食物，未见因饮食不当诱发疼痛。

2. 能正确服药，上腹部疼痛减轻并逐渐消失。

3. 能建立合理的饮食方式和结构，营养指标在正常范围内。

十二、其他护理诊断／问题

1. 焦虑　与疾病反复发作，病程迁延有关。

2. 知识缺乏　缺乏有关消化性溃疡病因及预防知识。

3. 潜在并发症　上消化道大量出血、穿孔、幽门梗阻、癌变。

十三、健康指导

1. 疾病知识指导　向患者及家属讲解引起和加重消化性溃疡的相关因素。指导患者保持乐观情绪，规律生活，避免过度紧张与劳累，选择合适的锻炼方式，提高机体抵抗力。指导患者建立合理的饮食习惯和结构，戒除烟酒，避免摄入刺激性食物。

2. 用药指导与病情监测　教育患者遵医嘱正确服药，学会观察药效及不良反应，不随便停药或减量，防止溃疡复发。指导患者慎用或勿用致溃疡药物，如阿司匹林、咖啡因、泼尼松等。定期复诊。若上腹疼痛节律发生变化或加剧，或者出现呕血、黑便时，应立即就医。

十四、预后

由于内科有效治疗的发展，预后远较过去为佳，死亡率显著下降。死亡主要见于高龄患者，由于大出血和急性穿孔等并发症所致。

第五章 内分泌系统疾病护理

第一节　甲状腺功能亢进症护理

甲状腺功能亢进症（hyperthyroidism，简称甲亢）是指多种病因导致甲状腺激素分泌增多而引起的临床综合征。

一、病因和发病机制

（一）甲状腺功能亢进的病因分类

见（表5-1）。

表5-1　甲状腺功能亢进病因分类

1. 甲状腺性甲状腺功能亢进
① Graves 病
② 自主性高功能甲状腺结节或腺瘤（Plummer 病）
③ 多结节性甲状腺肿伴甲状腺功能亢进
④ 滤泡性甲状腺癌
⑤ 碘甲状腺功能亢进
⑥ 新生儿甲状腺功能亢进

2. 垂体性甲状腺功能亢进

3. 异源性 TSH 综合征
① 绒毛膜上皮癌伴甲状腺功能亢进
② 葡萄胎伴甲状腺功能亢进
③ 肺癌和胃肠道癌伴甲状腺功能亢进

4. 卵巢甲状腺肿伴甲状腺功能亢进

5. 仅有甲状腺功能亢进症状而甲状腺功能不增高
① 甲状腺炎甲状腺功能亢进：亚急性甲状腺炎；慢性淋巴细胞性甲状腺炎；放射性甲状腺炎
② 药源性甲状腺功能亢进

（二）Graves 病（简称 GD）病因

又称毒性弥漫性甲状腺肿或 Basedow 病、Parry 病。是一种伴甲状腺激素分泌增多的器官特异性自身免疫病，占甲状腺功能亢进的 80%～85%。

1. 遗传因素　GD 的易感基因主要包括人类白细胞抗原（如 HLA-B8，DR3 等）、CTLA-4 基因和其他一些与 GD 特征性相关的基因（如 GD-1，CD-2）。

2. 环境因素（危险因素）　细菌感染（肠耶森杆菌）、精神刺激、雌激素、妊娠与分娩、某些 X 染色体基因等。

3. GD 的发生与自身免疫有关遗传易感性、感染、精神创伤等诱因，导致免疫系统功能紊乱，Ts 功能缺陷，对 Th 细胞（T 辅助细胞）抑制作用减弱，B 淋巴细胞产生自身抗体，TSH 受体抗体（TRAb）

与 TSH 受体结合而产生类似于 TSH 的生物学效应，使 GD 有时表现出自身免疫性甲状腺功能减退症的特点。

二、临床表现

（一）一般临床表现

多见于女性，男：女为 1：（4 ~ 6），20 ~ 40 岁多见。

1. 高代谢综合征　患者可表现为怕热多汗，皮肤、手掌、面、颈、腋下皮肤红润多汗。常有低热，严重时可出现高热。患者常有心动过速、心悸、胃纳明显亢进，但体重下降，疲乏无力。

2. 甲状腺肿　不少患者以甲状腺肿大为主诉，呈弥漫性、对称性肿大，质软，吞咽时上下移动。少数患者的甲状腺肿大不对称，或肿大不明显。

3. 眼征　眼征有以下几种：①睑裂增宽，上睑挛缩（少眨眼睛和凝视）。② Mobius 征：双眼看近物时，眼球辐辏不良（眼球内侧聚合困难或欠佳）。③ von Graefe 征：眼向下看时，上眼睑因后缩而不能跟随眼球下落，出现白巩膜。④ Joffroy 征：眼向上看时，前额皮肤不能皱起。⑤ Stellwag 征：瞬目减少，炯炯发亮。

4. 神经系统　神经过敏，易于激动，烦躁多虑，失眠紧张，多言多动，有时思想不集中，但偶有神情淡漠、寡言抑郁者。

5. 心血管系统　心率快，心排血量增多，脉压加大，多数患者述说心悸、胸闷、气促，活动后重，可出现各种期前收缩及心房纤颤等。

6. 消化系统　食欲亢进，但体重明显减轻为本病特征。腹泻，一般大便呈糊状。肝可稍大，肝功能可不正常，少数可有黄疸及维生素 B 族缺乏的症状。

7. 肌肉骨骼　甲状腺功能亢进性肌病、肌无力、肌萎缩、周期性瘫痪。

8. 生殖系统　女性月经减少或闭经，男性阳痿，偶有乳腺增生。

9. 造血系统　白细胞总数减少，周围血淋巴细胞比例增高，单核细胞增加，血容量增大。

（二）特殊临床表现

1. 甲状腺功能亢进危象：甲状腺功能亢进症在某些应激因素作用下，导致病情突然恶化，出现高热（39℃以上）、烦躁不安、大汗淋漓、恶心、呕吐、心房颤动等，严重者出现虚脱、休克、谵妄、昏迷等全身代谢功能严重紊乱，并危及患者生命安全。对甲状腺功能亢进患者应提高警惕，从预防着手，一旦发生危象，应立即采取综合措施进行抢救。

2. 甲状腺功能亢进性心脏病：心脏增大、严重心律失常、心力衰竭。

3. 淡漠型甲状腺功能亢进：神志淡漠、乏力、嗜睡、反应迟钝、明显消瘦。

4. T_3 型甲状腺功能亢进、T_4 型甲状腺功能亢进。

5. 亚临床型甲状腺功能亢进：T_3、T_4 正常，TSH 降低。

6. 妊娠期甲状腺功能亢进：体重不随妊娠相应增加，四肢近端肌肉消瘦，休息时心率 >100 次 /min。

7. 胫前黏液性水肿。

8. 甲状腺功能正常的 Graves 眼病。

9. 甲状腺功能亢进性周期性瘫痪。

（三）实验室检查

1. 血清甲状腺激素测定　①血清总甲状腺素（TT_4）：是判断甲状腺功能最基本的筛选指标。TT_4 受甲状腺结合球蛋白（TBC）结合蛋白量和结合力变化的影响，又受妊娠、雌激素、急性病海性肝炎等的影响而升高。受雄激素、低蛋白血症、糖皮质激素等的影响而下降。②血清总三碘甲状腺原氨酸（TT_3）：亦受 TBG 影响。③血清游离甲状腺素（FT_4）、游离三碘甲状腺原氨酸（FT_3）：是诊断甲状腺功能亢进的首选指标，其中 FT_4 敏感性和特异性较高。

2. 促甲状腺激素测定（TSH）　是反映甲状腺功能的最敏感的指标。ICMA（免疫化学发光法）：第三代 TSH 测定法，灵敏度达到 0.001mU/L。取代 TRH 兴奋试验，是诊断亚临床型甲状腺功能亢进症和亚临床型甲状腺功能减退症的主要指标。

3. TRH 兴奋试验 正常人 TSH 水平较注射前升高 3 ~ 5 倍，高峰出现在 30min，并且持续 2 ~ 3h。静注 TRH 后 TSH 无升高则支持甲状腺功能亢进。

4. 甲状腺摄 I 率 总摄取量增加，高峰前移。

5. T_3 抑制试验 鉴别甲状腺肿伴摄碘增高由甲状腺功能亢进或单纯性甲状腺肿所致。

6. 其他 促甲状腺激素受体抗体（TRAb）、甲状腺刺激抗体（TSAb）测定。

三、诊断

1. 检测甲状腺功能 确定有无甲状腺毒症：有高代谢症状、甲状腺肿等临床表现者，常规进行 TSH、FT_4 和 FT_3 检查。如果血中 TSH 水平降低或者测不到，伴有 FT_4 和（或）FT_3 升高，可诊断为甲状腺毒症。当发现 FT_4，升高反而 TSH 正常或升高时，应注意有垂体 TSH 腺瘤或甲状腺激素不敏感综合征的可能。

2. 病因诊断 甲状腺毒症的诊断确立后，应结合甲状腺自身抗体、甲状腺摄 I 率、甲状腺超声、甲状腺核素扫描等检查具体分析其是否由甲状腺功能亢进引起及甲状腺功能亢进的原因。

3. GD 的诊断标准

（1）甲状腺功能亢进诊断成立。

（2）甲状腺呈弥漫性肿大或者无肿大。

（3）TRAb 和 TSAb 阳性。

（4）其他甲状腺自身抗体如 TPPAb、TGAb 阳性。

（5）浸润性突眼。

（6）胫前黏液性水肿。

具备前 2 项者诊断即可成立，其他 4 项进一步支持诊断确立。

四、治疗

（一）一般治疗

情绪不稳定、精神紧张者可服用一些镇静药，如地西泮、氯氮䓬等；心悸及心动过速者可用普萘洛尔、阿替洛尔等药；保证足够的休息；增加营养，包括糖类、蛋白质、脂肪和维生素等摄入量较正常人增加。

（二）甲状腺功能亢进的特征性治疗

1. 抗甲状腺药物 常用的抗甲状腺药物分为硫脲类和咪唑类两类。硫脲类包括甲硫氧嘧啶或丙硫氧嘧啶；咪唑类包括甲巯咪唑、卡比马唑。比较常用的是丙硫氧嘧啶和甲巯咪唑。

适应证：①病情轻、中度患者；甲状腺轻、中度肿大，较小的毒性弥漫性甲状腺肿。②年龄在 20 岁以下。③手术前或放射碘治疗前的准备。④甲状腺手术后复发且不能做放射性核素 131 碘治疗。⑤作为放射性核素 131 碘治疗的辅助治疗。

不良反应：①粒细胞减少：发生率约为 10%，治疗开始后 2 ~ 3 个月内，或 WBC<$3×10^9$/L 或中性粒细胞 <$1.5×10^9$/L 时应停药。②皮疹：发生率为 2% ~ 3%。③胆汁淤积性黄疸、血管神经性水肿、中毒性肝炎、急性关节痛等较为罕见，如发生则须立即停药。

2. 甲状腺手术治疗 如下所述。

（1）适应证：①中、重度甲状腺功能亢进，长期服药无效，停药后复发或不能坚持长期服药者。②甲状腺很大，有压迫症状。③胸骨后甲状腺肿。④结节性甲状腺肿伴甲状腺功能亢进。⑤毒性甲状腺腺瘤。

（2）禁忌证：①较重或发展较快的浸润性突眼。②并发较重心、肝、肾疾病，不能耐受手术者。③妊娠前 3 个月和第 6 个月以后。④轻症可用药物治疗者。

3. 放射性核素 131 碘治疗 如下所述。

（1）适应证：①毒性弥漫性中度甲状腺肿，年龄在 25 ~ 30 岁以上。②抗甲状腺药物治疗无效或过敏。③不愿手术或不宜手术，或手术后复发。④毒性甲状腺腺瘤。

（2）禁忌证：①妊娠、哺乳期。②25 岁以下。③严重心、肝、肾衰竭或活动性肺结核。④ WBC<3×10⁹/L 或中性粒 <1.5×10⁹/L。⑤重症浸润性突眼。⑥甲状腺功能亢进危象。⑦甲状腺不能摄碘。

（3）剂量：根据甲状腺组织重量和甲状腺 ¹³¹ 摄取率计算。

（4）并发症：①甲状腺功能减退症：国内报告治疗后 1 年内的发生率 4.6% ~ 5.4%，以后每年递增 1% ~ 2%。②放射性甲状腺炎：7 ~ 10d 发生，严重者可给予阿司匹林或糖皮质激素治疗。

4. 其他药物治疗 如下所述。

（1）碘剂：应减少碘摄入，忌食含碘丰富的食物。复方碘化钠溶液仅用在术前、甲状腺功能亢进危象时。

（2）β - 受体阻滞药：作用机制是阻断甲状腺激素对心脏的兴奋作用；阻断外周组织 T_4 向 T_3 转化，主要在抗甲状腺药物初治期使用，可较快控制甲状腺功能亢进的临床症状。

5. 甲状腺功能亢进危象的治疗 如下所述。

（1）抑制甲状腺激素合成及外周组织中，T_4 转化为 T_3：首选丙硫氧嘧啶，首次剂量 600mg 口服，以后给予 250mg，每 6h 口服 1 次，待症状缓解后，或甲巯咪唑 60mg，继而同等剂量每日 3 次口服至病情好转，逐渐减为一般治疗剂量。

（2）抑制甲状腺激素释放：服丙硫氧嘧啶 1h 后再加用复方碘口服溶液 5 滴，每 8h 服 1 次，首次剂量为 30 ~ 60 滴，以后每 6 ~ 8h 服 5 ~ 10 滴，或碘化钠 1g 加入 10% 葡萄糖盐水溶液中静脉滴注 24h，以后视病情逐渐减量，一般使用 3 ~ 7d。每日 0.5 ~ 1.0g 静脉滴注，病情缓解后停用。

（3）降低周围组织对 TH 反应：选用 β 肾上腺素能受体阻断药，无心力衰竭者可给予普萘洛尔 30 ~ 50mg，6 ~ 8h 给药 1 次，或给予利舍平肌内注射。

（4）肾上腺皮质激素：氢化可的松 50 ~ 100mg 加入 5% ~ 10% 葡萄糖溶液静脉滴注，每 6 ~ 8h 滴注 1 次。

（5）对症处理：首先应去除诱因，其次高热者予物理或药物降温；缺氧者给予吸氧；监护心、肾功能；防治感染及各种并发症。

五、常见护理问题

（一）潜在并发症——甲状腺功能亢进危象

（1）保证病室环境安静。

（2）严格按规定的时间和剂量给予抢救药物。

（3）密切观察生命体征和意识状态并记录。

（4）昏迷者加强皮肤、口腔护理，定时翻身、以预防压疮、肺炎的发生。

（5）病情许可时，教育患者及家属感染、严重精神刺激、创伤等是诱发甲状腺功能亢进的重要因素，应加以避免；指导患者进行自我心理调节，增强应对能力；提醒家属或病友要理解患者现状，应多关心、爱护患者。

（二）营养失调——与基础代谢率增高，蛋白质分解加速有关

1. 饮食 高糖类、高蛋白、高维生素饮食，提供足够热量和营养以补充消耗，满足高代谢需要。成人每日总热量应在 12 000 ~ 14 000kJ，约比正常人高 50%。蛋白质每日 1 ~ 2g/kg 体重，膳食中可以各种形式增加奶类、蛋类、瘦肉类等优质蛋白以纠正体内的负氮平衡。餐次以一日 6 餐或一日 3 餐中间辅以点心为宜。主食应足量。每日饮水 2 000 ~ 3 000ml，补偿因腹泻、大量出汗及呼吸加快引起的水分丢失，心脏病者除外，以防水肿和心力衰竭。忌食生冷食物，减少食物中粗纤维的摄入，调味清淡可改善排便次数增多等消化道症状。慎用卷心菜、花椰菜、甘蓝等致甲状腺肿的食物。

2. 药物护理 有效治疗可使体重增加，应指导患者按时按量规则服药，不可自行减量或停服。

3. 其他 定期监测体重、血 BUN 等。

（三）感知改变——与甲状腺功能亢进所致浸润性突眼有关

1. 指导患者保护眼睛　戴深色眼镜，减少光线和灰尘的刺激。睡前涂抗生素眼膏，眼睑不能闭合者覆盖纱布或眼罩，将角膜、结膜损伤、感染和溃疡的可能性降至最低限度。眼睛勿向上凝视，以免加剧眼球突出和诱发斜视。

2. 指导患者减轻眼部症状的方法　0.5%甲基纤维素或0.5%氢化可的松溶液滴眼，可减轻眼睛局部刺激症状；高枕卧位和限制钠盐摄入可减轻球后水肿，改善眼部症状；每日做眼球运动以锻炼眼肌，改善眼肌功能。

3. 定期眼科角膜检查　以防角膜溃疡造成失明。

（四）个人应对无效——与甲状腺功能亢进所致精神神经系统兴奋性增高、性格与情绪改变有关

1. 解释情绪、行为改变的原因，提高对疾病认知水平　观察患者情绪变化，与患者及其亲属讨论行为改变的原因，使其理解敏感、急躁易怒等是甲状腺功能亢进临床表现的一部分，可因治疗而得到改善，以减轻患者因疾病而产生的压力，提高对疾病的认知水平。

2. 减少不良刺激，合理安排生活　保持环境安静和轻松的气氛，限制访视，避免外来刺激，满足患者基本生理及安全需要。忌饮酒、咖啡、浓茶，以减少环境和食物对患者的不良刺激。帮助患者合理安排作息时间，白天适当活动，避免精神紧张和注意力过度集中，保证夜间充足睡眠。

3. 帮助患者处理突发事件　以平和、耐心的态度对待患者，建立相互信任的关系。与患者共同探讨控制情绪和减轻压力的方法，指导和帮助患者处理突发事件。

六、健康教育

告诉患者有关甲状腺功能亢进的临床表现、诊断性试验、治疗、饮食原则及眼睛的防护方法。上衣宜宽松，严禁用手挤压甲状腺以免甲状腺受压后甲状腺激素分泌增多，加重病情。强调长期服用抗甲状腺药物的重要性，长期服用抗甲状腺药物者应每周查血常规1次。每日清晨卧床时自测脉搏，定期测量体重，脉搏减慢、体重增加是治疗有效的重要标志。每隔1～2个月门诊随访作甲状腺功能测定。出现高热、恶心、呕吐、大汗淋漓、腹痛、腹泻、体重锐减、突眼加重等症状提示可能发生甲状腺功能亢进危象应及时就诊。掌握上述自我监测和自我护理的方法，可有效地降低本病的复发率。本病病程较长，多数经积极治疗后，预后良好，少数患者可自行缓解。心脏并发症可为永久性。放射性碘治疗、甲状腺手术治疗所致甲状腺功能减退症者需终身替代治疗。

第二节　甲状腺功能减退症护理

甲状腺功能减退症（hypothyroidism，简称甲减），是由各种原因导致的低甲状腺激素血症或甲状腺激素抵抗而引起的全身性低代谢综合征。按起病年龄分为三型，起病于胎儿或新生儿，称为呆小病；起病于儿童者，称为幼年性甲减；起病于成年，称为成年性甲减。前两者常伴有智力障碍。

一、病因

1. 原发性甲状腺功能减退　由于甲状腺腺体本身病变引起的甲减，占全部甲减的95%以上，且90%以上原发性甲减是由自身免疫、甲状腺手术和甲状腺功能亢进 ^{131}I治疗所致。

2. 继发性甲状腺功能减退症　由下丘脑和垂体病变引起的促甲状腺激素释放激素（TRH）或者促甲状腺激素（TSH）产生和分泌减少所致的甲减，垂体外照射、垂体大腺瘤、颅咽管瘤及产后大出血是其较常见的原因；其中由于下丘脑病变引起的甲减称为三发性甲减。

3. 甲状腺激素抵抗综合征　由于甲状腺激素在外周组织实现生物效应障碍引起的综合征。

二、临床表现

1. 一般表现　易疲劳、怕冷、体重增加、记忆力减退、反应迟钝、嗜睡、精神抑郁、便秘、月经

不调、肌肉痉挛等。体检可见表情淡漠，面色苍白，皮肤干燥发凉、粗糙脱屑，颜面、眼睑和手皮肤水肿，声音嘶哑，毛发稀疏、眉毛外 1/3 脱落。由于高胡萝卜素血症，手脚皮肤呈姜黄色。

2. 肌肉与关节　肌肉乏力，暂时性肌强直、痉挛、疼痛，嚼肌、胸锁乳突肌、股四头肌和手部肌肉可有进行性肌萎缩。腱反射的弛缓期特征性延长，超过 350ms（正常为 240 ~ 320ms），跟腱反射的半弛缓时间明显延长。

3. 心血管系统　心肌黏液性水肿导致心肌收缩力损伤、心动过缓、心排血量下降。ECG 显示低电压。由于心肌间质水肿、非特异性心肌纤维肿胀。左心室扩张和心包积液导致心脏增大，有学者称之为甲减性心脏病。冠心病在本病中高发。10% 患者伴发高血压。

4. 血液系统　由于下述四种原因发生贫血：①甲状腺激素缺乏引起血红蛋白合成障碍；②肠道吸收铁障碍引起铁缺乏；③肠道吸收叶酸障碍引起叶酸缺乏；④恶性贫血是与自身免疫性甲状腺炎伴发的器官特异性自身免疫病。

5. 消化系统　厌食、腹胀、便秘，严重者出现麻痹性肠梗阻或黏液水肿性巨结肠。

6. 内分泌系统　女性常有月经过多或闭经。长期严重的病例可导致垂体增生、蝶鞍增大。部分患者血清催乳素（PRI）水平增高，发生溢乳。原发性甲减伴特发性肾上腺皮质功能减退和 1 型糖尿病者，属自身免疫性多内分泌腺体综合征的一种。

7. 黏液性水肿昏迷　本病的严重并发症，多在冬季寒冷时发病。诱因为严重的全身性疾病、甲状腺激素替代治疗中断、寒冷、手术、麻醉和使用镇静药等。临床表现为嗜睡、低体温（T<35℃）、呼吸徐缓、心动过缓、血压下降、四肢肌肉松弛、反射减弱或消失，甚至昏迷、休克、肾功能不全危及生命。

三、实验室检查

1. 血常规　多为轻、中度正细胞正色素性贫血。

2. 生化检查　血清三酰甘油、总胆固醇、LDLC 增高，HDL-C 降低，同型半胱氨酸增高，血清 CK、LDH 增高。

3. 甲状腺功能检查　血清 TSH 增高、T_4、FT 降低是诊断本病的必备指标。在严重病例血清 T3 和 FT3 减低。亚临床甲减仅有血清 TSH 增高，但是血清 T_4 或 FT_4 正常。

4. TRH 刺激试验　主要用于原发性甲减与中枢性甲减的鉴别。静脉注射 TRH 后，血清 TSH 不增高者提示为垂体性甲减；延迟增高者为下丘脑性甲减；血清 TSH 在增高的基值上进一步增高，提示原发性甲减。

5. X 线检查　可见心脏向两侧增大，可伴心包积液和胸腔积液，部分患者有蝶鞍增大。

四、治疗要点

1. 替代治疗　左甲状腺素（L-T_4）治疗，治疗的目标是将血清 TSH 和甲状腺激素水平恢复到正常范围内，需要终身服药。治疗的剂量取决于患者的病情、年龄、体重和个体差异。补充甲状腺激素，重新建立下丘脑 - 垂体 - 甲状腺轴的平衡一般需要 4 ~ 6 周，所以治疗初期，每 4 ~ 6 周测定激素指标。然后根据检查结果调整 L-T_4 剂量，直到达到治疗的目标。治疗达标后，需要每 6 ~ 12 个月复查 1 次激素指标。

2. 对症治疗　有贫血者补充铁剂、维生素 B_{12}、叶酸等胃酸低者补充稀盐酸，并与 TH 合用疗效好。

3. 黏液水肿性昏迷的治疗　如下所述。

（1）补充甲状腺激素：首选 TH 静脉注射，直至患者症状改善，至患者清醒后改为口服。

（2）保温、供氧、保持呼吸道通畅，必要时行气管切开、机械通气等。

（3）氢化可的松 200 ~ 300mg/d 持续静滴，患者清醒后逐渐减量。

（4）根据需要补液，但是入水量不宜过多。

（5）控制感染，治疗原发病。

五、护理措施

（一）基础护理

1. 加强保暖 调节室温在 22 ~ 23℃，避免病床靠近门窗，以免患者受凉。适当地使体温升高，冬天外出时，戴手套，穿棉鞋，以免四肢暴露在冷空气中。

2. 活动与休息 鼓励患者进行适当的运动，如散步、慢跑等。

3. 饮食护理 饮食以高维生素、高蛋白、高热量为主。多进食水果、新鲜蔬菜和含碘丰富的食物如海带等。桥本甲状腺炎所致甲状腺功能减退者应避免摄取含碘食物，以免诱发严重黏液性水肿。不宜食生凉冰食物，注意食物与药物之间的关系，如服中药忌饮茶。

4. 心理护理 加强与患者沟通，语速适中，并观察患者反应，告诉患者本病可以用替代疗法达到较好的效果，树立患者配合治疗的信心。

5. 其他建立正常的排便形态，养成规律、排便的习惯。

（二）专科护理

1. 观察病情 监测生命体征变化，观察精神、神志、语言状态、体重、乏力、动作、皮肤情况，注意胃肠道症状，如大便的次数、性状、量的改变，腹胀、腹痛等麻痹性肠梗阻的表现有无缓解等。

2. 用药护理 甲状腺制剂从小剂量开始，逐渐增加，注意用药的准确性。用药前后分别测脉搏、体重及水肿情况，以便观察药物疗效；用药后若有心悸、心律失常、胸痛、出汗、情绪不安等药物过量的症状时，要立即通知医师处理。

3. 对症护理 对于便秘患者，遵医嘱给予轻泻剂，指导患者每天定时排便，适当增加运动量，以促进排便。注意皮肤防护，及时清洗并用保护霜，防止皮肤干裂。适量运动，注意保护，防止外伤的发生。

4. 黏液性水肿昏迷的护理 如下所述。

（1）保持呼吸道通畅，吸氧，备好气管插管或气管切开设备。

（2）建立静脉通道，遵医嘱给予急救药物，如 $L-T_3$，氢化可的松静滴。

（3）监测生命体征和动脉血气分析的变化，观察神志，记录出入量。

（4）注意保暖，主要采用升高室温的方法，尽量不给予局部热敷，以防烫伤。

（三）健康教育

1. 用药指导 告诉患者终身坚持服药的重要性和必要性以及随意停药或变更药物剂量的危害；告知患者服用甲状腺激素过量的表现，提醒患者发现异常及时就诊；长期用甲状腺激素替代者每 6 ~ 12 个月到医院检测 1 次。

2. 日常生活指导 指导患者注意个人卫生，注意保暖，注意行动安全。防止便秘、感染和创伤。慎用催眠、镇静、止痛、麻醉等药物。

3. 自我观察 指导患者学会自我观察，一旦有黏液性水肿的表现，如低血压、体温低于 35℃、心动过缓，应及时就诊。

第三节 甲状腺炎护理

一、疾病概述

亚急性甲状腺炎（subacute thyroiditis）在临床上较为常见。多见于 20 ~ 50 岁成人，但也见于青年与老年，女性多见，3 ~ 4 倍于男性。慢性淋巴细胞性甲状腺炎（chronic lymphocytic thyroiditis）又称桥本病（Hashimoto disease）或桥本甲状腺炎。目前认为本病与自身免疫有关，也称自身免疫性甲状腺炎。本病多见于中年妇女，有发展为甲状腺功能减退的趋势。

一、护理评估

（一）健康评估

1. 亚急性甲状腺炎 本病可能与病毒感染有关，起病前常有上呼吸道感染。发病时，患者血清中对某些病毒的抗体滴定度增高，包括流感病毒、柯萨奇病毒、腺病毒、腮腺炎病毒等。

2. 慢性淋巴细胞性甲状腺炎 目前认为本病病因与自身免疫有关。这方面的证据较多。本病患者血清中抗甲状腺抗体、包括甲状腺球蛋白抗体与甲状腺微粒体抗体常明显升高。甲状腺组织中有大量淋巴细胞与浆细胞浸润。本病可与其他自身免疫性疾病同时并存，如恶性贫血、舍格伦综合征、慢性活动性肝炎、系统性红斑狼疮等。本病患者的淋巴细胞在体外与甲状腺组织抗原接触后，可产生白细胞移动抑制因子。上述情况也可在 Graves 病与特发性黏液性水肿患者中见到，提示三者有共同的发病因素。因此，Graves 病、特发性黏液性水肿与本病统称为自身免疫性甲状腺病。自身免疫性甲状腺病也可发生于同一家族中。

（二）临床症状与评估

1. 亚急性甲状腺炎

（1）局部表现：早期出现的最具有特征性的表现是甲状腺部位的疼痛，可先从一叶开始，以后扩大或转移到另一叶，或者始终局限于一叶。疼痛常向颌下、耳后或颈部等处放射，咀嚼或吞咽时疼痛加重。根据病变侵犯的范围大小，检查时可发现甲状腺弥漫性肿大，可超过正常体积的 2～3 倍；或在一侧腺体内触及大小不等的结节，表面不规则，质地较硬，呈紧韧感，但区别于甲状腺癌的坚硬感；病变部位触痛明显，周围界限尚清楚；颈部淋巴结一般无肿大。到疾病恢复期，局部疼痛已消失，急性期出现的甲状腺结节如体积较小可自行消失，如结节较大，仍可触及，结节不规则、坚韧、表面不平，周围界限清楚，无触痛。有些患者病变轻微，甲状腺不肿大或仅有轻微肿大，也可无疼痛。

（2）全身表现：早期，起病急骤，可有咽痛、畏寒、发热、寒战、全身乏力、食欲不振等。如病变较广泛，甲状腺滤泡大量受损，甲状腺素释放入血，患者可出现甲状腺功能亢进的表现，如烦躁，心慌、心悸、多汗、怕热、易怒、手颤等。有些患者病变较轻，仅有轻度甲状腺功能亢进症状或无甲状腺功能亢进症状。随着病情的发展，甲状腺滤泡内甲状腺素释放、耗竭，甲状腺滤泡细胞又尚未完全修复，患者可出现甲状腺功能减退症状，如乏力、畏寒、精神差、易疲劳等。随着甲状腺滤泡细胞的修复及功能恢复，临床表现亦逐渐恢复正常。

2. 慢性淋巴细胞性甲状腺炎

（1）局部症状：本病起病缓慢，甲状腺肿为其突出的临床表现，一般呈中度弥漫性肿大，仍保持甲状腺外形，但两侧可不对称，质韧如橡皮，表面光滑，随吞咽移动。但有时也可呈结节状，质较硬。甲状腺局部一般无疼痛，但部分患者甲状腺肿大较快，偶可出现压迫症状，如呼吸或咽下困难等。

（2）全身症状：早期病例的甲状腺功能尚能维持在正常范围内，但血清 TSH 可增高，说明该时甲状腺储备功能已下降。随着疾病的发展，临床上可出现甲状腺功能减退或黏液性水肿的表现。本病但也有部分患者甲状腺不肿大、反而缩小，而其主要表现为甲状腺功能减退。慢性淋巴细胞性甲状腺炎也可出现一过性甲状腺毒症，少数患者可有突眼，但程度一般较轻。本病可与 Graves 病同时存在。

（三）辅助检查及评估

1. 亚急性甲状腺炎 早期血清 T_3、T_4 等可有一过性增高，红细胞沉降率明显增快，甲状腺摄碘率明显降低，血清甲状腺球蛋白也可增高；以后血清 T_3、T_4 降低，TSH 增高；随着疾病的好转，甲状腺摄碘率与血清 T_3、T_4 等均可恢复正常。

2. 慢性淋巴细胞性甲状腺炎

（1）血清甲状腺微粒体（过氧化物酶）抗体、血清甲状腺球蛋白抗体：明显增加，对本病有诊断意义。

（2）血清 TSH：可升高。

（3）甲状腺摄碘率：正常或增高。

（4）甲状腺扫描：呈均匀分布，也可分布不均或表现为"冷结节"。

（5）其他实验室检查：红细胞沉降率（ESR）可加速，血清蛋白电泳丙种球蛋白可增高。

（四）心理－社会评估

甲状腺炎患者由于甲状腺激素分泌增多、神经兴奋性增高，常表现为悲观、抑郁、恐惧，担心自己的疾病转化为甲状腺功能亢进；且本病易反复，有较长的服药史，容易失去战胜疾病的信心。

三、护理诊断

1. 疼痛　与甲状腺炎症有关。
2. 体温过高　与炎症性疾病引起有关。
3. 营养失调：低于机体需要量　与疾病有关。
4. 知识缺乏　与患者未接受或不充分接受相关疾病健康教育有关。
5. 焦虑　与疾病所致甲状腺肿大有关。

四、护理目标

1. 患者住院期间疼痛发生时能够及时采取有效的方法缓解。
2. 患者住院期间体温维持正常。
3. 患者住院期间体重不下降并维持在正常水平。
4. 患者住院期间能够复述对其进行健康教育的大多部分内容，能够说出、理解并能够执行，配合医疗护理有效。
5. 患者住院期间主诉焦虑有所缓解，对治疗有信心。

五、护理措施

（一）生活护理

嘱患者尽量卧床休息，减少活动，评估患者疼痛的程度、性质，可为患者提供舒适的环境，使其放松，教会患者自我缓解疼痛的方法如分散注意力等，必要时可遵医嘱给予止痛药缓解疼痛，注意观察用药后有无不良反应发生。

（二）病情观察

观察患者生命体征，主要是体温变化和心率变化。体温过高时采取物理降温，并按照高热患者护理措施进行护理，并注意监测降温后体温变化，嘱患者多饮水或其喜爱的饮料。

（三）饮食护理

嘱患者进食高热量、高蛋白质、高维生素并易于消化的食物，指导患者多摄入含钙丰富的食物，防止治疗期间药物不良反应引起的骨质疏松，同时对于消瘦的患者应每天监测体重。

（四）心理护理

多与患者接触、沟通，了解患者心理状况，鼓励患者说出不良情绪，给予开导，缓解患者焦虑情绪。

（五）用药护理

1. 亚急性甲状腺炎：轻症病例用阿司匹林、吲哚美辛等非甾体抗炎药以控制症状。阿司匹林 0.5 ~ 1.0g，每日 2 ~ 3 次，口服，疗程一般在 2 周左右。症状较重者，可给予泼尼松 20 ~ 40mg/d，分次口服，症状可迅速缓解，体温下降，疼痛消失，甲状腺结节也很快缩小或消失。用药 1 ~ 2 周后可逐渐减量，疗程一般为 1 ~ 2 个月，但停药后可复发，再次治疗仍有效。有甲状腺毒症者可给予普萘洛尔以控制症状。如甲状腺摄碘率已恢复正常，停药后一般不再复发。少数患者可出现一过性甲状腺功能减退；如症状明显，可适当补充甲状腺制剂。有明显感染者，应做有关治疗。

2. 慢性淋巴细胞性甲状腺炎：早期患者如甲状腺肿大不显著或症状不明显者，不一定予以治疗，可随访观察。但若已有甲状腺功能减退，即使仅有血清 TSH 增高（提示甲状腺功能已有一定不足）而症状不明显者，均应予以甲状腺制剂治疗。一般采用干甲状腺片或左旋甲状腺素（L-T_4），剂量视病情反应而定。宜从小剂量开始，干甲状腺片 20mg/d，或 L-T_4 25 ~ 50μg/d，以后逐渐增加。维持剂量为干甲状腺片 60 ~ 180mg/d，或 L-T$_4$ 100 ~ 150μg/d，分次口服。部分患者用药后甲状腺可明显缩小。疗程视病情而定，有时需终身服用。

3. 伴有甲状腺功能亢进的患者，应予以抗甲状腺药物治疗，但剂量宜小，否则易出现甲状腺功能减退。一般不采用放射性碘或手术治疗，否则可出现严重黏液性水肿。

4. 糖皮质激素虽可使甲状腺缩小与抗甲状腺抗体滴定度降低，但具有一定不良反应，且停药后可复发，故一般不用。但如甲状腺迅速肿大或伴有疼痛、压迫症状者，可短期应用以较快缓解症状。每日泼尼松 30mg，分次口服。以后逐渐递减，可用 1 ~ 2 个月。病情稳定后停药。

5. 如有明显压迫症状，经甲状腺制剂等药物治疗后甲状腺不缩小，或疑有甲状腺癌者，可考虑手术治疗，术后仍应继续补充甲状腺制剂。

用药期间注意观察患者使用激素治疗后有无不良反应的发生，注意患者的安全护理。

（六）健康教育

评估患者对疾病的知识掌握程度以及学习能力，根据患者具体情况制定合理的健康教育计划并有效实施，帮助患者获得战胜疾病的信心。

第四节 生长激素缺乏症护理

一、疾病概述

生长激素缺乏症（growth hormone deficiency）是指自儿童期起病的垂体前叶（腺垂体）生长激素（CH）部分或完全缺乏而导致的生长发育障碍性疾病。可为单一的生长激素缺乏，也可同时伴垂体前叶其他激素特别是促性腺激素缺乏。其患病率约为 1/10 000，男性较女性儿童更易患病。

二、护理评估

（一）健康评估

导致生长激素缺乏的病因可分为三类，即原发性垂体疾患、下丘脑疾患以及外周组织对 CH 不敏感。护士在评估患者健康史时，应从以下几方面进行评估。

1. 原发性垂体前叶功能低下

（1）先天性异常：包括先天性脑发育异常如全前脑综合征、垂体前叶缺如、脑中线发育缺陷以及家族性全垂体前叶功能低下、家族性生长激素缺乏症等。

（2）颅内肿瘤：如垂体无功能性腺瘤、颅咽管瘤等鞍内或鞍上肿瘤的压迫致垂体前叶萎缩。

（3）其他损伤：如颅脑外伤、颅内感染、颅内肿瘤的放射治疗等，组织细胞增多症对垂体的浸润以及结节病等。

2. 继发于下丘脑疾病的 GH 缺乏

（1）特发性：此系生长激素缺乏症的最常见病因，多因出生时损伤所致；生长激素缺乏症儿童中的 50% ~ 60% 有围生期损伤史，如难产、出生后窒息；也可伴有其他垂体前叶激素缺乏。

（2）颅内感染、颅内放射治疗后、肉芽肿病（如组织细胞增生症）、下丘脑肿瘤（如颅咽管瘤）、精神社会因素（情感剥夺性侏儒症）等可致下丘脑功能异常，促生长激素释放激素（GHRH）产生不足。

3. GH 不敏感综合征

（1）遗传性生长激素抵抗症（Laron-type dwarfism）：是由于遗传性生长激素受体缺乏或不足，致生长介素（ICF-1）生成减少或缺如。血 GH 水平升高，而 IGF-1 水平低。

（2）无活性 CH：患者表现为垂体性侏儒，但血 GH 正常或升高，GH 分子结构，GH 受体以及受体后反应均正常。推测病因可能与 CH 无生物活性有关。

（二）临床症状观察与评估

1. 生长激素缺乏的表现：患者出生时或出生后身材矮小，生长节律变慢，身高较正常平均值低，但体态匀称，骨龄延迟，牙齿成熟亦较晚。皮肤较细腻，皮下脂肪组织丰富，成年期面容呈"小老头"。

2. 其他垂体前叶激素缺乏的表现：可只表现为单一垂体生长激素缺乏或加上一两种或数种垂体前叶激素缺乏，一般常见为促性腺激素，其次为促肾上腺皮质激素或促甲状腺激素，如促性腺激素缺乏可出现性腺不发育，促肾上腺激素和促甲状腺激素缺乏时，临床表现常不明显，或有低血糖等症状。

3. 如继发于下丘脑－垂体疾病，以颅咽管瘤较为多见，可表现为相应疾病的症状和体征。

（三）辅助检查评估

1. 血生长激素基础值测定　生长激素分泌呈脉冲式，大部分分泌峰值在睡眠的第 3 ~ 4 期，而且不同年龄、性别，性激素水平的差异很大，清晨空腹测定生长激素值可作为筛查。

2. 兴奋试验

（1）胰岛素低血糖兴奋试验：空腹过夜，基础状态下，快速静脉注入普通胰岛素 0.1 ~ 0.15U/kg 体重，分别于注射前及注射后 30、60、90、120 分钟取血测血糖及垂体生长激素水平，如血糖下降至 50mg/dl（2.8ml/L）以下或降至空腹血糖的 50% 以下为有效的低血糖刺激，如注射胰岛素后垂体生长激素 >5ng/ml 为反应正常。

（2）左旋多巴兴奋试验：清晨空腹，口服左旋多巴，成人 0.5g，儿童 15kg 体重以下口服 0.125g，15 ~ 30kg 者口服 0.25g，30kg 以上者口服 0.5g。服药前及服药后 30、60、90、120 分钟取血测垂体生长激素水平，如垂体生长激素 >5ng/ml 为反应正常。

（3）精氨酸兴奋试验：空腹过夜基础条件下，半小时内静脉滴注精氨酸 0.5g/kg 体重，最大量不超过 20g，滴注前及滴注后 30、60、90、120 分钟取血测垂体生长激素水平，如垂体生长激素 >5ng/ml 为反应正常。

（4）生长激素释放激素（GHRH）兴奋试验：静脉注射 CHRH1 ~ 2μg/L，注射前及注射后 30、60、90、120 分钟取血 CH。如峰值 ≤ 5μg/L，属无反应；6 ~ 10μg/L 为轻度反应；11 ~ 50μg/L 为有反应。如上述试验物反应，而 GHRH 试验有反应者提示为下丘脑疾病引起。

3. 定位检查　CT、磁共振检查有无下丘脑或垂体肿瘤。

（四）心理－社会评估

患者经常幼年发病，在同龄人中发育较迟缓，因此，患者会产生自卑、性格孤僻、社交障碍等。护士在对患者进行评估时应态度和蔼，多与患者进行交流，了解患者心理状况。

三、护理诊断

1. 自我形象紊乱　与疾病所致个子矮有关。
2. 知识缺乏　与朱接受过相关疾病教育有关。
3. 焦虑　与个子矮所致自卑情绪有关。
4. 受伤的危险　与患者行低血糖刺激试验血糖过低有关。

微信扫码
◆ 临床科研
◆ 医学前沿
◆ 临床资讯
◆ 临床笔记

四、护理目标

1. 通过健康教育患者能够复述有关疾病知识，并表示理解并接受。
2. 患者生活需求得到满足。
3. 患者能够配合完成功能试验。
4. 患者住院期间无低血糖等不良并发症发生。
5. 患者住院期间能够接受身体外形，能够进行正常社交。

五、护理措施

（一）心理护理

因患者个子矮，有一定思想压力及负担，应多与患者谈心，加强心理护理，增强治疗疾病的信心。

（二）饮食护理

鼓励患者进食高热量、高蛋白、高维生素饮食，鼓励患者多饮牛奶补充钙质，促进骨骼发育。

（三）活动与休息

鼓励患者加强体育锻炼，促进骨骼发育、身高生长。

（四）试验护理

1. 向患者及家属讲解兴奋试验的过程以及如何配合，指导患者试验前禁食水 8 小时，试验过程中可少量饮水，但仍需禁食，建立静脉通路，并遵医嘱给药，监测患者用药后有无恶心、低血糖等症状。如行胰岛素低血糖生长激素刺激试验，需监测血糖，试验过程中应保留静脉通路一条，同时备好 50% 的葡萄糖注射液或升糖速度较快的饮料和食物，以防血糖过低出现危险。行左旋多巴生长激素兴奋试验时，因空腹服用左旋多巴可出现恶心、呕吐，因此应观察患者胃肠道反应，如将药物呕吐出，则护士应及时通知医生，遵医嘱进行补服药物，保证试验的准确性。

2. 正确留取血标本送化验检查。

（五）生活护理

因此病患者年龄偏低，对年幼患儿应加强生活护理，注意安全，并按儿科护理常规护理。

（六）用药护理

1. 试验用药：做左旋多巴兴奋试验时需注意有无恶心、呕吐等胃肠道反应，并做好护理。做胰岛素低血糖兴奋试验时遵医嘱用药，同时应密切观察患儿心率、神志、血糖等，观察患者有无出汗等低血糖反应。

2. 如用生长激素治疗，则应让患者按时、准确用药，并注意观察用药后身高增长速度。指导患者出院后仍需遵医嘱用药，教会患者监测药效的方法，定期随诊，用药过程中如出现不良反应及时就医。

（七）健康教育

生长激素缺乏症患者一般年龄较小，在治疗期间应指导患者及其家属规律服药，监测身高以及药物不良反应，出院后遵医嘱随诊，饮食方面适量食用含钙量高的食物，但是不可过量，如出现不良症状及时就诊。

第五节　垂体瘤护理

一、疾病概述

垂体位于颅内蝶鞍内，呈卵圆形，约 1.2cm×1.0cm×0.5cm 大小，平均重量为 700mg。女性妊娠时呈生理性肥大。垂体具有复杂而重要的内分泌功能，分为腺垂体（垂体前叶）和神经垂体（垂体后叶）。

垂体瘤（pituitary tumors）是一组从腺垂体和神经垂体及颅咽管上残余细胞发生的肿瘤。临床上有明显症状者约占颅内肿瘤的 10%。本病患者男性略多于女性，发病年龄大多在 31～40 岁。

由于垂体是一个较小的内分泌腺体，且邻近有多条血管、神经，因此，肿瘤压迫周围血管、神经的患者可有一系列症状，如头痛、视野缺损、骨质破坏等。

二、护理评估

（一）健康评估

由于垂体功能亢进症的发病原因不同，临床表现因分泌的激素不同而有很大区别。因此，护士在对患者进行病史评估时应包括年龄、性别、家族史等方面，另外应询问患者有无帽子越来越大，鞋码逐渐变大，有无易疲乏、头晕、视野缺损等。对于考虑泌乳素瘤的患者还应注意评估患者性功能，女性患者月经情况，如闭经、不孕等。

根据垂体瘤发生的部位不同，可分为生长激素瘤、泌乳素瘤、ACTH 瘤（库欣病）和 TSH 瘤、LH 和 FSH 瘤，但是最为常见的主要是垂体瘤和泌乳素瘤。

（二）临床症状观察与评估

1. 压迫症状

（1）头痛：早期肿瘤压及鞍隔、硬脑膜或附近的大血管而致眼后部、额部或颞部头痛。晚期影响脑脊液循环而致颅压升高，可有头痛，并伴有恶心、呕吐、视盘水肿。

（2）视功能障碍：视物模糊，视野缺损，眼外肌麻痹，复视。

（3）压迫下丘脑：食欲亢进，肥胖，睡眠障碍，体温调节异常及尿崩症。

2. 腺垂体功能减退垂体大腺瘤压迫正常垂体组织所致。性腺：成年女性有闭经，男性性功能减退（阳痿），青少年不发育。

3. GH 过度分泌

（1）骨骼的改变：头围增大，下颌增大，前突齿距增宽，咬合困难，手脚粗大、肥厚，手指变粗，不能做精细动作，鞋帽手套嫌小，关节僵硬，脊柱后突并有桶状胸。

（2）皮肤软组织的改变：皮肤粗厚，皮脂腺分泌过多，患者大量出汗成为病情活动的重要指征。头面部突出，唇肥厚，鼻唇沟皮褶隆起，头颅皮肤明显增厚，鼻宽，舌大。女性患者表现有多毛。

（3）糖代谢紊乱：GH 分泌过多，表现为胰岛素抵抗，糖耐量降低乃至糖尿病。

（4）心血管系统病变：高血压、心脏肥大及左心室功能不全、冠心病。

（5）呼吸系统：有睡眠呼吸暂停综合征。

（6）神经肌肉系统：耐力减退，40% 有明显肌病，表现为轻度近端肌萎缩无力。

（7）并发恶性肿瘤：在肢端肥大症中，肿瘤发生危险性增加，结肠息肉以及腺癌与肢端肥大症的关系最为密切。

（8）垂体卒中：垂体 GH 分泌瘤多为大腺瘤，生长迅速，较多发生垂体瘤的出血、梗死及坏死。

（9）死亡：存活较正常人为短，其中死于心脏病、脑血管病及糖尿病并发症者各占 20%，死于垂体功能衰竭者占 12.5%。

4. PRL 过度分泌　女性表现为溢乳、闭经（血 PRL>50μg/L、特发性高催乳素血症者月经正常）、不育与性功能减退、青少年发病者发育延迟，还可有多毛和痤疮、骨质疏松、肥胖、水潴留。男性症状少，主要是阳痿、不育，少数有溢乳、乳房发育、毛发稀，多因垂体腺瘤出现压迫症状而就医。

5. ACTH 过度分泌　患者可表现为库欣病体征。

（三）辅助检查及评估

1. 实验室检查　垂体功能亢进症的患者由于分泌激素过多，因此可测定血中 PRL、ACTH、GH，如高于正常值，可做进一步功能试验。

2. 放射性诊断　X 线、CT、MRI 可做定位性诊断。

3. 内分泌功能试验　用以查明病因、定性诊断。

（1）小剂量地塞米松抑制试验：每 8 小时口服 0.75mg 地塞米松，连续 2 日，予服药前和服药第二日分别留取 24 小时尿游离皮质醇。本试验可用以区别单纯性肥胖症及皮质醇增多症，正常人或肥胖者尿游离皮质醇排出常被明显抑制到基础值 50% 以下，但皮质醇增多症患者多不受抑制或轻度抑制。

（2）大剂量地塞米松抑制试验：大剂量抑制法每 8 小时口服 1.5mg 地塞米松，连续 2 日，分别留取服药前和服药第二日尿游离皮质醇。本试验用以鉴别肾上腺皮质增生及肿瘤。由下丘脑－垂体引起的增生者可抑制 50% ~ 70%，但肿瘤引起者不受抑制，尤以皮质癌肿或异位 ACTH 癌肿引起者则完全不受抑制，异源 CRH 者有时有抑制；个别腺瘤（ACTH 束被完全抑制者）有时可轻度抑制。

（3）生长激素抑制试验：隔夜晚餐后禁食，试验日晨口服葡萄糖粉 110g，于 0、30、60、120、180 和 240 分钟分别采血，测血糖与 GH。在口服葡萄糖 1 ~ 2 小时内血 GH 被抑制到 3μg/L。肢端肥大症患者则不被抑制。

（四）心理－社会评估

患者由于身高超常、泌乳、库欣病体征导致身体外形改变，最多见的是由于心理自卑而产生的焦虑、抑郁，对未来失去信心。库欣病患者由于皮质醇分泌增多可出现精神兴奋、失眠，甚至出现精神症状。

三、护理诊断

1. 疼痛　与肿瘤分泌过多激素及压迫周围组织有关。
2. 自我形象紊乱　与疾病所致身体病理性改变有关。
3. 焦虑　与健康状况改变有关。
4. 活动无耐力　与疾病所致乏力有关。
5. 有受伤的危险　与肿瘤压迫视神经导致视力下降有关。
6. 有感染的危险　与激素分泌过多导致血糖升高、易发生感染有关。

四、护理目标

1. 患者住院期间机体舒适感增加，疼痛有所缓解，患者能够主诉疼痛的原因及影响因素，并能够运用放松技巧缓解疼痛。
2. 住院期间患者能够采取有效的应对方式。患者表示能够接受身体外形的改变，保持与周围人的正常交往，能够与医护人员交流自身感受和关心的问题。
3. 住院期间患者能够认定产生焦虑的原因，愿意与医护人员和家属进行讨论，制定出出院后的计划，保持积极的态度。
4. 住院期间患者能够理解产生乏力的原因，配合医护人员进行循序渐进的锻炼，参与制定合理的运动计划，活动后无不适主诉。
5. 患者住院期间不发生外伤。
6. 住院期间患者生命体征平稳，无院内感染发生。出现院内感染后应及时发现并治疗。

五、护理措施

（一）疼痛的护理

1. 评估患者疼痛的诱发因素、疼痛部位、性质、频率。评估患者对于控制疼痛使用过的方法的有效性。
2. 与患者共同讨论能够缓解疼痛的方法，如放松、深呼吸、转移注意力等。
3. 遵医嘱予患者止痛药，并向患者讲解药物的作用、不良反应以及如何尽量减少不良反应的发生，用药后评价效果。

（二）饮食护理

库欣病患者由于皮质醇分泌增多，患者可发生继发性糖尿病，因此对于血糖异常的患者应给予糖尿病饮食，限制每日总热量，鼓励患者饥饿时可进食含糖量少的蔬菜，如黄瓜、番茄等。

（三）自我形象紊乱的护理

1. 鼓励患者说出对疾病导致的身体外形改变的感受以及患者预期希望有哪些改变，如体重、胸围、腰围等。
2. 通过健康指导，使患者理解身体外形改变的原因，并逐步让患者接受目前的外形改变。
3. 指导患者在能够耐受的条件下进行正确的运动。

（四）活动和安全护理

1. 评估患者活动能力　与患者共同讨论能够采取的活动，并共同制定合理的活动计划，以及目标，避免因活动出现不适。
2. 库欣病患者　库欣病患者由于骨质疏松，可发生病理性骨折。为患者提供一个安全的活动环境，并指导患者在一个安全的环境内进行活动，以防受伤。

（五）预防感染

为患者提供清洁的病史环境，勤通风，指导患者注意个人卫生，预防感染。

（六）焦虑的护理

1. 评估患者的应对方式、压力来源和适应技巧。

2. 与患者及其家庭成员共同探讨患病过程中的心理状况，提高家庭支持。

3. 指导患者家属避免对患者使用批评性语言，多给予鼓励和称赞。

（七）健康教育

1. 护士应与患者一起讨论改善疼痛的方法，以及出院后患者如何进行有效的缓解，为患者提供缓解疼痛的方法，如如何进行放松、保证身体的舒适、合理使用止痛药物等。

2. 护士应与患者交流感受，鼓励患者说出感受，教给患者应对不良心理状况的方法，如倾诉、转移注意力、听音乐等。

3. 保证患者能够了解并说出使用的药物的作用和不良反应。

4. 对于出院的患者做好出院前的指导，包括饮食、活动、用药、随诊等。

微信扫码
◆临床科研
◆医学前沿
◆临床资讯
◆临床笔记

现代护理学临床与应用实践

第六章 神经外科疾病护理

第一节　脑疝护理

脑疝是由于颅内压不断增高，其自动调节机制失代偿，脑组织从压力较高区向低压区移位，部分脑组织通过颅内生理空间或裂隙疝出，压迫脑干和相邻的重要血管和神经，出现特有的临床征象，是颅内压增高的危象，也是引起患者死亡的主要原因。脑疝是脑移位进一步发展的后果，一经形成便会直接威胁中脑或延髓，损害生命中枢，常于短期内引起死亡。

一、专科护理

（一）护理要点

降低颅内压，严密观察病情变化，及时发现脑疝发生，给予急救护理。

（二）主要护理问题

1. 脑组织灌注量异常（brain perfusion abnormalities）　与颅内压增高、脑疝有关。

2. 清理呼吸道无效（ineffective airway clearance）　与脑疝发生意识障碍有关。

3. 躯体移动障碍（impaired physical mobility）　与脑疝有关。

4. 潜在并发症　意识障碍、呼吸、心脏骤停。

（三）护理措施

1. 一般护理　病室温湿度适宜，定期开窗通风，光线柔和，减少人员探视。患者取头高位，床头抬高 15°～ 30°，做好基础护理。急救药品、物品及器械完好备用。

2. 对症护理

（1）脑组织灌注量异常的护理

①给予低流量持续吸氧。

②药物治疗颅内压增高，防止颅内压反跳现象发生。

③维持血压的稳定性，从而保证颅内血液的灌注。

（2）清理呼吸道无效的护理

①及时清理呼吸道分泌物，保持呼吸道通畅。

②舌根后坠者应抬起下颌或放置口咽通气道，以免阻碍呼吸。

③翻身后保证患者体位舒适，处于功能位，防止颈部扭曲。

④昏迷患者必要时行气管插管或气管切开，防止二氧化碳蓄积而加重颅内压增高，必要时使用呼吸机辅助呼吸。

（3）躯体移动障碍的护理

①给予每 1～ 2 小时翻身 1 次，避免拖、拉、推等动作。

②每日行四肢关节被动活动并给予肌肉按摩，防止肢体挛缩。

③保持肢体处于功能位，防止足下垂。

（4）潜在并发症的护理

①密切观察脑疝的前驱症状，及早发现颅内压增高，及时对症处理。

②加强气管插管、气管切开患者的护理，进行湿化气道，避免呼吸道分泌物黏稠不易排出。

③对呼吸骤停者，在迅速降颅压的基础上按脑复苏技术进行抢救，给予呼吸支持、循环支持和药物支持。

二、健康指导

（一）疾病知识指导

1. 概念　当颅腔内某一分腔有占位性病变时，该分腔的压力高于邻近分腔，由于颅压的持续增高迫使一部分脑组织向压力最小的方向移位，并被挤进一些狭窄的裂隙，造成该处脑组织、血管及神经受压，产生相应的临床症状和体征，称为脑疝。根据移位的脑组织及其通过的硬脑膜间隙和孔道，可将脑疝分为：小脑幕切迹疝（tentorial hernia），是位于幕上的脑组织（颞叶的海马回、沟回）通过小脑幕切迹被挤向幕下，又称颞叶沟回疝；枕骨大孔疝（tonsillar hernia）是位于幕下的小脑扁桃体及延髓经枕骨大孔被挤向椎管内，又称为小脑扁桃体疝；一侧大脑半球的扣带回经镰下孔被挤入对侧分腔可产生大脑镰下疝（subfalcial hernia），又称扣带回疝。

2. 主要的临床症状

（1）小脑幕切迹疝

①颅内压增高的症状：表现为剧烈头痛及频繁呕吐，并有烦躁不安。

②意识改变：表现为意识模糊、浅昏迷以至深昏迷，对外界的刺激反应迟钝或消失。

③瞳孔改变：双侧瞳孔不等大。初起时患侧瞳孔略缩小，对光反射稍迟钝，逐渐患侧瞳孔出现散大，略不规则，直接及间接对光反射消失，但对侧瞳孔仍可正常。这是由于患侧动眼神经受到压迫牵拉所致。另外，患侧还可有眼睑下垂、眼球外斜等。如脑疝继续发展，则出现双侧瞳孔散大，对光反射消失。

④运动障碍：多发生于瞳孔散大侧的对侧，表现为肢体的自主活动减少或消失。如果脑疝继续发展，症状可波及双侧，引起四肢肌力减退或间歇性出现头颈后仰、四肢挺直、躯背过伸、角弓反张等去大脑强直症状，是脑干严重受损的特征性表现。

⑤生命体征的紊乱：表现为血压、脉搏、呼吸、体温的改变。严重时血压忽高忽低，呼吸忽快忽慢，出现面色潮红、大汗淋漓，或者面色苍白等症状。体温可高达41℃以上，也可低至35℃以下而不升，甚至呼吸、心跳相继停止而死亡。

（2）枕骨大孔疝：表现为颅内压增高、剧烈头痛、频繁呕吐、颈项强直或强迫头位等。生命体征紊乱出现较早，意识障碍、瞳孔改变出现较晚。因脑干缺氧，瞳孔可忽大忽小。由于位于延髓的呼吸中枢严重受损，呼吸功能衰竭的表现更为突出，患者早期即可突发呼吸骤停而死亡。

（3）大脑镰下疝：引起患侧大脑半球内侧面受压部的脑组织软化坏死，可出现对侧下肢轻瘫，排尿障碍等症状。

3. 脑疝的诊断　脑疝的最大危害是干扰或损害脑干功能，通过脑干受累临床表现进行诊断。由于病程短促，常常无法进行头部CT检查。

4. 脑疝的处理原则　如下所述。

（1）关键在于及时发现和处理。对于需要手术治疗的病例，应尽快进行手术治疗。患者出现典型脑疝症状时，应立即选用快速降低颅内压的方法进行紧急处理。

（2）可通过脑脊液分流术、侧脑室外引流术等降低颅内压、治疗脑疝。

（二）饮食指导

1. 保证热量、蛋白质、维生素、碳水化合物、氨基酸等摄入。

2. 注意水、电解质平衡。

3. 保持大便通畅，必要时可使用开塞露通便、服用缓泻剂或给予灌肠。

（三）用药指导

1. 遵医嘱按时、准确使用脱水利尿药物，甘露醇应快速静脉滴注，同时要预防静脉炎的发生。

2. 补充钾、镁离子等限制输液滴速药物时，要告知患者家属注意事项，合理安排选择穿刺血管。

3. 根据病情变化调整抗生素前，详细询问药物过敏史。

（四）日常生活指导

（1）意识昏迷、植物生存状态患者应每日定时翻身、叩背，保持皮肤完整性。加强观察与护理，防止压疮、泌尿系感染、肺部感染、暴露性角膜炎及废用综合征等并发症发生。

（2）肢体保持功能位，给予康复训练。

三、案例再现

杨某，男，35岁，在行走过程中被车辆撞倒，头部着地，意识丧失，由急救车送至医院急诊科进行头部CT检查后初步诊断为颅脑损伤，分诊至神经外科病房进一步治疗。

【护理】

1. 护理评估

（1）询问病史：患者发生车祸后出现意识障碍、尿失禁、躁动不安。既往身体健康，吸烟史12年，每日约12支。

（2）身体评估：患者体温36.3℃，脉搏70次/分，呼吸16次/分，血压126/78mmHg，血氧饱和度95%。意识处于模糊状态，双侧瞳孔等大等圆，直径约3mm，对光反射迟钝，左侧肢体肌力Ⅰ级，右侧Ⅳ级，头部有明显外伤，身体有数处擦皮伤。

（3）心理和社会支持状况：因突发车祸，患者家属出现恐惧、不安等情绪，护士应有针对性地给予心理支持。

2. 护理诊断、问题

（1）急性疼痛（acute pain）：与车祸造成头部外伤有关。

（2）有外伤的危险（risk for trauma）：与患者躁动有关。

（3）潜在并发症：脑疝。

3. 护理措施

（1）立即给予静脉留置针建立静脉通路，同时遵医嘱快速静脉滴注20%甘露醇注射液。

（2）使患者头偏向一侧，迅速清除呕吐物及呼吸道分泌物，防止窒息及吸入性肺炎等发生。

（3）遵医嘱留置导尿护理，急诊采集血液标本并送检。

（4）密切监测病情变化，如意识状态转为昏迷、瞳孔出现不等大时立即通知医生进行处理。

（5）防止患者坠床，使用约束带护理。

（6）及时更换衣裤，保持床铺、皮肤清洁。

4. 护理评价

（1）患者疼痛减轻。

（2）患者无外伤发生。

（3）严密观察患者病情变化，发现脑疝及时通知医生。

入院30分钟：患者出现双侧瞳孔不等大，直径左侧3mm，右侧5mm，对光反射消失，医生诊断为脑疝。与患者家属进行术前沟通，拟急诊全身麻醉下行血肿清除、去骨瓣减压术，并详细告知手术风险及预后，患者家属同意手术。

【治疗方案】

1. 严密观察病情变化，并进行术前准备。

2. 应用脱水、止血药物。

【护理】

1. 护理评估

（1）身体状况：患者体温36.3℃，脉搏62次/分，呼吸14次/分，血压170/100mmHg，意识处于浅昏迷状态，四肢肌力Ⅰ级。

（2）心理和社会支持状况：因患者术后治疗时间可能较长，家属经济负担、精神负担均很重，护士给予必要的心理疏导，缓解其焦虑情绪。

2. 护理诊断/问题

（1）清理呼吸道无效（ineffective airway clearance）：与意识障碍有关。

（2）皮肤完整性受损（impaired skin integrity）：与车祸擦伤有关。

3. 护理措施

（1）遵医嘱进行急诊采集血液、尿液标本，及时送检。

（2）采集患者血液标本，进行交叉配血试验，保证术中用血。

（3）保持患者颜面及其他部位擦皮伤处皮肤清洁、干燥，及时清理血迹。

（4）及时给予吸痰，保持呼吸道通畅

①核对床号、姓名，接电源及各导管，调节吸引器负压至 45kPa。

②协助患者将头转向操作者。

③备两瓶生理盐水，戴手套持吸痰管试吸生理盐水，检查管道是否通畅。

④根据病情选择通气良好、无不适的鼻腔，用棉签蘸清水，清洁鼻腔 2 遍。或选择从口腔吸出分泌物，使用压舌板打开其口腔。在口腔及鼻腔间更换时须更换吸痰管。

⑤协助患者取枕仰卧位，垫起肩颈部位其头后仰。

⑥吸痰时折叠导管末端，插入气管内适宜深度，放开导管末端，边吸边将吸管上下移动，左右旋转，动作要轻，每次抽吸时间不超过 15 秒，如痰未吸尽，休息 2～3 分钟再吸。动作敏捷，稳重，态度和蔼可亲。

⑦做好记录，整理用物。

⑧操作过程符合无菌操作原则，吸痰管每使用 1 次即更换 1 根，不可重复使用，以免引起感染。体现人文关怀，注意患者舒适、安全。

⑨吸痰前后应加大吸氧浓度，以减轻吸痰时血氧浓度的变化。

（5）将患者私人物品交由患者家属保管，送至手术室。

4. 护理评价

（1）患者未出现呼吸困难及误吸。

（2）患者颜面外伤清洁。

入院 4 小时：患者手术后返回病室，一级护理，有头部引流护理、气管切开护理、留置尿管护理。

【治疗方案】

1. 降低颅内压减轻脑水肿治疗。

2. 营养支持治疗。

3. 给予镇静药物。

4. 预防消化道应激性溃疡。

5. 给予促进苏醒药物。

【护理】

1. 护理评估　测量患者体温 36.8℃，脉搏 85 次/分，呼吸 24 次/分，血压 164/96mmHg。意识呈浅昏迷状态，双侧瞳孔等大，直径约 3mm，对光反射消失．四肢肌力Ⅰ级。

2. 护理诊断/问题

（1）急性意识障碍（acute confusion）：与脑水肿有关。

（2）有感染的危险（risk for infection）：与气管切开及排尿方式改变有关。

（3）潜在并发症：颅内压增高。

3. 护理措施

（1）严密监测生命体征、意识、瞳孔、血氧饱和度的变化。

（2）保持头部引流管通畅，注意观察引流液的颜色、性质、量，并准确记录。

（3）给予气管切开护理

①将患者安置于安静、清洁、空气新鲜的病室内，室温保持在 21℃，湿度保持在 60%。

②分泌物结痂可引起气管套管阻塞，应及时清除。

③气管切开的患者，应及时清除痰液，吸痰时严格遵守操作规程。

④给予患者雾化吸入，每6小时1次。

⑤减少探视，避免交叉感染，加强营养，提高机体抵抗力。

（4）保持尿管通畅，注意观察尿液的颜色、性质、量，并准确记录。给予患者翻身等护理时夹闭尿管，防止尿液回流引起泌尿系感染。

4. 护理评价

（1）患者意识处于昏迷状态。

（2）患者呼吸平稳。

（3）患者无颅内压增高征象。

术后第2日：患者意识处于浅昏迷状态，颜面外伤已结痂，给予留置胃管。

【护理】

1. 护理评估　患者生命体征为体温37.2℃，脉搏86次/分，呼吸22次/分，血压154/92mmHg。双侧瞳孔等大约为3mm，对光反射迟钝，右侧上下肢体肌力Ⅰ级，左侧上下肢体Ⅲ级。

2. 护理诊断/问题　如下所述。

（1）便秘（constipation）：与术后卧床肠蠕动慢有关。

（2）营养失调——低于机体需要量（imbalanced nutrition——less than body requirements）：与术后机体高代谢有关。

（3）潜在并发症：感染、体液失衡。

3. 护理措施

（1）进食低脂、高蛋白、高热量饮食及蔬菜、水果等。

（2）遵医嘱给予肠内营养。

4. 护理评价

（1）无便秘发生。

（2）患者营养状况转好。

入院第15日：患者意识模糊，生命体征平稳，四肢肌力右侧Ⅰ级，左侧Ⅴ级，有气管切开护理、留置胃管、尿管护理。患者家属及肇事车主要求转到社区医院，医生下达出院医嘱。

【出院指导】

①继续功能锻炼每日3~4次，幅度、次数逐渐增加。同时配合针灸、理疗、按摩以促进康复。

②生活规律，建议戒烟。

③有颅骨缺损，应注意保护脑组织，勿冲撞、碰伤缺损部位。

④颅骨缺损可在伤后半年进行颅骨成形术。

四、循证护理

脑疝是颅内高压的严重并发症。对外伤性颅内血肿致脑疝患者的研究结果显示，当患者GCS评分从8分逐渐下降时，应加大脱水治疗力度，改善患者的颅内高压状态，为手术赢得时间。研究结果示，对于重度妊娠高血压综合征的患者，护理人员应重视观察意识、瞳孔的变化，尤其重视对应用镇静剂的患者的夜间观察，以便预防或及早发现脑疝的发生。

第二节　头皮损伤护理

头皮损伤（scalp injury）是指直接损伤头皮所致的伤害，常因暴力的性质、方向及强度不同而不同。可分为头皮血肿（scalp hematoma）、头皮挫伤（scalp contusion）、头皮裂伤（scalp laceration）及头皮撕脱伤（scalp avulsion）。单纯头皮损伤一般不会引起严重后果，但在颅脑损伤的诊治中不可忽视。因为头皮血供丰富，动静脉伴行，头皮损伤可导致出血不止，易造成休克，且头皮损伤可并发颅骨损伤（skull injury）或脑损伤（brain injury），易引起感染。

一、专科护理

（一）护理要点

立即给予现场急救措施，密切观察病情变化，避免失血性休克的发生，同时加强患者的心理护理。

（二）主要护理问题

1. 急性疼痛（acute pain） 与头皮损伤有关。
2. 恐惧（fear） 与头皮出血有关。
3. 焦虑（anxiety） 与担心疾病预后有关。
4. 体像紊乱（disturbed body image） 与头皮损伤有关。
5. 知识缺乏（deficient knoWledge） 缺乏疾病的相关知识。
6. 潜在并发症感染、休克。

（三）护理措施

1. 一般护理

（1）止血

①较小的头皮血肿在 1～2 周后可自行吸收，无须给予特殊处理；较大的血肿可能需 4～6 周才能吸收。局部应在严格皮肤准备和消毒条件下，给予适当加压包扎，防止血肿扩大。

②头皮裂伤的患者应尽量在 24 小时内进行清创缝合、局部压迫止血。清创时应仔细检查伤口深处有无骨折或碎骨片，如发现有脑脊液或脑组织外溢，则按照开放性脑损伤处理。

③头皮撕脱伤的患者用无菌敷料覆盖创面，加压包扎止血。应注意保护撕脱的头皮，避免污染，用无菌敷料包裹、隔水、低温密封保存，随伤员一同送往医院。

（2）病情观察：密切观察患者生命体征及瞳孔、意识的变化，同时注意观察伤口有无渗血、渗液及红肿热痛等感染征象。若患者出现面色苍白、皮肤湿冷，血压下降、脉搏细数等休克症状，应立即通知医生，建立静脉通路；做好休克的相关护理。若患者出现意识障碍加深，一侧瞳孔散大等症状，提示有硬膜外血肿的发生，应立即通知医生，及时行头部 CT 检查确诊。

2. 对症护理

（1）急性疼痛的护理：保持患者舒适体位，头皮血肿的患者 24 小时内选择冷敷，以减少出血和疼痛，24～48 小时后可改为热敷，以促进血肿的吸收；头皮裂伤的患者应遵医嘱使用抗生素，预防感染，缓解疼痛；头皮撕脱伤的患者可遵医嘱应用镇痛剂缓解疼痛、应用抗菌药预防感染。

（2）恐惧、焦虑的护理：患者因意外受伤、头部疼痛、出血较多而出现恐惧、焦虑心理，护理人员应热情接待患者，以真诚、和蔼、关心、体贴的语言，耐心、细致地倾听患者的陈述。给予患者舒适的环境，减少不良刺激，缓解其紧张情绪。

（3）体像紊乱的护理：对于恢复期患者，护理人员可协助患者选择合适的假发、头饰、帽子等，并鼓励其尽量多去户外走动，多与病友交流，使之能接受自己外表改变的现实，战胜自我，重新融入社会生活中去。

（4）知识缺乏的护理：有针对性地进行相关的健康知识指导，告知注意事项，提供正确有价值的信息资料，及时解答疑问，消除患者的焦虑和紧张心理。

（5）潜在并发症的观察与护理

①感染：遵医嘱应用抗生素预防感染。若发生感染，应取炎性分泌物或脓液进行细菌培养、药物敏感试验，选择有效抗生素，并严密监测生命体征变化。

②休克：严密观察患者的生命体征、意识和表情、瞳孔、皮肤色泽与温度、尿量的变化；给予仰卧中凹位，即头和躯干抬高 20°～30°，下肢抬高 15°～20°，以利于增加回心血量；保证静脉通路顺畅，给予支持疗法，如输血、补充人血白蛋白及所需各种营养素；维持有效的气体交换，给予鼻导管吸氧，氧浓度为 40%～50%，氧流量为 6～8L/min，有气道分泌物或呕吐物时给予及时清理。

3. 围术期护理

（1）术前准备：术前遵医嘱进行各项检查及准备工作，如术区备皮、留置导尿、交叉配血试验。

（2）术后体位：全身麻醉未清醒的患者给予去枕平卧位，头偏向一侧，保持呼吸道通畅。全身麻醉清醒后可取头高脚低斜坡卧位，以利于静脉回流，减轻脑水肿。

（3）病情观察及护理：严密观察患者生命体征、瞳孔、意识、肌力的变化，准确记录。注意观察手术区敷料以及引流情况，保证术区敷料完好、清洁，保持引流通畅。注意观察患者有无失血性休克的早期迹象。

（4）饮食护理：局部麻醉和无不适主诉患者术后可按需进食，全身麻醉者应待完全清醒、无恶心呕吐后方可进流质饮食，以后根据病情改为半流食或普食。指导患者可选择进食高热量、高蛋白、高维生素、易消化的食物，避免粗糙、辛辣等刺激性食物，限制烟、酒。禁食期间，应协助患者做好口腔护理，保持口腔卫生。

二、健康指导

（一）疾病知识指导

1. 概念　头皮血肿多因钝器所致，是由于头皮损伤或颅骨骨折导致血液渗出于局部聚集而形成。根据血肿出现于头皮的层次可分为皮下血肿（subcutaneous hematoma）、帽状腱膜下血肿（subgaleal hematoma）和骨膜下血肿（subperiosteal hematoma）；头皮挫伤指因致伤物的作用，头皮或（和）头皮下出血的一种皮肤钝器伤；头皮裂伤是常见的开放性头皮损伤，可由锐器或钝器打击所致；头皮撕脱伤是一种严重的头皮损伤，多因发辫受机械力牵扯，使大块头皮自帽状腱膜下层或连同颅骨骨膜一起被撕脱所致。

2. 主要临床症状

（1）头皮血肿：按血肿出现于头皮的具体层次可分为三种类型，并各具临床特点。皮下血肿范围比较局限、体积小、中心软、周边硬、张力高、压痛显著；帽状腱膜下血肿的血肿范围广泛，可蔓延至整个头部，张力低，血肿边界与帽状腱膜附着缘一致，覆盖整个穹隆部，似戴有一顶有波动的帽子；骨膜下血肿的血肿范围以颅缝为界，张力高，血肿大者可有波动感，常伴有颅骨骨折。

（2）头皮挫伤：头皮或（和）头皮下出血或（和）组织挫碎。

（3）头皮裂伤：常因锐器的刺伤或切割伤，创缘整齐，裂口较平直，除少数锐器直接穿戳或劈砍进入颅内，造成开放性颅脑损伤者外，大多数单纯裂伤仅限于头皮，有时可深达骨膜，但颅骨常完整无损，也不伴有脑损伤。由于出血多，易引起患者紧张，使血压升高，加重出血。

（4）头皮撕脱伤：患者表现为剧烈疼痛、大量失血，可导致失血性或疼痛性休克，但较少并发颅骨骨折或脑损伤。

3. 头皮损伤的诊断

（1）一般检查

①血常规：检测血红蛋白、红细胞、血小板计数，有助于动态观察损伤的病情变化。

②必要时完善术前各项辅助检查，准备急诊手术。

（2）影像学检查

①X线：X线平片有助于了解有无颅骨骨折及头皮下异物等情况。

②头部CT平扫：头颅CT可显示颅骨骨折及明确颅脑损伤情况。

4. 头皮损伤的处理原则　如下所述。

（1）头皮血肿：包括皮下血肿、帽状腱膜下血肿和骨膜下血肿。

①皮下血肿：一般无须特殊处理，数日后可自行吸收。

②帽状腱膜下血肿：对较小的血肿可采用早期冷敷、加压包扎，24～48小时后改为热敷，1～2周可自行吸收。对较大的血肿，则应在严格无菌操作下，分次穿刺抽吸后再加压包扎，若血肿并发感染者需切开引流。

③骨膜下血肿：早期仍以冷敷为宜，但忌用强力加压包扎，以防血液经骨折缝流向颅内，引起硬脑膜外血肿。若血肿较大，应在严格无菌操作下，分次施行穿刺，抽吸积血 1 ～ 2 次即可恢复。

（2）头皮挫伤：可对受损伤的局部头皮进行严格无菌的消毒包扎。

（3）头皮裂伤：处理原则是现场局部压迫止血，争取24小时内施行清创缝合，同时应给予抗菌药物。清创过程中应动作轻柔，将裂口内的头发、泥沙等异物彻底清除；明显污染的创缘应切除，但不可切除过多，以免缝合时产生张力；注意有无颅骨骨折或碎骨片。

（4）头皮撕脱伤：首先应积极采取止血、止痛、抗休克等措施。用无菌敷料覆盖创面加压包扎止血，并保留撕脱的头皮备用，争取最短的时间送往有条件的医院清创后再植。可根据患者就诊时间的早晚、撕脱头皮的存活条件，以及有无感染迹象而采用不同的方法处理。

①若撕脱头皮尚未完全脱离，撕脱时间较短且血运供应良好，可在彻底清创消毒后原位缝合。

②若撕脱头皮在 6 小时内，无严重挫伤，保护良好，创面干净，血管断端整齐，应立即行自体头皮再植术。

③如撕脱的头皮挫伤或污染较重已不能利用，严禁原位全皮再植。

④若伤后已久，创面已有感染或经上述处理失败者，只能行创面清洁和更换敷料，待肉芽组织生长后植皮。如颅骨暴露，还需做多处颅骨外板钻孔至板障层，待钻孔处肉芽组织生成后再行植皮。

（5）头皮损伤并发症及处理原则

①头皮感染：多为伤后初期处理不当所致。患者常疼痛难忍，并伴全身畏寒、发热等中毒症状，严重时感染可通过血管侵入颅骨或颅内。早期宜给予抗菌药物及局部热敷，后期形成脓肿时，则应施行切开引流，持续全身抗感染治疗 1 ～ 2 周。

②休克：头皮血供丰富，头皮撕脱伤由于创面大、出血多，极易发生休克。一旦患者出现面色苍白、皮肤湿冷，同时血压下降、脉搏加快等症状时提示有休克发生，应立即建立静脉通路，遵医嘱补充血容量及应用血管活性药物，同时注意为患者保暖。

③骨髓炎：颅盖部位的急性骨髓炎，多表现为头皮水肿、疼痛、局部触痛。颅骨骨髓炎的治疗，应在抗菌治疗同时施行手术，切除已失去活力和没有血液供应的病骨。

④帽状腱膜下脓肿：由于帽状腱膜下层组织疏松，化脓性感染易扩散。患者常表现为头皮肿胀、疼痛、眼睑水肿，严重时可伴发全身性中毒反应。治疗原则是及时切开引流，并应用抗菌药物抗感染治疗。

5. 头皮损伤的预后　单纯头皮损伤一般预后良好，只要处理及时，一般无生命危险。

（二）饮食指导

1. 养成良好的生活习惯，增加营养，多食高热量（牛、羊肉等）、高蛋白（鸡、鱼等）、高维生素（新鲜蔬菜、水果等）、清淡、易消化饮食；忌辛辣、油腻、坚硬、刺激性食物，以免影响血管收缩，不利于伤口的愈合。

2. 保持大便通畅，多食粗纤维食物，保持水分摄入量；忌用力排便，必要时服用缓泻剂或外用开塞露通便。

3. 限制烟、酒。

（三）用药指导

1. 遵医嘱准确、及时使用破伤风抗毒素注射液，观察并记录用药后效果，预防破伤风发生。

2. 若发生感染，应定期作细菌培养和药物敏感试验，合理应用广谱、高效抗菌药物，注意配伍禁忌、观察用药后有无不良反应。

3. 使用血管活性药物时要从低浓度、慢速度开始，并给予监测血压。根据血压测定值调整药物浓度和速度，严防药液外渗，避免骤然停药。

（四）日常生活指导

1. 嘱家属多与患者交谈愉快之事，使其保持心态稳定，心情舒畅。进行户外活动时，可选用帽子或假发以保持形象，但室内应取下帽子或假发，以保持头皮干燥，预防头皮湿疹。

2. 嘱患者保持伤口处无菌敷料清洁、干燥，避免抓挠伤口，可以使用75%乙醇溶液消毒伤口周围，待伤口完全愈合后方可洗头。洗头时，勿使用刺激性的洗发液，要选择中性洗发液，注意保护好头皮。

3. 为患者营造一个安静、舒适的生活环境，定时开窗透气，保持室内空气流通。

4. 加强口腔护理，保持口腔卫生，防止口腔感染。

5. 保持皮肤干燥、清洁，适当增减衣物，防止感冒。

三、案例再现

李某，女，30岁，于入院前30分钟，长发散落，卷入机器中撕脱头皮，并伴有头顶残留皮肤活动性出血。同事发现后立即用干净的毛巾裹住患者头部，将撕脱头皮用毛巾包好，将其送至附近医院。途中患者意识模糊。未呕吐、无抽搐及大小便失禁。入院后行急诊头部CT检查，未见颅内血肿及颅脑损伤。医生初步诊断为头皮撕脱伤，建议立即住院进行急诊手术。

【护理】

1. 护理评估

（1）询问病史：患者于入院前30分钟，不慎将长发卷入机器中撕脱头皮，并伴有头顶残留皮肤活动性出血。就诊途中患者意识渐不清。患者既往体健，无不良嗜好，否认高血压、糖尿病史。

（2）身体评估：患者身高165cm，体重60kg，测量生命体征为体温36.1℃，脉搏140次/分，呼吸28次/分，血压90/45mmHg。意识呈模糊状态，双侧瞳孔等大等圆，直径约3.0mm，对光反射灵敏。患者前发际、耳郭上缘至顶结节连线前头皮撕脱，且撕脱头皮完整，无严重挫伤，头部毛巾已被血液浸湿。生理反射灵敏，Babinski征阴性，GCS评分为12分。

（3）心理和社会支持状况：因剧烈疼痛和大量出血，导致患者及家属出现恐惧、不安等情绪。此外，外形的改变可造成患者自我形象紊乱，且患者家庭经济状况一般，护士应有针对性地进行心理护理，多了解和关心患者，取得其家属的理解和支持。

2. 护理诊断/问题

（1）体液不足（deficient fluid volume）：与头皮损伤出血不止有关。

（2）急性疼痛（acute pain）：与头皮损伤有关。

（3）潜在并发症：感染。

3. 护理措施

（1）积极配合医生用无菌敷料加压包扎头部伤口，临时止血后进行全面检查。

（2）迅速建立静脉通路，防止失血性休克的发生。给予患者中凹体位，并注意保暖；密切观察其血压、脉搏、呼吸、意识、瞳孔、对光反射、口唇色泽、肢端皮肤颜色及温度、尿量的变化；为患者松解领扣，解除气道压迫；使头部仰伸，及时清除呼吸道异物或分泌物，保持气道通畅，给予氧气吸入。然后将患者头偏向一侧，防止呕吐物或气道分泌物阻塞呼吸道；协助拍背并鼓励其有效咳嗽、排痰。

（3）遵医嘱给予镇痛药物以缓解疼痛。

（4）保护好撕脱的头皮组织：精心为患者进行术区皮肤准备，将准备再植的头皮用0.01%的苯扎溴铵洗净，用40℃的生理盐水冲洗干净，60℃的热盐水毛巾热敷头皮，以防止血管痉挛；用抗凝液冲洗小动脉，直至静脉回流澄清为止。处理完毕后将头皮放入无菌容器内。

4. 护理评价

（1）患者生命体征平稳，尿量正常，面色红润、肢体温暖，体液维持平衡。

（2）患者疼痛得以缓解。

（3）患者未并发感染。

入院30分钟：血液、尿液检查结果回报，患者血型为Rh（D）阳性B型。向患者家属交代病情，拟急诊行清创缝合、植皮手术治疗，并详细告知手术的风险及相关注意事项，家属知情同意后签订手术知情同意书及授权委托书。

【治疗方案】

术前将患者撕脱的头皮备皮，消毒处理；在全身麻醉下行创面清创、头皮撕脱再植，术中吻合双颞浅动脉、双侧枕动脉及伴行静脉；术后头部伤口多层敷料加压包扎，给予抗感染、止血、营养支持、扩血管药物、抗凝、解痉等药物治疗。

【护理】

1. 护理评估

（1）身体状况：评估患者生命体征，测量体温 35.8℃，脉搏 102 次 / 分，血压 89/55mmHg，呼吸 29 次 / 分。意识模糊，双侧瞳孔等大等圆，直径约 3mm。

（2）心理状况：因患者缺乏手术的相关知识出现恐惧心理，又因担心手术费用问题而出现皱眉、坐立不安、失眠等焦虑表现。

2. 护理诊断 / 问题

（1）恐惧（fear）：与担心手术效果有关。

（2）焦虑（anxiety）：与担心手术费用有关。

（3）知识缺乏（deficient knowledge）：缺乏手术相关知识。

3. 护理措施

（1）做好术前宣教：详细告知患者手术名称及方法、麻醉方式及相关注意事项，使患者初步了解。

（2）给予心理护理：进行安慰，消除顾虑，减轻其心理负担。告知工伤的赔偿标准，使患者以良好的心态积极面对手术。

（3）急诊术前禁食、禁水，以防止麻醉或术中呕吐引起窒息或吸入性肺炎。

（4）嘱患者拭去指甲油、口红等化妆品，取下眼镜、发夹、手表、首饰及其他贵重物品。

（5）创造安静舒适的环境，减少探视，促进患者的休息和睡眠。对睡眠型态明显紊乱者给予应用镇静药物。

（6）准备好病历、CT 片、抢救物品及处理完毕的脱落的头皮，将之随同患者带入手术室。

4. 护理评价

（1）患者恐惧程度降低，心态平稳。

（2）患者得知工伤的赔偿标准，焦虑程度降低。

（3）患者及家属了解手术的方法、麻醉方式及相关事项，积极配合。入院 4 小时：患者手术顺利结束返回病室，意识模糊，双侧瞳孔等大等圆，直径约 3mm，对光反射灵敏。

【治疗方案】

1. 脱水降颅压治疗：20% 甘露醇注射液 125ml，每 12 小时 1 次静脉滴注。

2. 补充血容量。

【护理】

1. 护理评估　评估麻醉方式、手术方式及术中情况，评估患者术区敷料情况。

2. 护理诊断 / 问题　如下所述。

（1）营养失调——低于机体需要量（imbalanced nutrition——less than body requirements）：与手术的高代谢有关。

（2）有感染的危险（risk for infection）：与头皮大面积损伤有关。

（3）有体温失调的危险（risk for imbalanced body temperature）：与术后吸收热有关。

（4）潜在并发症：颅内血肿、脑水肿等。

3. 护理措施

（1）体位的护理：对全身麻醉未清醒患者给予去枕平卧位，头偏向一侧。清醒后，患者宜取坐位或半卧位。头部制动，用 60 ~ 100W 红外线灯照射植皮区，距离头部 30 ~ 40cm，每次 30 分钟，以促进血液循环，减少渗出，利于伤口愈合。照射期间注意保护眼睛。

（2）术后给予口腔护理，保持口腔卫生。

（3）患者枕下垫无菌巾，保持植皮区外层敷料的清洁干燥。严格执行无菌操作，及时更换被渗液浸湿的敷料，并用无菌敷料加压包扎，且包扎力度要适中，以免影响移植组织的成活。遵医嘱合理使用抗生素，控制全身感染。

（4）发热是手术后最常见的症状，对术后吸收热，体温一般在 37 ～ 38℃之间者，不需要特殊处理，可向患者解释发热的原因，以免引起恐慌。给予动态监测体温的变化，术后高热多由感染引起，除全身、局部抗感染治疗外，可应用冰袋冷敷等物理降温方法，同时应进行全面认真的检查，查清发热原因，进行相应的处理。

（5）密切监测患者生命体征、瞳孔及意识的变化，若发现异常，及时通知医生给予处理。保持头部引流管通畅，避免受压、折叠、扭曲。严密观察再植头皮的温度、颜色、毛细血管反应。

4. 护理评价

（1）患者营养得到保障。

（2）患者无感染发生。

（3）患者体温在 36.5 ～ 37.1℃。

（4）患者未出现并发症。

术后第 2 日：患者主诉头痛，情绪低落，不能接受头皮受损的现实，患者饮食尚可。

【治疗方案】

1. 止痛、补液、抗感染、扩血管治疗。

2. 加强营养支持。

【护理】

1. 护理评估身体状况　测量生命体征为体温 38.6℃，脉搏 98 次 / 分，血压 110/62mmHg，呼吸 22 次 / 分。意识清楚，双侧瞳孔等大等圆，直径约为 3.0mm。术区敷料完好无渗出。

2. 护理诊断 / 问题

（1）急性疼痛（acute pain）：与头皮损伤有关。

（2）体像紊乱（disturbed body image）：与头皮损伤后形象受损有关。

（3）体温过高（hyperthermia）：与头皮移植有关。

3. 护理措施

（1）疼痛护理：由于头皮神经敏感，且损伤面积大，因此疼痛是最常见的表现。观察患者疼痛的时间、部位、性质和规律性，鼓励其表达疼痛的感受，并提供简单的解释，指导患者利用正确的非药物方法缓解疼痛，如谈话分散注意力、按摩或听音乐等。同时保持病房安静、整洁、舒适，保证患者顺利入睡。

（2）心理支持：患者由于意外创伤，缺乏心理准备，对所造成的痛苦难以接受和适应；同时担心因容貌的改变而影响生活、工作和社交。护理人员应与患者多交流沟通，鼓励家属给予更多的关怀和照顾，同时请有亲身经历和同样感受的康复者与患者交流，鼓励患者面对现实，乐观对待疾病，增强生活信念，树立战胜疾病的信心，使其积极配合治疗。

（3）用药护理：定期做创面、血液及各种排泄物的细菌培养和药物敏感试验，合理应用抗菌药物和抗真菌药物，注意观察用药效果。

（4）饮食护理：为保证再植头皮成活，遵医嘱给予患者高热量、高蛋白、易消化饮食，如新鲜的鱼、肉、豆制品、水果及蔬菜，提高患者抗病能力。为减轻因咀嚼牵拉面部皮肤，可给予流质饮食或软食，逐渐过渡到普食。

（5）患者术后出现吸收热，应定时测量患者体温，指导其多饮水，在病情允许情况下以每日 3 000ml 为宜，以补充机体水分，并促进毒素和代谢产物的排出。

4. 护理评价

（1）患者疼痛有所缓解。

（2）患者能够正确面对伤后自我形象改变，逐渐适应外界环境及生活。

（3）患者体温降至正常。

术后第 7 日：测量患者体温 36.6℃，脉搏 76 次 / 分，呼吸 18 次 / 分，血压 126/78mmHg。患者伤口甲级愈合，医生给予拆线处理，植皮区无感染。予以出院。

【出院指导】

1. 头皮移植术后 2 个月内，避免直接在阳光下暴晒。

2. 进食高热量、高蛋白、营养丰富、易消化饮食。

3. 避免使用刺激性洗发水洗发。

4. 定期门诊复查随诊。

5. 在日常工作和生活中要注意安全防护，例如建筑工人、摩托车驾驶员等均应佩戴安全帽，避免头部受伤。

6. 凡有长辫的机械操作者，操作前应将长辫盘起并戴上帽子，防止长辫卷入旋转的机器中，保证安全。

四、循证护理

头皮损伤是暴力直接或间接作用于头部引起颅骨及脑组织的损伤。头皮损伤的患者常因剧烈的疼痛、出血及形象的改变而出现焦虑、恐惧、悲哀等心理变化，心理产生巨大压力而出现应激反应。研究发现通过语言护理可以消除患者紧张、恐惧、焦虑的情绪。为避免患者的不良情绪影响治疗，临床护士运用循证护理，查阅相关资料，结果显示护士应及时解除患者的不舒适，了解和评估其心理状态及承受能力，针对其心理特征、实际情况进行个性化的心理疏导。研究证明，头皮内含有毛囊、汗腺及皮脂腺，细菌和污垢易隐藏其内，存在潜在感染。头皮损伤往往并发有不同程度的颅骨及脑组织损伤，可引起颅内感染。因此，头皮损伤后的头皮重建愈发重要，可对其下覆盖的颅脑组织提供完整严密的保护，满足现代生活对美观的需求。

第三节　颅骨骨折护理

颅骨骨折（skull fracture）在颅脑损伤中常见，发生率为 15% ~ 20%。头部受到外力冲击后，颅骨作为骨性屏障对抗外力起到保护脑组织的作用。当暴力作用大于颅骨的弹性时即可产生骨折。可发生于颅骨任何部位，以顶骨最多，其次为额骨、颞骨和枕骨。其临床意义不在骨折本身，而是在于颅骨骨折可以导致血管、脑组织和脑神经的损伤，也可导致脑脊液漏引起颅内感染。

一、专科护理

（一）护理要点

严密观察患者意识、瞳孔及生命体征变化，做好脑脊液鼻漏、耳漏的护理，加强患者安全护理。

（二）主要护理问题

1. 有感染的危险（risk for infection）　与脑脊液外漏有关。

2. 清理呼吸道无效（ineffective airway clearance）　与脑损伤后意识不清有关。

3. 有受伤害的危险（risk for injury）　与脑损伤、颅内高压引起的意识障碍和视力障碍有关。

4. 营养失调：低于机体需要量（imbalanced nutrition: less than body requirements）　与发病后高代谢、呕吐有关。

5. 知识缺乏（deficient knowledge）　缺乏脑脊液漏后体位护理和预防感染方面的相关知识。

6. 焦虑（anxiety）　与患者受伤后疼痛、恐惧有关。

7. 体像紊乱（disturbed body image）　与伤后形象改变有关。

8. 潜在并发症　继发脑损伤、颅内血肿、癫痫、颅内低压综合征、颅内压增高。

（三）护理措施

1. 一般护理　将患者安置在安静、舒适、温湿度适宜的病房内，减少人员探视，避免交叉感染及不良因素的刺激。及时做好各项检查，制订合理的治疗及护理方案。

2. 对症护理

（1）脑脊液漏护理

①绝对卧床休息，脑脊液耳漏患者取患侧卧位，脑脊液鼻漏患者取半坐卧位，避免漏出的脑脊液逆流入颅内引起感染。

②保持颜面、外耳道、鼻腔、口腔的清洁，在鼻部和耳部放置干棉球，发现潮湿及时更换，并记录，以便准确估计脑脊液外漏的量。

③鼻漏未停止前不可从鼻腔插入任何管道，禁止鼻饲和经鼻吸痰等，禁止做腰穿及耳、鼻滴药、冲洗、堵塞等。

④告知患者不可用力咳嗽、屏气排便、擤鼻涕及打喷嚏，以免颅内压骤然变化导致颅内积气或脑脊液逆流。

⑤注意观察有无颅内感染的征象，漏出的脑脊液颜色、性质、量有无异常。

⑥遵医嘱合理应用抗生素。

（2）呼吸道护理：给予患者侧卧位，及时清除口腔、鼻腔分泌物；对于昏迷患者给予体位排痰或者吸痰护理；有咽部受阻的患者，给予口咽或鼻咽通气道，必要时行气管插管术或气管切开术，保持呼吸道通畅。定时协助患者翻身叩背，预防坠积性肺炎发生。

（3）安全护理：对于癫痫和躁动的患者给予专人护理，提供有护栏的病床，必要时给予约束带进行肢体约束性保护，防止坠床发生。癫痫发作时注意保护患者安全。

（4）饮食护理：急性期给予禁食水，提供肠外营养供给，观察患者水、电解质的情况。如可以进食时，应给予高热量、高蛋白、高维生素、易消化吸收的软食，如新鲜肉类、水果及蔬菜等。避免进食干硬、辛辣、刺激性食物，防止引起呛咳而加重脑脊液漏。

（5）心理护理：稳定患者情绪，护理人员要关心、体贴患者，耐心向患者及家属讲述疾病的相关知识，给予理解与支持，根据患者性格特点帮助建立乐观面对疾病的信心。

（6）潜在并发症的观察及护理：严密观察患者的瞳孔、意识及生命体征变化，观察有无癫痫发作的早期迹象及颅内低压征，及早发现颅内出血和颅内压增高，加强巡视病房，及时通知医生给予相应处理。

二、健康指导

（一）疾病知识指导

1. 概念　颅骨骨折是指颅骨受到暴力作用所致的颅骨结构发生改变。往往是因为钝性外力或穿透性损伤造成的。外力的大小、作用的方向、减速距离和颅骨的受力面积以及颅骨的受力部位决定颅骨骨折的性质。按照骨折的部位可分为颅盖骨折（fracture of skull vault）和颅底骨折（fracture of skull base）；按照骨折形状可分为线性骨折（liner fracture）、凹陷性骨折（depressed fracture）和粉碎性骨折（comminuted skull fracture）；按照骨折是否与外界相通分为开放性骨折（open fracture）、闭合性骨折（closed　fracture）。

2. 主要的临床症状　如下所述。

（1）颅盖骨折：线性骨折发生率较高，表现为局部压痛、肿胀；凹陷性骨折可扪及下陷区，若骨片位于脑重要的功能区，如运动区、语言区，可引起偏瘫、失语、局限性癫痫等神经系统定位病征；粉碎性骨折是外力作用后造成以着力点为中心的放射状骨折，可不出现凹陷错位、引起脑受压情况。

（2）颅底骨折：颅底的结构凹凸不平、骨嵴隆突、骨沟骨管纵横交错。颅底部的硬脑膜与颅底紧密连接，在受到强烈暴力导致颅底骨折时，易撕裂硬脑膜，出现脑脊液漏，也常因出现脑脊液鼻漏、耳漏而确诊，还可表现为局部软组织肿胀、脑神经损伤，骨折线通过气窦时可导致颅内积气发生。依据骨折部位的不同，可分为颅前窝骨折、颅中窝骨折和颅后窝骨折。

①颅前窝骨折：当骨折累及筛板时，可将骨板上的硬膜撕破而导致脑脊液鼻漏。受损伤神经为嗅神经和视神经，出现嗅觉丧失和视力下降。可有鼻出血、眶周软组织瘀斑（熊猫眼征）和球结膜下瘀

血症状。

②颅中窝骨折：当骨折累及颞骨岩部撕裂硬脑膜而出现脑脊液耳漏；若骨膜完整则脑脊液可经咽鼓管流向鼻咽部，出现脑脊液鼻漏。受损伤神经为面神经和听神经，表现为周围性面瘫、听力下降、眩晕及平衡障碍。当骨折损伤颈内动脉时，可出现搏动性突眼、进行性视力障碍及颅内杂音。

③颅后窝骨折：骨折累及斜坡时出现咽后壁血肿，在乳突部可见迟发性皮下瘀斑。骨折累及枕骨大孔时可并发延髓损伤，出现意识障碍和呼吸困难。颅后窝骨折在临床上少见。

3. 颅骨骨折的诊断　可通过颅骨 X 线检查、头颅三维 CT 成像技术进行诊断。

4. 颅骨骨折的处理原则

（1）颅盖骨折：单纯线性骨折本身不需要特殊治疗，仅需卧床休息，给予对症治疗。对于骨折引起的硬膜外血肿或脑脊液漏需要进行进一步处理。凹陷性骨折陷入深度 <1cm 且无临床症状者不需要手术处理；凹陷 >1cm 或出现压迫症状者可考虑给予手术行骨折片复位，如有颅内压增高症状应对症治疗。粉碎性骨折时应先手术行骨片摘除，必要时于 3 ~ 6 个月后行颅骨成型术。

（2）颅底骨折：以防止感染为主。若发生脑脊液漏应注意不可填塞，保持五官清洁，取患侧卧位或平卧位并结合抗感染治疗。大部分漏口经处理后可在伤后 1 ~ 2 周内自愈，对持续漏液 4 周以上仍未愈合者，宜实施手术治疗。颅中窝骨折时，若伴有海绵窦动静脉瘘者，应早期进行压迫患侧颈总动脉，每日 4 ~ 6 次，每次 15 ~ 30 分钟，对部分瘘孔较小者有一定效果，但对为时较久、症状有所加重或迟发动静脉瘘者，应及早手术治疗。颅后窝骨折时，若有呼吸功能紊乱或颈脊髓受压时应早行气管切开术、颅骨牵引，必要时人工辅助呼吸。

5. 颅骨骨折的预后　单纯的颅骨骨折治疗效果较好，预后较好。如果骨折并发脑挫裂伤、颅内血肿等，则需要手术治疗，会影响颅骨骨折的预后。

（二）饮食指导

1. 指导患者进食高热量、高蛋白、高维生素、易于消化的流食或半流食。禁烟酒及辛辣、刺激的食物，进食后保持口腔清洁。

2. 颅底骨折的患者应禁止鼻饲，不可经鼻腔留置胃管，避免颅内感染。

3. 进食速度宜慢，避免呛咳，食物不宜过稀，也不宜过硬或过稠，指导患者正确吞咽和有效咳嗽。

（三）用药指导

1. 应用抗生素预防感染时，应询问有无药物过敏史，试敏结果阴性时方可使用，严密观察患者有无慢性过敏反应。

2. 出现脑脊液流失过多引起低颅压综合征时，应严格遵循补液原则给予补液。

（四）日常生活指导

1. 颅骨缺损的患者要保护好头部，出门戴保护帽，避免剧烈晃动和撞击，洗头时动作轻柔。

2. 有癫痫发作的患者应按时服药，不可随意停药和更改剂量。保证患者安全，发作时注意保护头部和保持呼吸道通畅。

3. 并发视神经损伤时给予眼罩保护，叮嘱患者不宜单独下床活动，并定期检查视力、视野，避免用手揉或按压眼球，尽量减少用眼，进行功能锻炼恢复视力；面神经损伤时可导致患侧眼睑闭合不全，应该给予保护，眼睛干燥时可用眼药水滴眼，饮水时使用吸管避免发生呛咳；听神经损伤患者应加强功能训练，注重运用肢体、眼神等沟通技巧。

4. 有癫痫症状的患者应避免高空作业、游泳、驾车等，外出时有专人陪护，并指导家人应对癫痫发作的方法。

三、案例再现

李某，男，40 岁，因高处坠落，伤后头痛，右外耳道流血 4 小时就诊，急诊行头部 CT 检查。临床初步诊断为颅底骨折、面部皮肤擦伤，左颧皮肤裂伤，建议住院治疗。

【护理】

1. 护理评估

（1）询问病史：患者于入院前 4 小时从 3 米左右高空作业时不慎失足坠落，头部着地。身高 170cm，体重 70kg，既往身体健康未曾做过体检；吸烟 10 余年，每天约 10 支，饮酒少量；经济状况较差。

（2）身体评估：测量生命体征为体温 36.5℃，脉搏 112 次 / 分，呼吸 28 次 / 分，血压 122/67mmHg；意识模糊，双侧瞳孔等大等圆，直径约 3.0mm，对光反射迟钝。无中枢性面、舌瘫，额及左颜面擦皮伤，鼻腔无渗血，右侧外耳道渗血。

2. 护理诊断 / 问题

（1）急性疼痛（acute pain）疼痛：与骨折、擦皮伤和裂伤有关。

（2）焦虑（anxiety）：与对骨折的恐惧有关。

（3）知识缺乏（deficient knowledge）：缺乏相关疾病知识。

（4）体像紊乱（disturbed body image）：与颜面擦皮伤有关。

3. 护理措施

（1）严密观察意识、瞳孔及生命体征变化，如有异常，及时通知医生。

（2）为患者清洁颜面，尽量保持舒适体位以缓解患者的疼痛，避免擦皮伤部位受压。

（3）简单介绍相关的知识，保持环境的舒适和安静，向患者介绍病房的环境和初步的治疗计划，缓解患者的焦虑情绪。

（4）遵医嘱给予患者相关实验室检查，如血细胞分析、血常规、肾功能、血糖、凝血象、肝功能及尿常规，采集标本后及时送检。

（5）心理护理：安抚患者焦躁的情绪，使患者能积极配合治疗，尽量保持患者安静。

4. 护理评价

（1）患者疼痛减轻。

（2）患者情绪稳定，积极配合治疗。

（3）患者了解简单的疾病相关知识。

（4）患者颜面擦皮伤得到及时处理。入院 30 分钟：医生根据检查结果确立治疗方案，及时与家属沟通并签署知情同意书。

【治疗方案】

1. 给予特级护理，低流量吸氧 2L/min，每 15 ~ 30 分钟观察生命体征、意识、瞳孔。

2. 应用止血药物。

3. 应用脱水药物：20% 甘露醇注射液 125ml，每 12 小时 1 次静脉滴注，降低颅内压，防止脑水肿。

4. 给予破伤风病毒注射液肌内注射。

5. 邀请相关科室进行会诊，检查是否有其他复合伤。

【护理】

1. 护理评估

（1）身体状况：患者右侧外耳道流血不止。测量生命体征为体温 37.0℃，脉搏 122 次 / 分，呼吸 20 次 / 分，血压 135/74mmHg。意识模糊，双侧瞳孔等大等圆，直径约 3.0mm。

（2）心理及社会支持状况：患者置于监护室内进行病情观察和治疗，与家属隔离，产生恐惧心理。家属担心患者病情变化，产生焦虑心理。

2. 护理诊断 / 问题

（1）有感染的危险（risk for infection）：与脑脊液漏有关。

（2）皮肤完整性受损（impaired skin integrity）：与颜面擦皮伤有关。

（3）有受伤害的危险（risk for injury）：与患者意识不清有关。

（4）恐惧（fear）：与外伤症状严重且家属暂时不能陪伴有关。

3. 护理措施

（1）给予患者特级护理，严密进行六联观察（意识、瞳孔、体温、脉搏、呼吸、血压），并准确、及时记录，如有病情变化立即通知医生。

（2）告知患者绝对卧床休息，右侧卧位，避免脑脊液回流造成颅内感染；头部垫无菌纱布或无菌棉垫，并随时更换；在右耳外耳道处放置无菌干棉球，脑脊液浸湿后随时更换，并观察漏出液的颜色、性质和量，并记录每日漏出液的量。

（3）遵医嘱给予抗生素应用以预防感染。

（4）保持患者颜面擦皮伤处皮肤清洁、干燥，及时清理血迹。

（5）避免进行留置胃管及吸痰等护理操作，以免引起颅内感染，禁忌作腰穿。

（6）协助患者翻身，做好皮肤护理，保持皮肤完整性，防止压疮的发生。

（7）患者有精神症状时注意观察患者的意识并使用护栏床，如躁动严重应排除外部刺激因素后给予镇静药物。

（8）做好心理护理，告知患者家属不能陪伴的原因，减少不良刺激。

4. 护理评价

（1）患者未出现颅内感染。

（2）患者颜面外伤愈合良好。

（3）患者安全得到保障。

（4）患者情绪良好。

入院第 2 日：患者躁动严重，颜面及右眼肿胀，右侧耳漏流出量减少，再次行头部 CT 检查，CT 结果回报患者有轻微脑水肿，患者存在精神症状，不能积极配合治疗。

【治疗方案】

1. 降低颅内压，减轻脑水肿。

2. 营养支持氨基酸等。

3. 适当给予镇静药物：苯巴比妥钠 0.1g 肌内注射，稳定患者情绪，防止外伤发生。

【护理】

1. 护理评估　测量患者体温 37℃，脉搏 92 次 / 分，呼吸 22 次 / 分，血压 115/60mmHg；意识模糊，言语混乱，精神症状，双侧瞳孔等大等圆，直径约 3mm，对光反射灵敏。左颞皮肤裂伤缝合处无红肿发炎情况，额及左颜面擦皮伤干燥，鼻腔无渗血，右侧外耳道渗血。

2. 护理诊断 / 问题

（1）急性意识障碍（acute confusion）：与颅底骨折、脑水肿有关。

（2）营养失调——低于机体需要量（imbalanced nutrition——less chan body requirements）：与发病后高代谢有关。

（3）有感染的危险（risk for infection）：与脑脊液漏有关。

（4）潜在并发症：颅内压增高。

3. 护理措施

（1）严密监测生命体征、意识、瞳孔、血氧饱和度的变化。患者意识模糊、表现躁动，给予使用约束带护理，以限制患者的动作、肢体活动或位置移动。向家属告知医疗约束的目的，以保证患者安全。

（2）指导患者宜进食流食，控制食物温度，避免食物过烫、过凉，少食多餐，进行科学营养搭配，保证必要的营养摄入。协助进食时要耐心，不宜过快，避免发生呛咳和误吸。

（3）保持床单位整洁，环境安静，空气清新。护理耳漏患者时应严格执行无菌技术操作，保持耳部清洁，随时用无菌生理盐水擦拭，防止感染。注意观察脑脊液漏的颜色、性质、量并准确记录，防止逆行感染。

（4）患者如出现突然头痛、恶心、呕吐等症状时，立即通知医生进行处理。

4. 护理评价

（1）患者意识处于模糊状态。

（2）患者营养均衡，无营养不良发生。

（3）患者无颅内感染征象。

（4）患者无颅内压增高征象。

入院第 3 日：病情好转，给予二级护理，迁入普通病房。耳漏已基本消失，颜面擦皮伤已结痂，无肿胀，给予面部清洁和梳头等生活护理。

【护理】

1. 护理评估　患者意识清楚，精神症状好转，生命体征平稳，外耳道处仅有残留血迹；头部无伤口，短发且浓密，卫生状况尚可；颜面外伤已结痂。

2. 护理诊断 / 问题　卫生自理缺陷（hygiene selfcare deficit）与活动限制有关。

3. 护理措施

（1）梳头

①备齐用物，携用物到患者床旁，核对患者床号和姓名。

②向患者讲述操作的目的和过程，取得其合作。

③环境整洁、良好，适合操作。

④协助患者取半坐位，在肩周铺垫治疗巾。

⑤将头发从中间分为两部分，一手持梳子，由发根向发梢梳理。

⑥头发梳理过程中，可用指腹按摩头皮，将脱落的头发置于纸袋中，撤下治疗巾。

⑦协助患者取舒适卧位，清理用物，整理床单位。

（2）面部清洁

①备齐用物，携用物至患者床旁，将用物放于易取、稳妥之处。

②核对患者，做好解释。

③将盛有温水的脸盆置于床旁桌上，将毛巾叠成手套状，将手包裹。

④清洁面部顺序为清洗眼睛（由内眦向外眦擦拭）→额部→鼻翼→面部→耳后→颏下→颈部。

⑤耳部使用无菌生理盐水棉球进行擦拭，棉球干湿适中。

⑥使用干毛巾再擦拭一次。

⑦根据患者皮肤情况应用润肤品。

4. 护理评价　患者个人卫生良好。

入院第 10 日：患者生命体征平稳，颜面外伤结痂已脱落，耳漏停止，能够在床旁少量活动，精神症状消失，无头痛等症状，进食顺利，可自行洗漱。

【护理】

1. 护理评估　评估患者自理能力的程度。

2. 护理诊断 / 问题

（1）有自理能力增强的趋势（readiness for enhanced selfcare）：与患者主动自行洗漱有关。

（2）知识缺乏（deficient knowledge）：缺乏外伤恢复期的相关知识。

3. 护理措施

（2）耐心指导患者进行洗漱，促进患者恢复生活自理能力的信心。

（2）告知患者尽量使用清水洗脸，动作轻柔，避免结痂脱落处渗血，适当使用润肤产品。

（3）给予人性化心理护理，避免患者因面部伤口引起焦虑、自我形象紊乱等心理障碍影响治疗。

4. 护理评价

（1）患者自理能力提高。

（2）患者了解恢复期的相关知识。

入院第 12 日：测量患者体温 36.2℃，脉搏 73 次 / 分，呼吸 20 次 / 分，血压 125/62mmHg；意识清楚，言语流利，四肢肌力正常，进食正常，行动较慢。病情稳定，予以出院。

【出院指导】

1. 注意休息，从事体力劳动应循序渐进，劳逸结合。
2. 生活规律，建议戒除烟酒。
3. 若有颅骨缺损，应注意保护脑组织，勿冲撞、碰伤缺损部位。
4. 颅骨缺损可进行颅骨成形术。
5. 如出现症状加重、头疼、呕吐、癫痫、脑脊液漏、不明原因发热时应及时就诊。
6. 定期门诊随访，如有特殊情况随时就诊。

四、循证护理

颅底骨折脑脊液漏多由外伤引起，占 80%。研究结果显示颅底骨折并发脑脊液漏的护理干预重点是早期发现、预防感染、促进漏口及早愈合；具体措施包括心理支持，严格消毒隔离，防止交叉感染，促进脑脊液外漏通道早日闭合，预防逆行性颅内感染等。

因颅底骨折常导致颅脑通过耳、鼻腔与外界相通，称其为开放性颅脑损伤，对于开放性颅脑损伤，颅内感染率高。雏生梅研究结果显示尽早进行全身抗感染治疗及破伤风抗毒素预防注射，可预防颅内感染。临床护士应严密观察患者的体温、脉搏、呼吸、血压、瞳孔、意识的变化，了解患者有无头痛、呕吐、颈项强直以及四肢活动情况，以便及早发现颅内感染的征象。

第四节　脑损伤护理

脑损伤是由暴力作用于头部，造成脑膜、脑组织、脑血管以及脑神经的损伤。根据受伤后脑组织是否与外界相通分为开放性颅脑损伤（open brain injury）和闭合性颅脑损伤（closed brain injury），根据脑损伤病情发展分为原发性脑损伤和继发性脑损伤。脑损伤死亡率在 4% ~ 7%，重度颅脑损伤可高达 50% ~ 60%。

一、专科护理

（一）护理要点

绝对卧床休息，保持呼吸道通畅，密切观察意识、瞳孔及生命体征的变化。

（二）主要护理问题

1. 急性意识障碍（acute confusion）　与脑损伤、颅内压增高有关。
2. 清理呼吸道无效（ineffective airway clearance）　与脑损伤后意识不清有关。
3. 营养失调：低于机体需要量（imbalanced nutrition：less than body requirements）　与脑损伤后呕吐、高热、高代谢等有关。
4. 体温过高（hyperthermia）　与脑干受损、颅内感染有关。
5. 有感染的危险（risk for infection）　与开放性脑损伤脑脊液漏有关。
6. 有废用综合征的危险（risk for disuse syndrome）　与脑损伤后肢体功能障碍、长期卧床等有关。
7. 潜在并发症　颅内压增高、脑疝及癫痫发作。

（三）护理措施

1. 开放性颅脑损伤的现场急救

（1）清除患者呼吸道分泌物，开放气道，保持呼吸道通畅。给予氧气吸入，如出现呼吸障碍，应立即进行人工辅助呼吸。

（2）为患者建立至少两条静脉通路，迅速补充血容量。

（3）用无菌纱布包扎伤口，减少出血。有脑组织膨出时，用无菌敷料进行保护，以减少污染和损伤。

（4）尽快转送至有处理条件的医院。

（5）尽早合理应用抗生素。

（6）充分做好术前准备。

（7）治疗原则为先进行抗休克治疗，后给予脱水治疗。因为休克时灌注量不足，导致脑缺氧，可造成脑细胞不可逆性损伤。纠正休克有利于脑复苏，待休克纠正后再行脱水治疗。

2. 对症护理

（1）病情观察

①严密观察患者的意识、瞳孔、生命体征的变化，脑干损伤的患者注意呼吸节律和频率的变化，发现异常及时通知医生处理。

②注意观察患者有无消化道出血、复合伤等情况。

（2）保持呼吸道通畅

①患者采取侧卧位，给予持续低流量吸氧。

②及时清除呼吸道分泌物，气道受阻者给予口咽或鼻咽通气道开放气道，必要时行气管插管术或者气管切开术。

（3）饮食护理：给予肠内、外营养支持，不能经口进食的患者给予鼻饲流质饮食。鼻饲期间注意口腔护理，保持口气清新。定期评估患者营养状况，以便及时调整营养素的供给量。

（4）高热的护理：高热的患者给予物理降温或进行人工冬眠低温疗法，保持适宜的室温，出汗较多者给予及时更换衣裤，鼓励多饮水，注意保暖。

（5）有脑脊液外漏者，定时测量体温，以便及早发现感染的早期迹象。

（6）对于瘫痪侧肢体，急性期应保持肢体功能位，避免关节强直、畸形、挛缩，避免皮肤受压。恢复期可遵照医嘱给予肢体被动活动，配合针灸、按摩、理疗等，制订系统、全面的康复训练计划，持之以恒，促进肢体功能恢复。

（7）注意观察患者癫痫发作的早期迹象、持续时间和发作类型，及早发现并发症，及时、准确处理。

3. 围术期护理

（1）术前向患者或家属解释术前各项准备的目的、意义及注意事项，并做好术前各种准备，包括头部皮肤准备、采集血液标本、备血、禁食水、留置导尿等。

（2）在进行术前准备时应保证患者安全，躁动及抽搐者应适当约束，防止意外受伤。

（3）术后体位：全身麻醉未清醒者，给予去枕平卧、头偏向一侧体位。清醒后血压平稳者抬高床头15°～30°，以利颅内静脉回流，降低颅内压。

（4）严密观察病情变化，并做好记录，如有异常立即通知医生并给予相应护理措施。

（5）昏迷者给予留置胃管护理：鼻饲液应合理搭配、给予高营养、易消化饮食；每次鼻饲前后用温开水冲洗鼻饲管，以免管腔堵塞；确定胃管在胃内后方可进行；定期更换鼻饲管。对意识逐渐清醒，能自行进食者给予高热量、高蛋白、高维生素饮食。

二、健康指导

（一）疾病知识指导

1. 概念

（1）开放性颅脑损伤：系脑组织与相交通的损伤伴有头皮裂伤、颅骨骨折，并有脑脊液漏和脑组织外溢。多为锐器或者火器直接造成，包括火器性颅脑开放伤和非火器性颅脑开放伤。

（2）闭合性颅脑损伤：指脑组织与外界不相交通的损伤。由于头部接触钝性物体或者间接暴力所致。

（3）原发性脑损伤：是暴力作用于头部后立即发生的损伤，包括脑震荡（cerebral concussion）、脑挫裂伤（cerebral contusion and laceration）、弥漫性轴索损伤（diffuse axonal injur，DAI）等，常见于交通意外、工伤等。

（4）继发性脑损伤：是指头部受伤一段时间后出现的脑受损病变，包括脑水肿（hydrocephalus）、颅内血肿（intracranial hematoma）、脑疝引起的脑干损伤等脑受压所引起的损害等。

2. 脑损伤的主要症状

（1）脑震荡

①意识障碍：伤后立即出现轻度、短暂的意识障碍，持续时间不超过 30 分钟。

②逆行性遗忘（retrograde amnesia）：患者清醒后大多不能回忆起受伤前及当时情况，是脑震荡患者特殊的症状。

③头痛和头晕：伤者有不同程度的头痛及头晕，持续加剧的头痛常提示发生病情变化，头晕可因改变体位和震荡有所加剧。

④自主神经功能紊乱：受伤当时可表现为皮肤苍白、出冷汗、血压下降、呼吸微弱、心搏徐缓、体温降低、肌张力减低、各种生理反射迟钝或消失等。之后有不同程度的失眠、耳鸣、心悸、畏光、烦躁等表现，一般卧床休息 3 ~ 5 天后可逐渐恢复。

⑤精神状态：患者常有情绪不稳定的表现，如谵妄、恐惧、烦躁、激动等。

（2）脑挫裂伤

①意识障碍：是脑挫裂伤最突出的临床表现之一，伤后多立即出现昏迷，持续的时间和程度与损伤的部位、范围密切相关。由于伤情不同，昏迷时间可由数十分钟至数小时，重者可迁延至长期、持续昏迷。

②头痛和呕吐：头痛症状只有在患者清醒之后才能陈述，性质多为钝痛、跳痛、胀痛，可持续疼痛或间歇性疼痛；50% 脑挫裂伤患者伤后发生呕吐。二者发生的原因与颅内压增高、自主神经功能紊乱或外伤性蛛网膜下隙出血（traumatic subarachnoid hemorrhage）有关。

③局灶症状和体征：损伤伤及大脑的相应功能区而出现不同的症状和体征。如仅伤及额、颞叶前端等"哑区"可无神经系统缺损的表现，若伤及大脑半球运动区可产生瘫痪，伤及优势半球相应功能区产生失语，伤及视皮质或视放射时出现同向偏盲等。

④脑膜刺激征：脑挫裂伤后由于蛛网膜下隙出血，患者常出现脑膜激惹征象，可表现为畏光、低热、闭目、颈项强直等。

（3）弥漫性轴索损伤：是由于旋转暴力产生的剪切力所导致，一般伤后即刻出现昏迷状态。临床上表现为持久性意识障碍、植物生存状态和早期死亡。患者伤后有不同程度的原发性昏迷，持续时间长，程度深；双侧瞳孔不等大，单侧或双侧散大，对光反射消失，同向凝视或眼球分离。

（4）原发性脑干损伤

①意识障碍：意识状态受到大脑皮质及脑干内部的网状结构控制。脑干损伤后其内部网状结构受损而呈现持续性昏迷或植物生存状态。

②去大脑强直状态：是原发性脑干损伤的特征性表现。患者表现为四肢伸直，肌张力增高，双上肢内收旋前，颈项后仰呈角弓反张状。

③锥体束征：患者可出现一侧或双侧肢体无力或瘫痪，肌张力增高，腱反射亢进，病理反射阳性等。

④瞳孔和眼球运动变化：脑干损伤后瞳孔大小不等、多变、极度缩小或者扩大，对光反射消失，眼球位置异常。

⑤生命体征变化：当脑桥受到损伤时表现为呼吸不规律、抽泣样呼吸；当延髓损伤时，可在短期内出现呼吸停止。

（5）非火器性颅脑开放伤：患者意识状态差别较大，轻者可始终清醒，重者可呈持续昏迷状态。常因损伤时有异物、毛发、骨片等入颅引起感染症状，表现为高热、头痛、呕吐、颈项强直等。伤及脑部相应功能区，出现偏瘫、失语、感觉障碍、视野缺损等。伤后早期出现癫痫可能与损伤的刺激或脑皮质有关，晚期癫痫与颅内感染、脑膜瘢痕有关。

（6）火器性颅脑开放伤：局部损伤较重的患者，伤后大多出现昏迷。生命体征在受伤后立即出现变化，其变化情况与损伤区域有关。与非火器性颅脑损伤一样，伤后可出现癫痫症状，并因癫痫而加重瘫痪，脑膜刺激征也较容易出现。火器性颅脑开放伤并发颅内血肿的机会较多。

3. 脑损伤的诊断　可通过临床表现及头 X 线扫描、头 CT、头 MRI 扫描等进行诊断。

4. 脑损伤的处理原则

（1）非手术治疗：主要以对症治疗为主，给予脱水、激素、供氧、降温疗法，减轻脑水肿和降低颅内压；合理应用抗生素，预防颅内感染；若病情允许，尽早进行高压氧疗法；控制癫痫发作，给予抗癫痫药物和安全保护措施。

（2）手术治疗：原发性脑损伤引起颅内压增高甚至形成脑疝时，应及时行手术治疗，达到清除颅内血肿、修补硬脑膜、降低颅内压目的；开放性颅脑损伤患者应尽早给予清创手术，清除颅内异物和血肿，切除糜烂、坏死的脑组织。

5. 脑损伤的预后

（1）脑震荡可以治愈，不影响日常生活，病情好转可逐渐恢复工作。

（2）脑挫裂伤轻者预后较好，通过康复训练可恢复日常生活能力，重度脑挫裂伤预后较差，尤其是复合伤患者。

（3）弥漫性轴索损伤程度越严重，患者致残率和死亡率越高，是导致颅脑损伤患者伤后植物生存或严重神经功能障碍的最主要原因。

（4）原发性脑干损伤是一种非常严重的脑损伤，致残率和死亡率均很高，多数患者预后较差。

（5）开放性颅脑损伤患者预后与损伤程度有关。抢救及时、受伤范围小、无并发伤的患者预后较好，严重的开放性颅脑损伤累及脑干或基底节等重要结构，患者预后不良。

（二）饮食指导

1. 给予肠内营养，以纠正体内代谢紊乱，不能经口进食的患者给予鼻饲流质食物，如米汤、肠内营养液、果汁、蔬菜汁等，每天 3 ~ 5 次，每次 200ml，以满足机体需要。遵医嘱给予静脉营养补充，如氨基酸注射液、脂肪乳注射液等，以保证机体的营养需要。

2. 进食高蛋白、高维生素、高热量、低盐、低脂、易消化、清淡的饮食，避免摄入辛辣、刺激食物。

（三）用药指导

1. 应用抗癫痫类药物如丙戊酸钠注射剂、苯巴比妥钠等药物时，应注意观察患者的精神状态，有无消化道紊乱及呼吸抑制现象。

2. 应用解热类药物时，应注意及时补充体液，鼓励饮水。

3. 应用激素类药物如地塞米松时，注意观察患者有无胃肠道反应。

4. 应用降颅压类药物如甘露醇注射液、甘油果糖注射液、呋塞米注射液时，应注意有无发生水电解质紊乱及血栓性静脉炎。

（四）日常生活指导

1. 有癫痫发作的患者，不能单独活动，应有专人陪同，注意安全。

2. 轻型颅脑损伤恢复期患者，可做床上活动，待病情好转后可做床下活动，鼓励患者自理生活，劳逸结合。

3. 重型颅脑损伤恢复期患者，协助家属鼓励患者保持乐观心态，积极参加康复训练，参加有意义的社会活动。

4. 有颅骨缺损的患者，注意保护颅骨缺损部位，减少出入公共场所次数，佩戴帽子给予保护。按时进行颅骨成形手术。

三、案例再现

李某，男，35 岁，入院前 15 小时被他人用砖块击伤头部，伤后无原发意识障碍，伤后头痛、呕吐，呕吐物为胃内容物。5 小时前患者意识出现嗜睡状态，到医院就诊，急诊行头部 CT 检查示右颞多灶性高密度影。临床初步诊断为头部外伤、右颞枕头皮挫伤、右颞脑挫裂伤、外伤性蛛网膜下隙出血、右颞枕硬膜下出血。

【治疗方案】

1. 降颅内压治疗 20% 甘露醇注射液 125ml，快速静脉滴注。

2. 止血药物治疗氨甲苯酸 60ml 加入 0.9% 氯化钠注射液 250ml 中，每日 1 次静脉滴注，滴速 40 滴/分钟。

3. 营养支持氨基酸注射液 250ml，每日 2 次静脉滴注。

4. 经常巡视患者，监测生命体征、意识及瞳孔变化。

【护理】

1. 护理评估

（1）询问病史：患者入院前 15 小时被他人用砖块击打头部，伤后无原发意识障碍，伤后出现头痛、呕吐两次。身高 176cm，体重 65kg，既往身体健康；吸烟史 10 年，每日约 15 支，不饮酒；二便正常；家庭经济状况一般。

（2）身体评估：测量患者体温 36.8℃，脉搏 102 次/分，呼吸 20 次/分，血压 176/89mmHg；患者意识昏迷，GCS 评分为 8 分，双侧瞳孔等大等圆，直径约为 2.5mm，右颞枕部头皮肿胀，有压痛，左侧肢体肌力Ⅲ级，右侧肢体肌力Ⅴ级。

2. 护理诊断/问题

（1）急性意识障碍（acute confusion）：与脑损伤有关。

（2）清理呼吸道无效（ineffective airway clearance）：与意识不清有关。

（3）营养失调——低于机体需要量（imbalanced nutrition——less than body requirements）：与脑损伤引起呕吐、高代谢有关。

（4）潜在并发症：颅内压增高。

3. 护理措施

（1）严密观察患者意识、瞳孔、生命体征变化，定期巡视，持续低流量吸氧。

（2）清除患者鼻腔、口腔分泌物，给予吸痰护理，每 1～2 小时翻身、叩背。

（3）给予留置胃肠减压，以防呕吐物逆流入气道引起窒息，并观察有无消化道出血症状。

（4）留置胃肠减压期间禁食水，进行口腔护理。

（5）密切观察有无颅内压增高的早期迹象。

4. 护理评价

（1）患者处于昏迷状态，生理需求得到满足。

（2）患者呼吸道通畅，无误吸发生。

（3）患者营养供给良好。

（4）患者未出现颅内压增高症状。

入院后 7 小时：患者昏迷程度加深，GCS 评分为 6 分，立即行头部 CT 扫描，结果显示出现右颞脑挫裂伤、右颞枕硬膜下出血。向家属交代病情，进行术前沟通，拟急诊进行右颞脑挫裂伤清除术，并详细告知手术的风险及相关注意事项，家属知情同意后签订手术知情同意书。

【治疗方案】

医生建议急诊局部麻醉下行小骨窗右颞脑挫裂伤清除术。与家属沟通并签署手术知情同意书及授权委托书。

【护理】

1. 护理评估　身体状况：测量患者体温 37.6℃，脉搏 58 次/分，呼吸 17 次/分，血压 198/102mmHg。患者 GCS 评分 6 分，双侧瞳孔不等大，瞳孔直径左侧：右侧为 3.0mm ∶ 2.5mm，左侧对光反射消失，右侧对光反射迟钝。

2. 护理诊断/问题　潜在并发症：脑疝。

3. 护理措施

（1）遵医嘱给予 20% 甘露醇注射液 250ml 快速静脉滴注，呋塞米注射液 40mg 立即静脉推注，并观察脱水效果。

（2）术前留置导尿，准确记录尿量。

（3）保持呼吸道通畅，给予吸氧。

（4）备好抢救物品如氧气袋、抢救药品等。将患者佩戴身份识别腕带后送至手术室。

4. 护理评价患者抢救及时，手术顺利。

术后 1 小时：患者于术后在麻醉苏醒室复苏 2 小时后返回病室。术区伤口敷料完整，头部引流袋内有约 30ml 血性引流液。给予头部引流管护理，留置胃肠减压及留置尿管护理。

【治疗方案】

1. 止血：氨甲苯酸注射液 60ml 加入 5% 葡萄糖注射液 250ml，每日 1 次静脉滴注。

2. 降颅压：20% 甘露醇注射液 125ml，每日 2 次静脉滴注；甘油果糖注射液 250ml，每日 2 次静脉滴注。

3. 促进脑功能恢复。

4. 维持内环境平衡。

【护理】

1. 护理评估测量生命体征为体温 37.4℃，脉搏 76 次 / 分，呼吸 18 次 / 分，血压 154/85mmHg。患者意识昏迷，GCS 评分为 9 分，双侧瞳孔等大等圆，对光反射灵敏。

2. 护理诊断 / 问题

（1）营养失调——低于机体需要量（imbalanced nutrition——less than body requirements）：与手术后机体高代谢有关。

（2）清理呼吸道无效（ineffective airway clearance）：与意识不清有关。

（3）有感染的危险（risk for infection）：与头部引流、无法自主排痰有关。

（4）潜在并发症：颅内出血、颅内压增高、癫痫发作。

3. 护理措施

（1）密切观察患者意识、瞳孔、生命体征变化，发现异常及时通知医生，配合医生给予相应处理，做好详细交接班。

（2）术后给予头高位即床头抬高 15°～30°，以利于静脉回流，减轻脑水肿。

（3）定时给患者翻身、叩背以利于痰液排出；及时清除呼吸道分泌物，给予吸痰护理，保持呼吸道通畅；给予雾化吸入治疗，以稀释痰液，利于其排出。必要时行气管切开术。

（4）观察并记录引流液的颜色、性质、量。发现引流液颜色改变或者引流量突然增多时，应及时通知医生给予处理。保持引流通畅，避免打折、脱落、受压，更换引流袋时注意严格无菌操作。

4. 护理评价

（1）患者营养素供给得到保障。

（2）患者呼吸平稳，血氧饱和度 >96%。

（3）患者无感染发生。

（4）患者无并发症发生。

术后第 2 日：患者意识浅昏迷，CCS 评分为 11 分，双侧瞳孔等大等圆，对光反射灵敏，左侧肢体肌力Ⅳ级，复查头颅 CT 后拔除术区引流管。

【护理】

1. 护理评估 测量患者生命体征：体温 37.2℃，脉搏 115 次 / 分，呼吸 22 次 / 分，血压 167/89mmHg，意识浅昏迷，双侧瞳孔等大等圆，直径约 3mm。停止胃肠减压，给予鼻饲流食。

2. 护理诊断 / 问题

（1）有感染的危险（risk for infection）：与排尿形态改变有关。

（2）有废用综合征的危险（risk for disuse syndrome）：与长期卧床有关。

3. 护理措施

（1）留置胃管护理：每天检查胃管插入长度，每次鼻饲前检查胃管是否在胃内，进行鼻饲前后给予温水 20ml 冲洗胃管，鼻饲蛋白饮食时注意间接加温，避免蛋白凝固堵塞胃管。每日进行 2 次口腔护理以保护口腔黏膜。定期更换胃管。

（2）留置导尿护理：保持会阴部清洁、干燥，避免尿路感染，定期更换导尿管，根据病情适量喂水。

（3）保持肢体功能位：协助患者保持肢体功能位，避免因长期卧床而产生关节强直、变形，防止皮肤受压。

4. 护理评估

（1）患者无感染发生。

（2）患者肢体处于功能位。

术后第3日：患者病情平稳，给予二级护理。

【护理】

1. 护理评估　患者意识模糊，言语含糊，左侧肢体肌力Ⅳ级，各项生命体征平稳。

2. 护理诊断/问题　如厕自理缺陷（toileting selfcare deficit）与意识障碍、肢体功能障碍有关。

3. 护理措施　如下所述。

（1）协助患者床上使用便器

①洗手，戴口罩，备齐用物。保证环境整洁、安全，温度适宜，便器符合要求（表面无破损、裂痕、内面清洁、干燥），关闭门窗、屏风遮挡，保护患者隐私。

②患者自理能力较差，限制活动，应协助患者床上排便，触诊下腹部有包块，略烦躁，有便意。

③向患者及家属解释床上排便的目的、方法、注意事项，征得同意。

④协助患者取平卧位，臀部下方垫一次性尿垫，双腿屈膝，注意保暖。与家属协作，一手托患者腰部，轻抬起患者臀部，一手顺势将便器放置于患者臀下，协助患者在便器上取舒适体位。盖好盖被，适当遮挡，动作轻柔。

⑤态度柔和，勿催促患者。

⑥患者排便结束后，取柔软的纸巾擦拭肛周及会阴部。

⑦与家属协作，一手托住患者腰部，轻抬起患者臀部，一手顺势取出便器。

⑧再次擦拭患者会阴及肛周，并观察会阴、肛周及骶尾部皮肤情况。

⑨整理床单位，协助患者取舒适卧位。

⑩观察排泄物的性状，并做好记录，发现问题及时保留样本并通知医生。

⑪倾倒排泄物，清洗便盆，观察患者反应。整理用物，洗手，开窗通风，撤去屏风。

（2）给予心理护理，减轻患者的自卑感。

4. 护理评价　在医护人员与家属的共同努力下，患者生活需求得到满足，建立起恢复自理能力的信心。术后第7日：患者意识模糊，言语笨拙，拆除手术缝线，给予高压氧治疗，进行康复训练。

【护理】

1. 护理评估　患者意识模糊，为颅脑损伤术后出现脑功能障碍。

2. 护理诊断/问题

（1）个人恢复能力障碍（impaired individual resilience）：与脑组织受损有关。

（2）有废用综合征的危险（risk for disuse syndrome）：与肢体活动障碍有关。

3. 护理措施

（1）高压氧治疗

①护士向患者及家属讲解高压氧治疗的相关知识，告知治疗中可能出现的不适症状及解决办法，消除患者紧张情绪。

②治疗过程中加压时护士注意观察患者呼吸的频率、深度有无异常，是否出现耳痛或其他不适，如有异常及时通知操作人员暂停加压。

③严密监测患者血压变化，如有异常及时停止治疗。

④患者在稳压吸氧时若出现氧中毒先驱症状，如冷汗、面部肌肉抽搐、流涎等，应立即停止吸氧。

⑤向患者及家属介绍安全制度，严禁带入易燃、易爆物品、手表、钢笔、助听器，穿着化纤、尼龙

类服装等均不得入舱。宜穿纯棉服装，不准擦头油及化妆品。

（2）康复训练：术后 24 小时开始肢体功能锻炼，由被动到主动，幅度由小到大，频率由少到多，时间由短到长，由健侧到患侧，循序渐进；术后意识、肌力有所恢复后，协助翻身、坐起、站立、行走；与患者家属共同为患者制订康复训练计划，每日完成语言训练、肢体功能训练等，为患者树立康复信心。

4. 护理评价

（1）患者脑功能受损情况得到缓解，意识模糊。

（2）患者瘫痪肢体肌力Ⅳ，没有发生关节强直、畸形等。

术后第 14 日：患者意识清楚，双侧瞳孔等大等圆，直径约 3mm，体温 36.5℃，脉搏 78 次 / 分，呼吸 19 次 / 分，血压 138/85mmHg，左侧肌力Ⅳ级，营养状态良好，病情稳定，予以出院。

【出院指导】

1. 针对肢体康复功能训练，可配合进行推拿、按摩、针灸等，促进患者的血液循环及功能恢复。

2. 进行力所能及的生活活动，增强自理能力。

3. 对气管切开患者要教会家属家庭护理，符合拔管指征时到医院就医。

4. 有失语的患者，要经常与其交谈，教其发音、认字、读报，由简单到复杂，也可戴耳机通过听音乐、听故事等语言训练，促进语言功能的恢复。

5. 指导患者及家属掌握服药、预防、康复等方面的知识及注意事项。

6. 避免重体力劳动，保持心情舒畅，戒烟，养成良好生活习惯。

7. 患者如出现症状加重、头痛、头晕、抽搐等症状时，应及时就医。

8. 定期复诊。

四、循证护理

重型颅脑损伤（GCS ≤ 8 分），是各种外伤中最严重的损伤，其死亡率一般为 50% ~ 60%。研究发现影响重型颅脑损伤转归的因素有很多，总结出主要影响其预后的严重并发症有低氧血症、重度颅高压、肺部感染、消化道出血、高钠高糖血症、癫痫持续状态等，若处理得当可改善其预后。

进行了关于重型颅脑损伤术后并发症的循证护理研究，通过临床评估确定护理问题；查阅文献选择最佳护理证据，制订护理干预措施。具体措施包括氧气吸入，密切观察生命体征变化，保持呼吸道通畅，加强引流护理，保持室内温湿度适宜、空气清新，严格无菌操作，及时处理中枢性高热，严格遵医嘱用药及补液，做好皮肤护理和基础护理。通过循证护理，避免和延缓了并发症的发生和发展，提高了患者的生存质量。

第五节　颅内血肿护理

颅内血肿（intracranial hematoma）是指当脑损伤后颅内出血聚集在颅腔的一定部位而且达到相当的体积后，造成颅内压增高，脑组织受压而引起相应的临床症状。是颅脑损伤中最多见、最危险、可逆的继发性病变。发病率分别占闭合性颅脑损伤的 10% 和重型颅脑损伤的 40% ~ 50%。颅内血肿见于各种年龄，以青、壮年居多，男性多于女性。

一、专科护理

（一）护理要点

严密观察生命体征、意识、瞳孔变化，保持呼吸道通畅，做好术后引流护理，密切观察有无并发症的发生。

（二）主要护理问题

1. 急性意识障碍（acute confusion）　与颅内血肿、颅内压增高有关。

2. 清理呼吸道无效（ineffective airway clearance）　与意识不清有关。

3. 营养失调：低于机体需要量（imbalanced nutrition：less than body requirements） 与发病后的高代谢、呕吐、高热等有关。

4. 有废用综合征的危险（risk for disuse syndrome） 与意识障碍、偏瘫所致长期卧床有关。

5. 潜在并发症 颅内压增高、脑疝、癫痫。

（三）护理措施

1. 对症护理

（1）病情观察：严密观察意识、瞳孔及生命体征的变化，发现异常，及时通知医生给予相应处理。

（2）呼吸道护理：保持呼吸道通畅，及时清除口腔、鼻腔分泌物，必要时给予气管插管或气管切开。定时进行翻身、拍背，预防肺部感染。

（3）饮食护理：急性期给予禁食水护理，遵医嘱给予肠胃营养护理；恢复期患者给予高蛋白、高维生素、高热量、无刺激性、易消化的鼻饲流质饮食；加强口腔护理。

（4）皮肤护理：患者宜穿着柔软、宽松、棉质类衣裤，保持床单位清洁、干燥、平整、无渣屑，避免潮湿、摩擦及排泄物的刺激，避免局部长期受压。注意会阴部皮肤保护，避免压疮发生。勤剪指甲，预防抓破皮肤而继发感染。

（5）并发症的观察与护理：当患者出现剧烈头痛、呕吐，躁动不安等典型颅内压增高及脑疝先兆的表现时，立即通知医生并快速静脉滴注20%甘露醇注射液250ml，同时做好急诊术前准备工作。

2. 术后引流护理

（1）头部引流护理

①密切观察并记录引流液的颜色、性质、量，观察伤口敷料的清洁度和完整性，不可随意调节引流袋放置的高度。

②保持引流通畅，避免打折、脱落、受压，发现引流不畅时及时通知医生给予相应处理。

③搬动有留置引流管的患者时，夹闭引流管，防止引流液逆流入颅引起颅内感染。

④定时更换引流袋，注意严格无菌操作。

（2）脑室引流护理

①护士洗手、戴口罩，评估患者瞳孔、意识、生命体征及头痛、呕吐等症状。

②保护引流管通畅，无打折、扭曲、受压。适当限制患者头部活动范围，活动及翻身时避免牵拉引流管。

③观察液面波动情况及引流液的颜色、量、性质，记录24小时引流量。指导患者及家属引流管内不断有脑脊液流出、液面可随患者呼吸、脉搏而上下波动表明引流管通畅。如每日引流量超过500ml，应及时通知医生。

④引流瓶入口应高于侧脑室平面10~15cm，以维持正常的颅内压。如需抬高床头时，应调节引流瓶的悬挂高度。

⑤每日定时更换引流袋，注意严格无菌操作。

⑥脑室引流3~5日后应拔除引流管。拔管前遵医嘱给予夹闭引流管或抬高引流袋24~48小时，若患者无颅内压增高的症状出现，即可拔管。如出现头痛、呕吐、血压升高等颅内压增高症状，应立即开放引流管或放低引流袋，并通知医生。

3. 康复护理

（1）恢复期患者应给予早期功能锻炼，指导患者进行肢体被动活动，给予按摩，每日2~3次。

（2）根据患者的失语程度，制订语言恢复训练计划，并指导患者家属进行有效实施，使其逐渐恢复语言功能。

（3）根据病情可配合使用针灸、理疗等。

（4）康复训练过程持久，帮助患者树立信心，进行循序渐进、持之以恒的训练，共同完成康复计划。

二、健康指导

（一）疾病知识指导

1. 概念　颅内血肿是原发性脑损伤的一种。是指颅内出血在某一部位积聚，达到一定的体积，形成局限性的占位病变而引起相应的症状。病程往往进行性发展，若处理不及时，可引起颅内继发性改变，如脑水肿、脑缺血、持续的颅内压增高和脑疝，而致严重后果。

（1）硬膜外血肿（epidural hematoma，EDH）：指血肿形成于颅骨与硬脑膜之间者。其成因是颅脑损伤过程中由于头颅的变形以及惯性作用，常使硬脑膜与颅骨内板剥离，颅盖部的硬脑膜与颅骨粘连较疏松，而颅底部硬脑膜附着紧密，因中动脉走行于颞部故血肿形成多见于颞部。颅骨的短暂变形或骨折可伤及骨管沟内的脑膜中动脉，是形成血肿的主要来源。

（2）硬膜下血肿（subdural hematoma，SDH）：指血肿形成于硬脑膜下腔，血肿的主要来源是脑皮质血管。急性或者亚急性硬膜下血肿，常见于加速性损伤所致脑挫裂伤，血肿多在受伤部位的同侧；减速性损伤所引起的对冲性脑挫裂伤，出血常出现于受伤部位的对侧。慢性硬膜下血肿好发于老年人，大多有轻微头部外伤史，可伴有脑萎缩、出血性疾病等，出血发生部位可为单侧或双侧单纯性硬膜下血肿。

（3）脑内血肿（intracerebral hematoma，ICH）：指血肿形成于脑实质内或脑室内者，血肿的主要来源是脑实质内或脑室血管破裂。可发生于脑组织的任何部位，发生率占闭合性颅脑损伤的 0.5% ~ 1.0%，约占颅内血肿的 5%。好发于额叶和颞叶，占总数的 80%，常为对冲性脑挫裂伤所致，常与硬膜外和硬膜下血肿并存。其次是顶叶和枕叶，约占 10%，其余则位于脑深部、脑干及小脑内，多由于脑受力变形或剪切力作用于深部血管撕裂导致出血。

2. 颅内血肿主要的临床表现

（1）意识障碍：发生意识障碍的时间、程度与血肿形成、脑损伤的程度有密切的关系。原发性脑损伤较轻时，患者受伤时不会出现意识障碍，待血肿形成后方可出现意识障碍；原发性脑损伤略重时，患者伤后立即出现短暂意识障碍，中间一度清醒，而后继续出现意识障碍；原发性脑损伤严重时，患者出现进行性加重的意识障碍。

（2）颅内压增高及脑疝的表现：头痛、呕吐、视神经盘水肿为颅内压增高的三大主征，生命体征出现血压高、心率缓慢、呼吸深而慢，并且患者伴有烦躁不安。出现小脑幕切迹疝时患者出现患侧瞳孔散大，而枕骨大孔疝早期患者即可发生呼吸骤停而死亡。

（3）神经系统体征：与血肿压迫脑功能区有关。单纯的硬膜外血肿，早期较少出现神经受损体征，仅在血肿压迫脑功能区时，才出现相应的阳性体征；硬膜下血肿神经系统体征表现为面瘫、偏瘫、失语、局灶性癫痫；脑内血肿多位于运动区，可出现偏瘫、失语和局限性癫痫等。

3. 颅内血肿的诊断

（1）分类：颅内血肿根据血肿的来源和部位可分为硬膜外血肿、硬膜下血肿和脑内血肿；按照血肿引起颅内压增高及早期脑疝症状所需时间可分为急性（发病后 3 日内出现症状者，其中大多数发病在 24 小时以内）、亚急性（伤后 4 ~ 21 日出现症状者）和慢性（伤后 3 周以上出现症状者）。

（2）常用检查项目

①头部 CT 扫描检查：可显示出血的部位、血肿大小、中线位移情况，有无并存脑挫裂伤、脑水肿等，是常用的辅助检查。

②头颅 X 线检查：可以判断是否并存颅骨骨折以及骨折的类型。

③实验室检查：血细胞分析、肾功能、离子、血糖、凝血象等。

④其他辅助检查：MRI、数字减影血管造影等。

4. 颅内血肿的处理原则

（1）手术治疗：根据病情选择手术方式，血肿清除术、去骨瓣减压术、钻孔冲洗引流术。

（2）非手术治疗：对于无明显意识障碍，生命体征平稳，头部 CT 所示血肿量少于 30ml，中线结构

移位 <5mm，非颅中窝或颅后窝血肿，无局限性脑压迫致神经功能受损者可给予密切观察病情，采用非手术治疗。

5. 颅内血肿的预后　急性颅内血肿病情发展较快、伤情重、预后较差，死亡率高达 50% 左右；慢性颅内血肿预后较好。

（二）饮食指导

（1）指导患者进食高蛋白、高热量、高维生素、清淡、易于消化、低盐、低脂饮食，改变不良饮食习惯，多食新鲜蔬菜、水果，戒烟、戒酒，避免摄入辛辣、粗糙等刺激性食物，每日食盐摄入量 <3g。

（2）昏迷及吞咽困难的患者，遵医嘱给予鼻饲流质饮食，每日 4～6 次，每次不得超过 200ml，两餐之间给予温开水 100ml，以保持鼻饲管清洁干净。鼻饲液宜现用现配，温度控制在 38℃～40℃，过高或过低容易引起胃肠不适、腹痛、腹泻等。

（3）定时进行腹部按摩，促进肠蠕动，并适当调整食物纤维含量，鼓励饮水，以防止和减少便秘的发生。如发生便秘，可给予缓泻剂。

（三）用药指导

（1）应用降低颅内压类药物如 20% 甘露醇注射液、呋塞米注射液、甘油果糖注射液时，应注意维持水和电解质平衡，观察有无排尿困难、血栓性静脉炎等发生。

（2）应用止血类药物如氨甲苯酸类药物时，应注意观察有无血栓形成或诱发心肌梗死的倾向。

（3）为保障用药安全，需根据医嘱进行相关实验室检查，并根据检验结果调整剂量。

（4）应按时服用口服药，严格遵医嘱用量，不得擅自停用。

（四）日常生活指导

（1）保持良好的病室环境，严格执行探视陪护管理制度，做到一陪一护，保持病室安静、舒适，使患者心态平和稳定。

（2）气候变化时注意保暖，防止感冒。

（3）患者在床上活动时动作宜慢，有专人陪伴。

三、案例再现

王某，女，45 岁，教师，入院前 1 小时在横穿马路时被行驶车辆撞到，当时头部着地，意识不清，由 "120" 急救中心医护人员简单救治后转运入院。急诊行头部 CT 扫描，结果提示在颅骨内板下方可见梭形边缘清楚的高密度影，中线结构移位。医生初步诊断为右颞顶部硬膜外血肿，左额部脑挫裂伤，外伤性蛛网膜下隙出血，脑疝形成。

【治疗方案】

降颅压治疗，通知麻醉科和手术室进行急诊手术准备。

【护理】

1. 护理评估

（1）询问病史：患者于入院前 1 小时在过马路时发生车祸，头部着地，当即意识不清，头部流血不止，无四肢抽搐，无呼吸困难，无大小便失禁。约 10 分钟左右自行清醒，感到头痛、头晕，无恶心、呕吐，被朋友和肇事司机送至附近医院。既往身体健康，家庭经济状况良好。

（2）身体评估：患者身高 162cm，体重 61kg，体温 36.80℃，脉搏 58 次 / 分，呼吸 16 次 / 分，血压 199/102mmHg；意识由清醒转为昏迷，GCS 评分为 7 分，双侧瞳孔不等大，左侧：右侧为 3.0mm∶4.0mm，瞳孔对光反射消失，双侧 Babinski 征阳性，四肢肌力Ⅲ级。

2. 护理诊断 / 问题

（1）急性意识障碍（acute confusion）：与颅内压增高有关。

（2）清理呼吸道无效（ineffective airway clearance）：与意识不清有关。

（3）营养失调——低于机体需要量（imbalanced nutrition——less than body requirements）：与发病后呕吐、高代谢有关。

3. 护理措施

（1）严密观察患者瞳孔、生命体征变化，给予持续低流量吸氧，控制血压、降颅压治疗。

（2）保持呼吸道通畅，清除口腔分泌物，及时给予吸痰。

（3）给予胃肠减压术，防止呕吐物逆流入气道引起窒息，并观察有无消化道出血的症状。

（4）尽快采集血液、尿液标本，按照急诊原则送检。

（5）做好术前皮肤准备。

（6）安慰患者家属，缓解焦虑情绪。

4. 护理评价

（1）患者意识昏迷。

（2）患者无误吸发生。

（3）患者胃肠减压引出少量胃液。

入院 40 分钟：根据各项检查结果，医生与家属沟通并签署手术知情同意书及授权委托书。医生与护士共同运送患者至手术室。

术后 4 小时：患者于全身麻醉下行右颞顶部硬膜外血肿清除术。术后安全返回病室，给予一级护理，头部胶管引流护理，留置胃肠减压、留置导尿护理。

【治疗方案】

（1）止血药物治疗。

（2）降颅压药物治疗。

（3）促进脑功能恢复。

（4）营养支持。

（5）维持内环境平衡。

【护理】

1. 护理评估　测量患者生命体征：体温 37.0℃，脉搏 86 次 / 分，呼吸 20 次 / 分，血压 122/86mmHg，患者意识昏迷，GCS 评分为 9 分，双侧瞳孔等大等圆，直径约 3mm，对光反射迟钝。术区敷料完整。

2. 护理诊断 / 问题　潜在并发症：颅内出血、颅内压增高、应激性溃疡。

3. 护理措施

（1）留置胃管时，应保证胃管通畅，妥善固定防止脱出，同时预防应激性溃疡发生。

（2）给予每日 2 次口腔护理，保持口腔清洁卫生。

（3）做好皮肤护理，对长期留置胃管者，可用油膏涂拭鼻腔黏膜起到润滑作用。便后用温水擦洗，保护肛周。

4. 护理评价　患者无并发症发生。

术后第 1 日：患者拔除头部引流，停止胃肠减压，给予鼻饲流质饮食。患者痰液黏稠不易吸出。术后 24 小时头颅 CT 检查结果。

【治疗方案】

给予对症治疗，每 6 小时进行 1 次雾化吸入。

【护理】

1. 护理评估　患者意识浅昏迷，GCS 评分为 10 分。体温 37.0℃，脉搏 89 次 / 分，呼吸 22 次 / 分，血压 123/89mmHg，血氧饱和度在 91% ～ 93% 之间。患者面部及口腔黏膜完整，无感染、溃疡。

2. 护理诊断 / 问题　清理呼吸道无效（ineffective airway clearance）与意识不清、长期卧床有关。

3. 护理措施　给予雾化吸入疗法。

（1）护士查阅病历，核对医嘱。修剪指甲，七步洗手法，戴口罩。

（2）准备用物如超声雾化吸入器及附件、弯盘、冷蒸馏水、药物、治疗盘、治疗碗、注射器、无菌棉签、纱布、砂轮、生理盐水、治疗巾、剪刀、洗手液、带盖污物桶。

（3）检查雾化器各部件完好，无松动、脱落。

（4）核对药液，按正确方法抽吸药液，将药液用生理盐水稀释至 20 ~ 50ml 备用。

（5）连接雾化器主件与附件，水槽内加冷蒸馏水，至浮标浮起。配置好的药物倒入雾化罐内，检查无漏水，将雾化罐放入水槽，盖紧水槽盖。

（6）携用物至患者床旁，再次核对确认患者身份，协助患者取舒适卧位。

（7）接通电源，打开电源开关，预热 3 ~ 5 分钟。

（8）为患者铺治疗巾，连接螺纹管及雾化吸入面罩，调整定时开关至所需时间，打开雾化开关，调节雾量。

（9）见气雾喷出时，协助患者将面罩戴好，观察患者对雾量的耐受情况，必要时给予调整。

（10）治疗完毕，取下面罩，先关雾化开关，再关电源开关。

（11）擦干患者面部，协助取舒适卧位，整理床单位。

（12）再次核对患者，洗手。在护理记录单上记录患者超声雾化吸入开始及结束时间，观察治疗后反应。

4. 护理评价　患者痰液得到稀释，易于排出，血氧饱和度维持在 95% 以上。

术后第 3 日：遵医嘱给予二级护理，巡视病房时发现患者沉默寡言，经常叹气。

【护理】

1. 护理评估　患者意识清楚，双侧瞳孔等大等圆，直径约 3mm，对光反射灵敏，术区敷料完整，各项生命体征平稳，左侧肢体肌力Ⅳ级，右侧肢体肌力正常，言语较流利。

2. 护理诊断 / 问题

（1）躯体活动障碍（impaired physical mobility）：与限制活动、左侧肢体肌力Ⅳ级有关。

（2）焦虑（anxiety）：与担心疾病预后及躯体移动障碍有关。

3. 护理措施

（1）协助患者取舒适卧位，定时协助翻身、按摩受压部位皮肤，避免压疮发生；指导并协助患者早期活动和进行功能锻炼，进行患侧肢体按摩，避免肌萎缩、关节僵硬等并发症，增强自我保健意识。

（2）护理人员以真诚、亲切、和蔼的语言与患者进行交流，耐心倾听患者的陈述，讲解硬膜外血肿的相关知识，观察患者的情绪变化。

（3）帮助患者结识其他病友，讲解成功病例，增强信心。

（4）指导家属给予患者精神上的支持，鼓励其积极应对。

4. 护理评价

（1）患者卧床期间生理需求得到满足，无并发症发生。

（2）患者焦虑得到缓解，积极配合治疗和护理。术后第 4 日：遵医嘱停止留置导尿护理、停止会阴护理。

【护理】

1. 护理评估　患者意识清楚，各项生命体征平稳，可自行排尿。

2. 护理诊断 / 问题　有排尿功能改善的趋势（readiness for enhanced urinary elimination）与意识清楚，功能区血肿量减少有关。

3. 护理措施

（1）确认患者，评估病情，合理解释，取得合作，屏风遮挡保护隐私。

（2）抽吸导尿管气囊，拔除导尿管，整理床单位。记录拔管时间和患者反应。

（3）指导患者进行正常排尿练习。

4. 护理评价　患者可自行排尿。

术后第 7 日：医生拆除术区缝线。

【护理】

1. 护理评估　患者意识清楚，术区伤口缝线拆除，伤口愈合良好。

2. 护理诊断 / 问题　有感染的危险（risk for infection）与术区伤口愈合情况有关。

3. 护理措施

（1）观察缝线伤口有无红肿、液体渗出等感染的早期迹象。

（2）保持伤口处清洁，避免患者抓挠伤口。

（3）切口局部拆线后可使用无菌纱布进行覆盖，1～2日后取下，以保护局部皮肤。

（4）注意保暖，避免感冒。

4. 护理评价　患者术区伤口甲级愈合，无感染。

术后第 10 日：医生下达出院医嘱，护士给予患者及家属出院指导。

【出院指导】

指导患者合理摄入均衡饮食，三餐规律。

注意休息，活动量从小到大，劳逸结合。

遵医嘱按时、按量服用药物。

指导患者进行生活自理能力训练。

定期随访。

遵医嘱正确用药。

定期复诊，动态监测血压、血糖等，如出现头痛、头晕等不适时就诊。

四、循证护理

重型颅脑损伤及脑出血后并发应激性溃疡致上消化道出血是常见的严重并发症，死亡率达 30%～50%，可直接影响对原发病的治疗效果，严重影响患者的预后，因此应充分认识其发生的危险因素。研究结果显示颅脑损伤所致应激性溃疡出血的预见性护理措施包括严密观察病情变化，积极止血治疗，合理的营养支持及早期留置胃管，防止感染和休克，减轻应激反应。

进行了关于重型脑损伤伴应激性溃疡的循证护理研究。研究结果显示，通过循证护理应用于重型脑损伤伴应激性溃疡患者中，可以缩短住院天数，降低医疗费用，提高护理工作质量和效率，对于提高患者的生存质量，降低死亡率等具有重要临床护理意义。具体护理措施包括留置鼻胃管进行肠内营养支持，并强调社会支持系统的必要性。

第六节　神经胶质瘤护理

神经胶质瘤（glioma）是颅内最常见的恶性肿瘤，发生于神经外胚层。神经外胚层发生肿瘤包括两类，分别为神经间质细胞形成的胶质瘤和神经元形成的神经细胞瘤。神经胶质瘤占全部脑肿瘤的 33.3%～58.6%，以男性较多见，特别在多形性胶质母细胞瘤、髓母细胞瘤中男性明显多于女性。各类型胶质瘤各有其好发年龄，如星形细胞瘤多见于壮年，多形性胶质母细胞瘤多见于中年，室管膜瘤多见于儿童及青年，髓母细胞瘤大多发生在儿童。

一、专科护理

（一）护理要点

在观察患者病情变化的同时，针对患者情绪状态的变化给予心理护理，对癫痫持续状态的患者给予安全护理，同时对长期卧床的患者应避免压疮的发生。

（二）主要护理问题

1. 有皮肤完整性受损的危险（risk for impaired skin integrity）　与患者意识障碍或肢体活动障碍长期卧床有关。

2. 慢性疼痛（chronic pain）　与肿瘤对身体的直接侵犯、压迫神经及心理因素有关。

3. 有受伤害的危险（risk for injury）　与术前或术后癫痫发作有关。

4. 有窒息的危险（risk for suffocation）　与癫痫发作有关。

5. 营养失调：低于机体需要量（imbalanced nutrition：less than body requirements） 与患者频繁呕吐及术后患者无法自主进食有关。

6. 活动无耐力（activity intolerance） 与偏瘫、偏身感觉障碍有关。

7. 无望感（hopelessness） 与身体状况衰退和肿瘤恶化有关。

（三）护理措施

1. 一般护理 将患者安置到相应病床后，责任护士向患者进行自我介绍，并向患者介绍同病室的病友，以增强患者的安全感和对医护人员的信任感。进行入院护理评估，为患者制订个性化的护理方案。

2. 对症护理

（1）有皮肤完整性受损的危险的护理：由于长期卧床，神经胶质瘤患者存在皮肤完整性受损的危险，易发生压疮。护士应使用压疮危险因素评估量表进行评估后，再采取相应的护理措施，从而避免压疮的产生。出现中枢性高热的患者应适时给予温水浴等物理降温干预；营养不良或水代谢紊乱的患者在病情允许的情况下给予高蛋白质和富含维生素的饮食；保持床铺清洁、平整、无褶皱。

（2）慢性疼痛的护理：对疼痛的时间、程度、部位、性质、持续性和间断性、疼痛治疗史等进行详细的评估，做好记录并报告医生。当疼痛位于远端或躯干的某些部位时，应遵医嘱给予止痛药物。注意观察药物的作用和不良反应并慎用止疼剂和镇静剂，以免掩盖病情。神经外科患者应慎用哌替啶，因其可导致焦虑、癫痫等。引起慢性疼痛的原因不仅包含患者的躯体因素，还有其心理方面的因素，护士应运用技巧分散患者的注意力以减轻疼痛，如放松疗法、想象疗法、音乐疗法等。

（3）有受伤害的危险的护理：术前对有精神症状的患者，适当应用镇静剂及抗精神病药物如地西泮、苯巴比妥、水合氯醛等，病床两侧加护栏以防止患者坠床；对躁动的患者要避免不良环境的刺激，保持病室安静，适当陪护，同时加强巡视，防止患者自伤及伤人；对皮层运动区及附近部位的手术以及术前有癫痫发作的患者，术后要常规给予抗癫痫药物进行预防用药。

（4）有窒息危险的护理：胶质瘤患者在癫痫发作期间可对呼吸产生抑制，导致脑代谢需求增加，引起脑缺氧。若忽视对癫痫持续状态的处理，可产生窒息或永久性神经功能损害。在癫痫发作时，应迅速让患者仰卧，将压舌板垫在其上下牙齿间以防舌咬伤。将患者头偏向一侧，清理口腔分泌物，保持气道通畅。

（5）营养失调的护理：患者由于颅内压增高及频繁呕吐，可导致营养不良和水电解质失衡，从而降低患者对手术的耐受力，并影响组织的修复，增加手术的危险性。因此，术前应给予营养丰富、易消化的高蛋白、高热量饮食，或静脉补充营养液，以改善患者的全身营养状况。鼓励其多进食富含纤维素的食物，以保持大便通畅，对于术后进食困难或无法自主进食的患者应给予留置胃管，进行鼻饲饮食，合理搭配，制订饮食方案。

（6）活动无耐力的护理：胶质瘤术后患者可能产生偏瘫、偏身感觉障碍等症状，从而导致患者生活自理能力部分缺陷。护士应鼓励患者坚持自我照顾的行为，协助其入浴、如厕、起居、穿衣、饮食等生活护理，指导其进行肢体功能训练，提供良好的康复训练环境及必要的设施。

（7）无望感的护理：对于恶性胶质瘤的患者，随着病程的延长及放疗、化疗，病痛的折磨常让患者产生绝望。护士应对疾病为患者带来的痛苦表示同情和理解，并采用温和的态度和尊重患者的方式为其提供护理，帮助其正确应对。鼓励患者回想过去的成就，从而证明他的能力和价值，增强其战胜疾病的信心。

（四）护理评价

1. 患者未发生压疮。

2. 患者疼痛有所缓解，能够掌握缓解疼痛的方法。

3. 患者在住院期间安全得到保障。

4. 患者癫痫症状得到控制。

5. 患者营养的摄入能够满足机体的需要。

6. 患者肢体能够进行康复训练。

微信扫码
◆ 临床科研
◆ 医学前沿
◆ 临床资讯
◆ 临床笔记

7. 患者情绪稳定，能够配合治疗与护理。

二、健康指导

（一）疾病知识指导

1. 概念　神经胶质瘤又称胶质细胞瘤，简称胶质瘤，是来源于神经上皮的肿瘤。可分为髓母细胞瘤、多形性胶质母细胞瘤、星形细胞瘤、少突胶质瘤、室管膜瘤等。其中，多形性胶质母细胞瘤（glio-blastoma multiforme）恶性程度最高，病情进展很快，对放、化疗均不敏感；髓母细胞瘤（medulloblas toma）也为高度恶性，好发于 2 ~ 10 岁儿童，多位于后颅窝中线部位，常占据第四脑室、阻塞导水管而引发脑积水，对放射治疗较敏感；少突胶质细胞瘤（oligodendroglioma）占神经胶质瘤的 7%，生长速度较慢，分界较清，可手术切除，但术后往往复发，需要进行放疗及化疗；室管膜瘤（ependymoma）约占 12%，术后需放疗及化疗；星形细胞瘤（astrocytoma）在胶质瘤当中最常见，占 40%，恶性程度比较低，生长速度缓慢，呈实质性者与周围组织分界不清，常不能彻底切除，术后容易复发。

2. 临床表现　可表现为颅内占位性病变引起的颅内压增高症状，如头痛、呕吐、视神经盘水肿等，或者因为肿瘤生长部位不同而出现局灶性症状，如偏瘫、失语、感觉障碍等。部分肿瘤患者有精神及癫痫症状，表现为性格改变、注意力不集中、记忆力减退、癫痫大发作或局限性发作等。

3. 神经胶质瘤的辅助诊断　主要为颅脑 CT、MRI、EEG 等。

4. 神经胶质瘤的处理原则　由于颅内肿瘤浸润性生长，与脑组织间无明显边界，难以做到手术全部切除，一般给予综合疗法，即手术后配合以放疗、化疗、分子靶向治疗及免疫治疗等，通常可延缓肿瘤复发，延长患者生存期。对于复发恶性胶质瘤，局部复发推荐再次手术或者放疗、化疗；如果曾经接受过放疗不适合再放疗者，推荐化疗；化疗失败者，可改变化疗方案；对于弥漫或多灶复发的患者，推荐化疗和（或）分子靶向治疗。

（1）手术治疗：胶质瘤患者以手术治疗为主，即在最大限度保存正常神经功能的前提下，最大范围安全切除肿瘤病灶。但对不能实施最大范围安全切除肿瘤的患者，酌情采用肿瘤部分切除术，活检术或立体定向穿刺活检术，以明确肿瘤的组织病理学诊断。胶质瘤手术治疗的目的在于：①明确诊断；②减少肿瘤负荷，改善辅助放疗和化疗的结果；③缓解症状，提高患者的生活质量；④延长患者的生存期；⑤为肿瘤的辅助治疗提供途径；⑥降低进一步发生耐药性突变的概率。

（2）放射治疗：放射线作用于细胞后会将细胞杀死。高级别胶质瘤属于早期反应组织，对放射敏感性相对较高，同时又由于肿瘤内存在部分乏氧细胞，较适合进行多次分割放疗使得乏氧细胞不断氧化并逐步被杀死。目前美国国立综合癌症网络发布的胶质瘤指南、欧洲恶性胶质瘤指南及国内共识均将恶性胶质瘤经手术切除后 4 周开始放射治疗作为恶性胶质瘤综合治疗的标准方法。

（3）化学治疗：利用化疗可以进一步杀死实体肿瘤的残留细胞，有助于提高患者的无进展生存时间及平均生存时间。

（4）分子靶向治疗：即在细胞分子水平上，针对已经明确的致癌位点（该位点可以是肿瘤细胞内部的一个蛋白分子，也可以是一个基因片段），来设计相应的治疗药物。药物进入体内会特异地选择致癌位点相结合发生作用，使肿瘤细胞特异性死亡，而不会波及肿瘤周围的正常组织细胞的一种治疗方法。

（5）免疫治疗：免疫疗法可以通过激发自身免疫系统来定位和杀灭胶质瘤细胞。目前在胶质瘤免疫治疗方面虽然取得了一些进展，但所有的免疫治疗方案在临床试验中均不能完全清除肿瘤。尽管这种治疗方法有各种不足，但由于免疫治疗可以调动人体自身的免疫系统。产生特异性抗肿瘤免疫反应，其理论上是较理想的胶质瘤治疗方法。

5. 神经胶质瘤的预后　随着影像诊断技术的发展、手术理念和设备的进步、放疗技术的日益更新以及化疗药物的不断推出，胶质瘤患者的预后得到了很大的改善。但神经胶质瘤侵袭性很强，目前仍无确切有效的治愈手段，特别是恶性胶质瘤，绝大多数患者预后很差，即使采取外科手术、放疗及化疗等综合疗法，五年生存率约 25%。

（二）饮食指导

1. 合理进食，保持良好的饮食习惯。注意低盐饮食，防止由于钠离子在机体潴留而引起血压升高，进而导致颅内压升高。

2. 增加纤维素类食物的摄入，如蔬菜、水果等，减少便秘发生，必要时可口服缓泻剂，促进排便。

3. 对胶质瘤术后的患者，除一般饮食外，可多食营养脑神经的食品，如酸枣仁、桑葚、白木耳、黑芝麻等。避免食用含有致癌因子的食物，如腌制品、发霉的食物、烧烤、烟熏类食品等。

（三）预防指导

1. 通过向患者提供有关疾病的康复知识，以提高患者自我保健的意识。

2. 为预防胶质瘤患者癫痫发作，应遵医嘱合理使用抗癫痫药物。口服药应按时服用，不可擅自减量、停药。若患者以往没有接受过化疗，可给予替莫唑胺口服，防止肿瘤复发。剂量为200mg/（$m^2 \cdot d$），28天为一个周期，连续服用5天；若患者以往接受过其他方案化疗，建议患者起始量为150mg/（$m^2 \cdot d$），28天为一个周期，连续服用5天。

（四）日常生活指导

1. 指导患者建立良好的生活习惯，鼓励患者日常活动自理，树立恢复健康的信心。

2. 指导患者要保持心情舒畅，避免不良情绪刺激。家属要关心体贴患者，给予生活照顾和精神支持，避免因精神因素引起病情变化。

三、案例再现

小兰，女，26岁，某高校研究生，因放假坐火车回家，中途转站时出现短暂抽搐、间断性头晕并伴恶心呕吐症状被随行同学就近急送入医院。入院后急诊行头部CT平扫，影像学检查结果显示：左侧脑室三角区混杂高密度影占位影像。医生初步诊断为颅内占位，建议其住院治疗。

【护理】

1. 护理评估

（1）询问病史：患者主诉平日学习刻苦，常有头痛发生但并未在意。因家庭经济状况一般，未到医院进行诊治，仅自行服用止痛片缓解头痛。为自筹学费，患者平日休息时外出打工，饮食不规律。无吸烟、饮酒、外伤史、感染史。

（2）身体评估：患者身高165cm，体重40kg，测量体温36.7℃，脉搏80次/分，血压120/75mmHg，呼吸18次/分，意识清楚，言语流利，双侧瞳孔等大等圆，直径约3.0mm，对光反射灵敏，颈软，四肢活动自如，皮肤完好。二便正常。

2. 护理诊断/问题

（1）焦虑（anxiety）：与住院环境陌生及担心学业有关。

（2）知识缺乏（deficient knowledge）：缺乏疾病相关知识。

3. 护理措施

（1）责任护士介绍入院须知，病区环境及医院规章制度，取得合作。

（2）介绍疾病相关知识，并告知患者遵医嘱用药，讲解药物用法、不良反应及注意事项。

（3）发放宣教手册，并指导学习。在日常护理或巡视过程中采用交谈或提问的方式了解患者对健康宣教的掌握情况。

（4）心理护理：告知患者疾病的治疗与康复需要一段时间，帮助患者树立战胜疾病的信心，积极配合治疗和护理，注意休息及安全。

（5）遵医嘱急诊采集血液、尿液标本，认真核对无误后由专人送检。

4. 护理评价

（1）患者了解病房相关制度及病房环境。

（2）患者了解简单的疾病相关知识。

（3）患者焦虑的情绪稍缓解。

入院 2 小时：患者行头部 MRI 检查后回病室突发恶心、呕吐，继之出现短暂抽搐发作。护士立即通知医生后，给予对症处置。头部 MRI 显示：左侧脑室三角区占位病变，考虑星形胶质细胞瘤可能性大。

【治疗方案】

1. 手术治疗手术切除可减少瘤细胞负荷，降低恶性进展风险。

2. 抗癫痫治疗　给予足量抗癫痫药物，预防抽搐的发生。

3. 降低颅内压的药物治疗　脱水药、利尿药。

【护理】

1. 护理评估

（1）相关因素：抽搐时间约为 1 分钟，表现为口角和四肢不自主抽搐的小发作，并有牙关紧闭的表现。

（2）身体状况：测得患者生命体征如下：体温 36.6℃，脉搏 130 次 / 分，呼吸 26 次 / 分，血压 160/100mmHg，意识模糊，双侧瞳孔等大等圆，直径约 3.0mm，对光反射迟钝。

2. 护理诊断 / 问题

（1）有受伤害的危险（risk for injury）：与癫痫发作有关。

（2）有窒息的危险（risk for suffocation）：与癫痫发作导致舌后坠而阻塞气道有关。

3. 护理措施

（1）癫痫发作时使患者去枕平卧，头偏向一侧，防止口腔分泌物误入气道而引起窒息和吸入性肺炎。将缠有纱布的压舌板垫在患者上下牙齿间，以防止患者咬伤舌头，并在患者床边加设床档以防发病时坠床跌伤。避免不良环境的刺激，保持病室安静，同时加强观察，注意安全防护措施。

（2）遵医嘱给予地西泮 10mg 肌内注射，并给予低流量吸氧、监护，严密监测患者生命体征变化，准确记录。

4. 护理评价

（1）患者无受伤发生。

（2）患者未发生窒息及吸入性肺炎。

入院 3 小时：10 分钟后患者意识由模糊转为清醒，情绪低落，对自己所患疾病感到恐慌，并主诉家庭经济状况差，有拒绝治疗的心理倾向。科室主任和护士长得知该患者情况后，组织科室医护人员为其捐款。

【护理】

1. 护理评估　患者生命体征平稳，但情绪低落，并有焦虑、否认的心理特点。

2. 护理诊断 / 问题

（1）焦虑（anxiety）：与家庭经济条件差、担心延误学业及病情的严重程度有关。

（2）无效性否认（ineffective denial）：与不相信患病事实有关。

3. 护理措施

（1）针对负性情绪：负性情绪可以增加患者病情的复发、恶化的可能性，稳定患者的情绪是护士首要的工作任务。

①热情接待，礼貌的询问患者，沉着、冷静有条不紊地进行护理工作，以恰当的言行来稳定患者的情绪，增加患者的安全感和对护理人员的信任感。

②选择合适时机与患者共同探讨病情。

③如果患者产生愤怒的情绪，护士应充分理解其过激的行为，不能训斥患者，使患者感受到医院的温暖和安全。

④告诉患者家属在患者面前保持镇定的重要性，以免增加患者的心理负担。

⑤鼓励患者合理宣泄，向护士或亲友倾诉烦恼，以缓解心理压力。

（2）针对否认：对患者短期的否认护士可不予纠正；但如果患者持续存在否认情况，则应当引起重视。患者突然得知可能患有恶性肿瘤，企图以否认的方式达到心理平衡，护士应鼓励患者接受患病的事实，结合认知疗法，帮助患者纠正认知偏差，并采取积极的应对措施。

（3）提供咨询：可使患者在了解病情的基础上积极提供心理咨询。在进行特殊治疗和检查前，向患者及其家属介绍治疗和检查的作用和意义、可能产生的并发症和不良反应，经过知情同意后方可进行。

（4）优化环境：为患者营造舒适、安全的治疗环境，设立温馨提示卡，减少或消除环境引起的不良刺激，使患者保持身心舒畅。

4. 护理评价

（1）患者的情绪得到好转。

（2）患者能够积极配合治疗和护理。

入院第4日：患者在全身麻醉下行"左侧脑室三角区占位病变切除术"，术毕安全返回监护室，意识呈模糊状态，静脉输液顺利进行中。术后病理回报：脑室三角区弥漫星形胶质细胞瘤（WHO II 级）。

【治疗方案】

1. 脱水、营养神经等对症治疗。

2. 给予抗感染治疗。

【护理】

1. 护理评估 测量患者生命体征，体温 36.6℃，脉搏 80 次/分，呼吸 18 次/分，血压 130/90mmHg；双侧瞳孔等大等圆，直径约 3.0mm，对光反射迟钝，四肢肌力 IV 级，情绪低落。

2. 护理诊断/问题

（1）悲伤（grieving）：与疾病严重性、威胁生命有关。

（2）潜在并发症：颅内出血、颅内压增高、脑疝等。

3. 护理措施

（1）患者在治疗过程中，对自身的学习、前途、亲人及生活产生痛苦和悲伤情绪，易出现轻生、绝望、抑郁的心理特征。护士应根据患者的职业、心理反应程度、社会文化背景，制订出切实有效的预防措施和心理护理方案，因病施护，因人施护。

（2）护士在护理过程中要用坚定的表情和温暖的语言赢得患者的信赖，排除其不良心理状态，并积极鼓励患者承担社会责任。

（3）患者麻醉清醒后应采取 15°～30° 头高位，并在监测患者意识、瞳孔、血压、脉搏、呼吸、体温和肢体活动情况的同时，遵医嘱合理应用脱水药和利尿药以降低颅内压。

4. 护理评价

（1）患者心理状态良好。

（2）患者生命体征平稳，无并发症发生。

术后第8日：患者生命体征为体温 36.80℃，脉搏 82 次/分，呼吸 17 次/分，血压 130/80mmHg；患者意识清楚，言语流利，查体合作，四肢肌力 V 级。病情稳定，予以出院。

【出院指导】

1. 复诊指导

（1）根据患者的病情需进一步治疗，教会自我观察病情的方法。

（2）做好随访登记，加入胶质瘤病友会，定期参加活动，门诊随诊。

2. 疾病知识指导

（1）胶质瘤是最常见的神经系统原发性肿瘤，发病率约占全部中枢神经系统肿瘤的一半以上，目前仍无确切有效的治愈手段。由于其具有难治性、易局部播散和复发等特点，严重影响胶质瘤患者的预后。随着科学技术的发展，人们已经在胶质瘤的病因学、病理学、遗传学、治疗学和诊断技术等方面取得了重大的进展，同时也促进了胶质瘤整体诊治水平的提高。

（2）患者所患胶质瘤为星形细胞瘤（WHO II 级），起源于星形细胞，由分化不一的星形细胞组成，是神经上皮组织肿瘤较常见的类型，也是最常见的胶质瘤之一，占全部神经胶质瘤的 17%～30%。本病 25～45 岁发病，多为慢性起病，肿瘤生长缓慢，呈渐进性进展且病程较长，自出现症状到就诊通常需数年。

（3）本病可出现不同程度的头痛、呕吐、血压升高等慢性颅内压增高症状；全面性和局灶性癫痫发作是约半数星形细胞瘤患者的首发症状；以及展神经麻痹、视力减退、情绪淡漠、意识模糊、昏迷等。

3. 预防复发　与老年人相比，年轻患者具有更长的生存时间。以癫痫症状起病的患者预后要好于有局灶神经功能缺失和性格发生改变的患者。但低级别星形胶质细胞瘤，即使做到显微镜下的全切除，也有可能复发。根据研究证实，50% ~ 85% 的低级别星形胶质细胞瘤复发后，其恶性程度较前有升高。因此对有可能复发的低级别胶质瘤，也应该进行化学治疗。随机研究观察结果显示，低级别胶质瘤应用合适剂量的放疗能够提高患者无病生存时间和总生存时间。因此术后放疗和化疗对提高治疗效果，防止肿瘤复发具有重要作用。患者出院后应注意有无头痛、恶心、呕吐、视神经盘水肿等颅内压增高征象；有无癫痫发作、有无精神症状等，如发现异常及时就医诊治。

出院后第 9 日：患者到放射线科室进行放射治疗。在放疗期间，患者头部皮肤出现局部烧灼感、红斑、色素沉着等症状，并在进行放射治疗后的 24 小时内出现恶心、呕吐、眼眶周围水肿。

【护理】

1. 护理评估　患者头部放疗照射野皮肤面积约 3.0cm×4.0cm，有灼烧感，触诊疼痛并有红斑及色素沉着。放疗后的 24 小时出现恶心、呕吐、视神经盘水肿，呕吐物为少量墨绿色胃内容物。

2. 护理诊断 / 问题

（1）有皮肤完整性受损的危险（risk for impaired skin integrity）：与放疗后放射性皮炎有关。

（2）潜在并发症：颅内压增高。

3. 护理措施

（1）放射性皮炎的护理

①在放疗期间，护理人员应随时观察患者的皮肤状况，并倾听患者的主诉，如瘙痒、疼痛等。如出现瘙痒、脱皮等，应及时通知医生，必要时给予抗过敏处理。

②护理人员应勤修剪患者的指甲，建议睡前戴宽松纯棉手套，防止睡眠时因皮肤瘙痒而抓破局部皮肤引起溃烂。

③勿用碱性肥皂和粗毛巾擦洗患部皮肤，禁止在照射野涂抹刺激性药物、喷洒香水及含有酒精和人工香料的化妆品。可戴帽子保护头部，防止日光照射及头部碰撞。

（2）放射性脑水肿导致颅内压增高是脑肿瘤术后放疗的主要并发症。在放疗前后应密切观察患者的意识、瞳孔、血压、脉搏、呼吸、体温及肢体活动，并做好记录。

4. 护理评价

（1）患者放射性皮炎症状有所缓解。

（2）患者颅内压增高症状有所缓解。

出院 1 个月后：护士对患者进行电话随访，随访过程中得知患者在口服替莫唑胺后出现恶心、呕吐、食欲缺乏及轻度脱发等症状，患者未经医生允许擅自停药。情绪较低落，不愿与家人和朋友沟通。

【护理】

1. 护理评估　患者在服用替莫唑胺一个周期后出现恶心、呕吐、食欲缺乏及脱发等症状。呕吐症状一般出现在餐后，呕吐物为少量胃内容物，不主动与人进行交谈。

2. 护理诊断 / 问题

（1）营养失调——低于机体需要量（imbalanced nutrition-less than body requirements）：与服用化疗药导致恶心、呕吐、食欲缺乏有关。

（2）体像紊乱（disturbed body image）：与服用化疗药物后导致脱发有关。

（3）焦虑（anxiety）：与自身形象改变有关。

3. 护理措施

（1）应少食多餐，摄取易消化、不易引起呕吐、恶心的食物。必要时遵医嘱应用止吐药并告知患者服用化疗药的必要性。

（2）向患者介绍一些有关毛发改变、皮肤护理及着装方面的知识，告知患者可以戴假发、头套、帽子等保持自身形象。

（3）鼓励患者倾诉自身感受，减轻患者的焦虑。

4. 护理评价

（1）患者能够按时服用药物，并正常进食。

（2）患者对自我形象有良好地评价。

（3）患者能够乐观地面对生活，对战胜疾病充满信心。

四、循证护理

胶质瘤是常见的颅内肿瘤，流行病学调查结果显示，尽管世界各地胶质瘤发病率存在差异，但就整体而言，其发病率约占原发脑肿瘤的一半，且近年来有不断上升的趋势。目前以手术治疗为主，同时配合其他手段如放射治疗、化学治疗、免疫治疗等，因此对胶质瘤的围术期的观察与护理及术后并发症的护理显得尤为重要。研究结果显示对观察组 30 例脑胶质瘤患者进行中西医结合护理，包括鼓励患者饮蜂蜜水，花生衣煮水，化疗次日饮用当归、何首乌、灵芝炖乌鸡汤，使用耳穴贴等，效果显著。黄莉等对 60 例脑胶质瘤患者间质内化疗的护理研究中提到化疗前要帮助患者增强战胜疾病的信心，并取得家属的配合，发挥社会支持系统的作用。熊小凡等在对免疫治疗脑胶质瘤患者的研究结果中显示，术后 4～5 天要警惕颅内感染的发生，护士需监测患者的体温变化；在疫苗稀释液回输时，可能发生过敏性休克，因此输注时要有 10～15 分钟的观察期，同时要控制滴速，观察期的滴速应为每分钟 10～20 滴，观察期结束后如无不适可调至每分钟 30～40 滴，输注完毕后应观察 4～6 小时后方离院；免疫治疗过程中要注意观察患者是否有肌无力及关节疼痛发生，如有则应及时停止治疗或调整治疗方案。

微信扫码
◆临床科研
◆医学前沿
◆临床资讯
◆临床笔记

现代护理学临床与应用实践

ICU 护理

第七章

第一节　心电监护

心电监护是指长时间显示和（或）记录患者的心电变化，及时发现和诊断心律失常的一种方法。它可以连续、动态地反映患者的心电变化，具有可干预性、自律性与实时性等特点。

一、心电监护的临床意义

心电监护可以及时准确地反映心律失常的性质，为早期诊断和早期治疗提供依据。另外，心电监护是监测心律（率）、心肌供血、电解质紊乱、心脏压塞和药物反应的重要参考指标，是 ICU 中重要的监护项目之一。因此，ICU 的医护人员应掌握心电监护技能，识别各类型的心律失常并了解其临床意义。

二、多功能心电监护仪操作程序

1. 检查、确认监护仪所要求的电压范围，有稳压器的应先将其打开，接通交流电源线，并接地线。
2. 打开监护仪开关，将心电导联线、无创血压计、血氧饱和度导线与监护仪连接。
3. 选择电极片粘贴部位并清洁局部皮肤。
4. 连接各导联线：RA 右上臂、LA 左上臂、LL 左下肢、RL 右下肢。
5. 连接无创血压计袖带于患者上臂；将血氧饱和度探头夹于患者手指端。
6. 选择心电监护导联：调节 QRS 波振幅，设置心率报警界限。
7. 选择测压方式：根据病情选择测压时间，设置血压报警界限。
8. 调节血氧饱和度图形，设置血氧饱和度报警界限。
9. 开始监护。

三、电极片安置部位及方法

1. 安置部位　ICU 危重患者，其中一个特点就是身上插管多，特别是开胸术后患者，胸部不仅要插胸腔引流管而且还要打胸带，因此，电极片的安放位置受到限制。ICU 多功能心电监护仪一般为 3 只电极、4 只电极和 5 只电极 3 种。3 只电极分别将电极片安放在左、右臂和左腿；第 4 只电极片安放在右腿，作为地线；第 5 只电极片安放在胸前，用于诊断心肌缺血。

2. 安置方法　心电监护多采用一次性贴附电极片，该电极片由塑膜或泡沫圆盘涂上粘贴剂而成。粘贴前先将局部皮肤清洁，然后再将电极片薄膜撕去，将带粘贴剂面贴附于皮肤上，向外的金属小扣则与电极导联线相扣接。

四、心电导联线的连接方法

1. 字母标记　RA 连接右上臂、LA 连接左上臂、LL 连接左下肢、RL 连接右下肢。
2. 颜色标记
（1）3 只电极连接法：白色连接右上臂，黑色连接左上臂，红色连接左下肢。
　　欧洲产监护仪电极颜色标记：红色连接右上臂，黄色连接左上臂，绿色连接左下肢。
（2）5 只电极连接法：白色连接右上臂，黑色连接左上臂，红色连接左下肢，绿色连接右下肢，棕

121

色连接胸前区任意部位。欧洲产监护仪电极颜色标记：红色连接右上臂，黄色连接左上臂，绿色连接左下肢，黑色连接右下肢，白色连接任意部位。

五、正常心电图波形

正常心电图波形图，如（图7-1）。

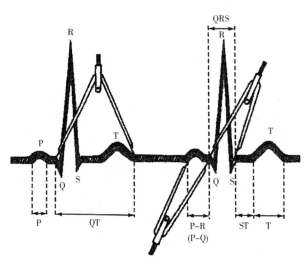

图7-1 心电图的测量方法

1. P波　代表左、右心房的激动。

正常P波时间0.06～0.11s，平均0.09s，高度为0.22～0.25mV，形态为钝圆形。

2. QRS波　代表心室肌的除极过程。正常成人QRS波群时间为0.06～0.10s，很少到0.11s。

正常Q波比较狭小，宽度不大于0.03s，深度不超过同一导线R波的1/4。从异常Q波出现的导联，常可帮助心肌梗死的定位。

3. T波　代表心室肌的复极过程。正常情况下T波上升支较缓慢，到达顶峰后下降比较迅速，因而上下支不对称。

T波电轴常和QRS波电轴一致，即QRS主波向上，T波直立；QRS主波向下时，T波也倒置。在R波为主的导联中，T波高度不大于0.8mV，但也不应低于同导联R波的1/10。

4. U波　U波出现在T波之后0.02～0.04s间，正常高度0.05～0.2mV，宽度0.12s，方向大多与T波一致。U波增高最常见的原因是血钾过低，出现倒置或双相的U波常见于冠心病或高血压心脏病伴心力衰竭。

5. P-R间期　代表自心房肌开始除极到心室肌开始除极的时间。正常时间为0.12～0.20s，与心率有一定关系，心率越快，P-R间期越短。

6. ST段　指QRS波终点和T波起始间的距离。正常ST段接近等电位线，因而呈一水平线。常受心率影响，心率越快，ST段越短。

正常人ST段抬高较为常见，肢体导线可上抬0.1mV，但ST段压低不应大于0.05mV。如果出现下斜型或水平型以及背上曲抬高均属异常。

7. Q-T间期　指QRS波群起始到T波终点的一段时间，代表心室肌除极与复极过程的总时间，与心率有密切关系。Q-T间期延长最常见于心肌炎、慢性心肌缺血、电解质紊乱。血钙过低时的Q-T间期延长突出，表现在S-T段的延长。血钾过低所致Q-T间期延长，表现在T波的展宽。

六、不同人群心电图的特点

1. 小儿心电图特点　为了正确估价小儿心电图，需充分认识其特点。小儿的生长发育过程迅速，其心电图变化也较大。总的趋势可概括为自起初的右室占优势型转变为左室占优势型的过程，其具体特点可归纳如下。

（1）小儿心率较成人快，至10岁后，即可大致保持为成人的心率水平（60~100次/分），小儿的P-R间期较成人短，7岁以后趋于恒定（0.10~0.11s），小儿的Q-T较成人略长。3个月以内婴儿的QRS波初始向量常向左，因而缺乏Q波。新生儿期的心电图主要是"悬垂型"，心电轴>+90°，以后与成人大致相同。

（2）小儿T波的变异较大，新生儿期，肢导联及左胸前导联常出现T波低平、倒置。

2. 老年人心电图特点　老年人动脉粥样硬化发生率高，生理与病理的界线难以划分，老年人高血压病、冠心病、肺心病的患病率以及异常心电图的出现率可达青年人的3倍以上，不论有无心脏病，在老年人中，心电图完全正常者不足受检总人数的1/5~2/5。在异常心电图中，以早搏（期前收缩）、房颤以及束支及其分支阻滞最为常见，Ⅰ度房室传导阻滞者约占5%。动态长时程心电图的研究提示，对心律失常的检出率要比常规心电图高3~4倍；其次多见的是ST-T改变，占15%~40%。左心室高电压、左心室肥厚或右心室肥大者占异常心电图的10%左右。

3. 心肌缺血心电图特点　手术患者约15%有心血管疾病，尤以冠心病最为常见。冠心病患者以及有冠心病危险因素者，行较大手术时，27%~41%发生围术期心肌缺血。其中75%的人没有症状，临床诊断很困难，主要依靠心电图的监测发现。心肌缺血的心电图特征如下。

（1）在J点后60~80μs，S-T段水平或斜坡下降>1mm。

（2）持续时间>1分钟。

（3）与其他心律异常变化间隔时间应大于1分钟，仅J点下降和S-T段上升部分压低，提示有心肌缺血的可能。

七、心电监护中常见的心律失常

1. 窦性心动过速和窦性心动过缓

（1）共同点：P波有规律的发生；P-R间期≥0.12s；每个P波后均存在QRS波群。

（2）不同点：窦性心动过速，心率超过正常范围（成人>100次/分，小儿随年龄而异），而窦性心动过缓，心率则低于正常范围（成人<60次/分，小儿随年龄而异）。

2. 房性早搏

（1）提前出现与窦性P波有差别的P波。

（2）P-R间期可正常或大于0.20s（伴Ⅰ度房室传导阻滞）。

（3）P波后存在室上性QRS波群。如存在束支阻滞，则QRS呈束支阻滞图形。如P波发生较早，传入心室时，可能有部分心室肌尚处于相对不应期，而引起心室内差异性传导。如心室肌处于绝对不应期，则不能激动心室，P波后无QRS-T波群出现。

（4）房性早搏后常有不完全代偿间歇。

（5）如为多源性房性早搏，则异位P波形态各不相同。

3. 阵发性房性心动过速

（1）心房率多为160~220次/分，P波形态不同于窦性P波，有的P波可能埋在前一个T波中。

（2）PP-R间期一般在0.10~0.12s之间。

（3）QRS间期可能正常；如存在束支传导阻滞或室内差异性传导，QRS波可增宽；当心房率>200次/分时，可呈2∶1房室传导。

4. 心房扑动和心房颤动

（1）心房扑动的心电图特点

①P波消失，代之以锯齿状的大"F"波，间距均齐、规则，频率250~350次/分。

②QRS波群形态与窦性相同，可伴室内差异性传导。

③心室率取决于房室传导比例，大多为2∶1，其次为4∶1，有时呈不规则房室传导。

（2）心房颤动的心电图特点

①窦性P波消失，代之以大小不等、形态不一的小"f"波，R-R间距绝对不齐，频率在350～450次/分或更快，能通过房室结激动心室者常在200次/分以下。

②QRS波群形态与窦性相同，可伴有室内差异传导。

5. 室性早搏

（1）提早出现的QRS-T波群形态宽大、粗钝或呈切迹，QRS时限≥0.12s，T波与QRS主波方向相反。

（2）QRS波前无波。

（3）室性早搏后有完全代偿间歇，早搏前后，两个正常窦性P波间距等于正常P-P间歇的2倍。

（4）在1个或2个窦性激动后，有规律地出现室性早搏，称为二联律或三联律。

（5）同一导联上有2个或2个以上形态不同的室性早搏，表明起源于心室内不同的兴奋灶，称为多源性早搏。

6. 室性心动过速

（1）室性早搏连续发生在3个以上，称为室性心动过速。QRS波群宽度≥0.12s，T波与QRS主波方向相反，心室率一般在100～250次/分。

（2）P波频率较QRS波慢，期间无固定关系，形成房室脱节。一旦P波能下传，可出现心室夺获或出现融合波，此为室性心动过速特有的心电图表现。

（3）如心室律不规则又无P波，应检查有无F波或f波，以除外房扑、房颤伴室内差异性传导，或预激综合征。

7. 心室扑动和心室颤动

（1）心室扑动的心电图特点

①出现连续而均匀的扑动波，QRS与ST-T无法区分，呈正弦波形。

②心室扑动频率在180～250次/分之间。

（2）心室颤动的心电图特点

①QRS-T波群完全消失，代之以波形不同、大小各异、频率极不匀齐的颤动波。

②心室颤动波频率常在250～500次/分之间。

③颤动波电压>0.5mV者为粗颤，<0.5mV为细颤。

8. 房室传导阻滞

（1）Ⅰ度房室传导阻滞：仅表现为P-R间期延长，>0.20s，但每一次心房激动都能下传到心室。

（2）Ⅱ度Ⅰ型房室传导阻滞：P-R间期逐渐延长，R-R间期逐渐缩短，终于出现QRS漏搏，其后又恢复最初的P-R间期。

（3）Ⅱ度Ⅱ型房室传导阻滞：QRS波有规律或不定时地漏搏，能下传的P-R间期固定不变。如果房室间的传导关系呈2∶1、3∶1，心室律是整齐的。

（4）Ⅲ度（完全性）房室传导阻滞

①P波频率明显高于QRS波频率。

②P-P间期和R-R间期各自匀齐或大致匀齐，期间无固定关系。

③QRS波形不定，心室节奏点越低，QRS波越宽。

八、心电监护要点

1. 定时观察和记录心率及心律。

2. 观察是否有P波以及P波的形态、高度和宽度。

3. 测量P-R间期、R-R间期、Q-T间期。

4. 观察QRS波形是否正常，有无"漏搏"。

5. 观察T波是否正常。

6. 注意有无异常波形出现。

微信扫码
◆临床科研
◆医学前沿
◆临床资讯
◆临床笔记

7. 一旦出现异常波形及时描记，分析原因并报告值班医师处理。

九、使用注意事项

1. 电源电压与机器电压一致，插头牢固，接稳压电源是保证各项监护指标准确及保护仪器的最佳保障。

2. 严密观察监护仪各项指标，发现异常及时处理。

3. 带有起搏器的患者要严密监护，区别正常心率与起搏心率，防止心搏停止后误把起搏心率按正常心率计数。

4. 为了防止电击危险，必须保证监护仪接地线。

5. 在清洁或消毒监护仪前必须拔掉电源，对监护仪不能进行高温、高压、气体熏蒸或液体浸泡。

6. 若出现严重电流干扰，可能因电极脱落、导线断裂或电极导电糊干涸、脱落等引起。

7. 若出现严重肌电干扰，多因电极位置放置不当。电极不宜放在胸壁肌肉较多的部位以免发生干扰。电极片贴附应避开手术切口。

8. 基线漂移，常由于患者活动或电极固定不牢。

9. 心电图振幅低，常因正负电极距离过近或两个电极放在心肌梗死部位的体表投影区。

10. 避免强电磁干扰对监护仪的影响。

第二节　呼吸系统的监护

一、呼吸功能的监护

正常呼吸功能是维持机体内外环境稳定的重要生理活动之一，而呼吸系统的监测是判定呼吸功能状况、预防并发症和推测预后的必要手段，是临床危重患者治疗和监护的依据。

1. 一般监护指标

（1）潮气量：一次吸入或呼出的气量，正常成人为 500ml 左右，小儿为 8 ~ 12ml/kg。

（2）每分通气量：潮气量 × 呼吸频率，大于 12L 为过度通气，小于 3L 为通气不足。

（3）每分钟肺泡通气量（有效通气量）：（潮气量 – 无效腔量）× 呼吸频率。

（4）功能残气量：在生理上起着稳定肺泡气体分压的缓冲作用，减少了呼吸间歇对肺泡内气体交换的影响，即防止每次吸气后新鲜空气进入肺泡所引起的肺泡气体浓度过大变化。

2. 临床监护指标　患者的体征是临床监护的主要内容。

（1）意识状态：清醒、朦胧、浅昏迷或深昏迷。

（2）呼吸状态：注意是否有自主呼吸以及患者呼吸频率、深浅度，是否有口唇、甲床发绀等。

（3）肺部听诊：正常时双肺呼吸音清晰；呼吸音减弱常见于疼痛、肺不张、肺瘀血、肺炎、气胸、气管插管不合适等；湿性啰音见于肺部感染；干性啰音见于气道狭窄、哮喘等，要及时报告医师并处理。

（4）咳嗽反射：应注意记录咳嗽反射的程度，如消失、微弱、尚可、较强、强等。

（5）观察记录痰的性状和量：粉红色泡沫状痰为肺水肿引起，大量稀薄血水样痰应考虑为呼吸窘迫综合征，黄绿色黏稠痰为感染时的分泌物，血丝或血块痰多为创伤所致。

3. 动脉血气监测

（1）动脉血 pH

1）概念：表示血浆中所含氢离子的浓度。由于氢离子浓度太小，约 4×10^{-8}/L，故一直沿用 pH（即氢离子浓度的负对数）来表示。

2）正常值：健康人动脉血 pH 为 7.35 ~ 7.45。

3）临床意义：pH <7.35 为酸中毒；pH>7.45 为碱中毒。

（2）动脉血二氧化碳分压（$PaCO_2$）

①概念：物理溶解于血浆（血液）中的二氧化碳气体产生的压力。它反映动脉血液中 CO_2 的浓度。

②正常值：4.7 ~ 6.0kPa（35 ~ 45mmHg）。

③临床意义：$PaCO_2$ 下降为呼吸性碱中毒；$PaCO_2$ 升高为呼吸性酸中毒。

（3）动脉血氧分压（PaO_2）

①概念：指血液中物理溶解的氧分子所产生的压力。

②正常值：12.6 ~ 13.3kPa（95 ~ 100mmHg）。

轻度缺氧：PaO_2>6.67kPa（>50mmHg）。

中度缺氧：$PaO_2$4.0 ~ 6.67kPa（30 ~ 50mmHg）。

重度缺氧：Pao_2<4.0kPa（<30mmHg）。

③临床意义：低氧血症见于肺部疾病导致分流、通气血流比例失调、通气不足以及弥散障碍，高氧血症见于吸氧治疗和过度通气。

4. 脉搏血氧饱和度监测

（1）原理：脉搏血氧饱和度仪的发光二极管所产生的两个波长的光线可以透过波动的血管床被光学感受器接收。

（2）准确性：当氧饱和度高于 80% 时，脉搏血氧饱和度的准确性为（4% ~ 5%）；当氧饱和度低于 80% 时，测定准确性进一步降低。

（3）局限性

①SpO_2：不能很好地反映高氧血症。另外，氧饱和度也不是低通气的敏感指标。

②仪器和探头间的差异：不同厂家间有所差异，不同探头发光二极管的输出也存在差别。因此，患者应固定使用同一仪器以及探头。

③异常血红蛋白血症：氧血红蛋白会使测定结果偏高，高铁血红蛋白使测量值总是接近 85%，而胎儿血红蛋白则不会影响测量结果。

④内源性和外源性染料：染料如亚甲蓝能够影响测量准确性，指甲油也有影响，而高胆红素血症对测量没有影响。

⑤皮肤色素：皮肤色素较深会影响测量结果。

⑥血流灌注：心排血量下降或严重的外周血管收缩，测量结果不可靠。

⑦贫血：重度贫血会使测量准确性下降。

⑧周围光线过强：周围光线过强会影响测量结果。

⑨脉搏异常：静脉波动和大的动脉波的重搏切迹会影响测量准确性。

二、无创正压通气

无创正压通气（NPPV）是指无须建立人工气道的正压通气，常通过鼻罩 / 面罩等方法连接患者。NPPV 可以减少急性呼吸衰竭的气管插管或气管切开以及相应的并发症，改善预后。

1. 呼吸机的选择　要求能提供双相的压力控制 / 压力支持，其提供的吸气压力可达到 20 ~ 30cmH₂O 能够提供满足患者吸气需求的高流量气体（60 ~ 100L/min），具备一些基本的报警功能；若用于 I 型呼吸衰竭，要求能提供较高的吸氧浓度（>50%）和更高的流速需求。

2. 连接方式　无创通气以口 / 鼻面罩与患者相连。面罩种类包括：全脸面罩、口罩、鼻罩等，应根据不同患者选择合适的面罩。

3. 适应证　①呼吸窘迫伴呼吸困难，辅助肌群参与呼吸，腹部反常运动；②pH<7.35 且 $PaCO_2$>45mmHg；③呼吸频率 >25 次 / 分。

4. 相对禁忌证　①呼吸停止；②心血管状态不稳定；③患者依从性差；④面部、胃、食管手术；⑤颜面部创伤或烧伤；⑥误吸风险高；⑦需要大剂量镇静者；⑧极度肥胖；⑨呼吸道大量分泌物。

5. 通气模式与参数调节

（1）通气模式

①持续气道正压（CPAP）：在自主呼吸条件下，整个呼吸周期气道保持正压。患者完成全部的呼吸功。

②双水平正压通气（BiPAP）：BiPAP有两种工作方式，即自主呼吸通气模式（S模式，相当于PSV+PEEP）和后备控制通气模式（T模式，相当于PCV+PEEP）。BiPAP的参数设置包括吸气压（IPAP）、呼气压（EPAP）及后备控制通气频率。当自主呼吸间隔时间低于设定值（由后备频率决定）时，即处于S模式；自主呼吸间隔时间超过设定值时，即由S模式转向T模式，即启动时间切换的背景通气PCV。在急性心源性肺水肿（ACPE）患者首选CPAP，如果存在高碳酸血症或呼吸困难不缓解可考虑换用BiPAP。

（2）参数调节

① BiPAP参数调节原则：IPAP/EPAP均从较低水平开始，待患者耐受后再逐渐上调，直到达到满意的通气和氧合水平，或调至患者可能耐受的最高水平。

②参数设置常用参考值

IPAP/潮气量：10 ~ 25cmH_2O/（7 ~ 15ml/kg）。

EPAP：3 ~ 5cmH_2O（Ⅰ型呼吸衰竭时用4 ~ 12cmH_2O）。

后备频率（T模式）：10 ~ 20次/分。

吸气时间：0.8 ~ 1.2s。

6. 护理要点

（1）保证安全而有效的通气治疗：做好解释以充分取得患者的配合，确保连接质量，设置适当的参数，监测动脉血气及SpO_2。

（2）保证足够的氧气和通气：做好各项监测，包括动脉血气、SpO_2、呼吸频率和状态、患者是否耐受呼吸机等。

（3）减少患者焦虑：做好解释工作，指导患者使用呼吸机。

（4）减轻患者不适：包括面部压迫、磨损、眼睛不适、胃肠胀气等。

（5）密切观察并发症的发生：如误吸、呼吸衰竭、意识水平下降等。

三、机械正压通气

机械通气最早是作为肺脏通气功能的支持治疗手段，经过多年来医学理论的发展及呼吸机技术的进步，已经成为涉及气体交换、呼吸做功、肺损伤、胸腔内器官压力及容积环境、循环功能等，可产生多方面影响的重要干预措施。并主要通过提高氧输送、肺脏保护、改善内环境等途径成为治疗多器官功能不全综合征的重要治疗手段。

1. 机械通气的生理与临床目标　合理的机械通气首先必须明确机械通气的目标。明确有创机械通气的生理和临床目标，既有助于解决指征问题，以免延误治疗，又能使机械通气治疗实现个体化，获得最佳疗效。

（1）改善或维持动脉氧合：改善低氧血症，提高氧输送是机械通气最重要的生理目标。吸入氧浓度适当的条件下，动脉血氧饱和度>90%，或动脉氧分压>60mmHg是保证氧输送的前提。

（2）支持肺泡通气：使肺泡通气量达到正常水平，将动脉二氧化碳分压水平维持在基本正常的范围内，是基本生理目标之一。根据病情需要，可保持二氧化碳分压低于或高于正常范围。

（3）维持或增加肺容积：通过应用控制性肺膨胀、间歇性高水平呼气末正压、俯卧位通气等肺泡复张手段，可明显增加呼气末肺泡容积（功能残气量），改善呼吸窘迫和低氧血症。

（4）减少呼吸功：机械通气替代患者呼吸肌做功，降低呼吸肌氧耗，有助于改善其他重要器官和组织的氧供。

（5）机械通气的临床目标：①纠正低氧血症；②纠正急性呼吸性酸中毒；③缓解缺氧和二氧化碳潴留引起的呼吸窘迫；④防止或改善肺不张；⑤防止或改善呼吸肌疲劳；⑥保证镇静和肌松剂使用的安全性；⑦减少全身和心肌氧耗；⑧降低颅内压；⑨促进胸壁的稳定，维持通气和肺膨胀。

2. 应遵循的原则

（1）个体化原则：不同疾病和不同病程，机械通气的设置应有所不同。

（2）氧输送原则：机械通气的根本目的是保证全身氧输送，改善组织缺氧。

（3）肺保护原则：机械通气不当可引起呼吸机相关性肺损伤等严重并发症。

（4）动态监测原则：机械通气过程中，应动态监测潮气量、气道压力、呼吸频率、每分通气量、PEEP 及内源性 PEEP 等呼吸生理参数。

（5）多器官功能障碍（MODS）防治原则：机械通气不当不但可加重肺损伤，而且可引起或加重肺外的 MODS。

3. 机械通气的分类

（1）根据吸气向呼气的切换方式不同：可分为"定容"型通气和"定压"型通气。

①定容型通气：呼吸机以预设通气容量来管理通气，即呼吸机送气达预设容量后停止送气，依靠肺、胸廓的弹性回缩力被动呼气。

常见的定容通气模式有容量控制通气（VCV）、容量辅助 – 控制通气（V-ACV）、间歇指令通气（IMV）和同步间歇指令通气（SIMV）等，也可将它们统称为容量预置型通气（VPV）。VPV 能够保证潮气量的恒定，从而保障每分通气量；VPV 的吸气流速波形为恒流波形，即方波，不能和患者的吸气需要相配合，尤其是存在自主吸气的患者，这种人 – 机的不协调增加镇静剂和肌松剂的需要，并消耗很高的吸气功，从而诱发呼吸肌疲劳和呼吸困难；当肺顺应性较差或气道阻力增加时，产生过高的气道压，易致呼吸机相关性肺损伤（VILI）。

②定压型通气：以气道压力来管理通气，当吸气达预设压力水平时，吸气停止，转换为呼气，故定压型通气时，气道压力是设定的独立参数，而通气容量（和流速）是从属变化的，与呼吸系统顺应性和气道阻力相关。

常见的定压型通气模式有压力控制通气（PCV）、压力辅助控制通气（P-ACV）、压力控制 – 同步间歇指令通气（PC-SIMV）、压力支持通气（PSV）等，将它们统称为压力预置型通气（PPV）。PPV 时潮气量随肺顺应性和气道阻力而改变；气道压力一般不会超过预置水平，利于限制过高的肺泡压和预防 VIU；易于人 – 机同步，减少使用镇静剂和肌松剂，易保留自主呼吸；流速多为减速波，肺泡在吸气早期即充盈，利于肺内气体交换。

（2）根据开始吸气的机制：分为控制通气和辅助通气。

①控制通气（CV）：呼吸机完全代替患者的自主呼吸，呼吸频率、潮气量、吸呼比、吸气流速完全由呼吸机控制，呼吸机提供全部的呼吸功。

CV 适用于严重呼吸抑制或伴呼吸暂停的患者，如麻醉、中枢神经系统功能障碍、神经肌肉疾病、药物过量等情况。对患者呼吸力学进行监测时，如静态肺顺应性、内源性 PEEP、呼吸功能的监测，也需在 CV 时进行，所测得的数值才准确可靠。

如潮气量、呼吸频率等参数设置不当，可造成通气不足或过度通气；应用镇静剂或肌松剂可能导致低心排、低血压、分泌物廓清障碍等；长时间应用 cv 将导致呼吸肌萎缩或呼吸机依赖。

②辅助通气（AV）：依靠患者的吸气努力触发或开启呼吸机吸气活瓣实现通气，当存在自主呼吸时，气道内轻微的压力降低或少量气流触发呼吸机，按预设的潮气量（定容）或吸气压力（定压）将气体输送给患者，呼吸功由患者和呼吸机共同完成。AV 适用于呼吸中枢驱动稳定的患者，患者的自主呼吸易与呼吸机同步，通气时可减少或避免应用镇静剂，保留自主呼吸可避免呼吸肌萎缩，有利于改善机械通气对血流动力学的不利影响，有利于撤机过程。

4. 机械通气常见模式

（1）辅助控制通气（ACV）：是辅助通气（AV）和控制通气（CV）两种通气模式的结合，当患者自主呼吸频率低于预置频率或无力使气道压力降低或产生少量气流触发呼吸机送气时，呼吸机即以预置的潮气量及通气频率进行正压通气，即 CV；当患者的吸气用力可触发呼吸机时，通气以高于预置频率的任何频率进行，即 AV。结果：触发时为辅助通气，无触发时为控制通气。参数设置如下。

①容量切换：触发敏感度、潮气量、通气频率、吸气流速/流速波形。

②压力切换：触发敏感度、压力水平、吸气时间、通气频率。

（2）同步间歇指令通气（SIMV）：是自主呼吸与控制通气相结合的呼吸模式，在触发窗内患者可触发和自主呼吸同步的指令正压通气，在两次指令通气周期之间允许患者自主呼吸，指令呼吸可以以预设容量（容量控制SIMV）或预设压力（压力控制SIMV）的形式来进行。

参数设置：潮气量、流速/吸气时间、控制频率、触发敏感度，当压力控制SIMV时需设置压力水平及吸气时间。

（3）压力支持通气（PSV）：属于部分通气支持模式，是患者触发、压力目标、流量切换的一种机械通气模式，即患者触发通气并控制呼吸频率及潮气量，当气道压力达预设的压力支持水平时，且吸气流速降低至低于阈值水平时，由吸气相切换到呼气相。

参数设置：压力、触发敏感度，有些呼吸机有压力上升速度、呼气敏感度（ESENS）。

（4）持续气道正压（CPAP）：是在自主呼吸条件下，整个呼吸周期以内（吸气及呼气期间）气道均保持正压，患者完成全部的呼吸功，是呼气末正压（PEEP）在自主呼吸条件下的特殊技术。

参数设置：仅需设定CPAP水平。

（5）双水平气道正压通气（BIPAP）：是指自主呼吸时，交替给予两种不同水平的气道正压，高压力水平（Phigh）和低压力水平（Plow）之间定时切换，且其高压时间、低压时间、高压水平、低压水平各自独立可调，利用从Phigh切换至Plow时功能残气量（FRC）的减少，增加呼出气量，改善肺泡通气。

参数设置：高压力水平（Phigh）、低压力水平（Plow）即PEEP、高压时间（Tinsp）、呼吸频率、触发敏感度。

5. 机械通气参数的调整

（1）潮气量的设定：在容量控制通气模式下，潮气量的选择应确保足够的气体交换及患者的舒适性，通常依据体重选择 $6 \sim 8ml/kg$，并结合呼吸系统的顺应性、阻力进行调整；依据肺机械参数，维持气道压最低时的VT，其压力最高应低于 $35cmH_2O$，可避免气压伤及呼吸机相关性肺损伤（VILI）；在压力控制通气模式下，潮气量是由选定的目标压力、呼吸系统的阻力及患者的自主呼吸方式决定的；依据P-V曲线将VT设定于P-V曲线陡直段。依据肺机械参数，以维持气道压最低时的VT，其压力最高应低于 $35cmH_2O$，最终应以血气分析进行调整。

（2）呼吸频率的设定：呼吸频率的选择根据通气模式、无效腔/潮气量比、代谢率、目标 $PaCO_2$ 水平及自主呼吸强度等决定，原则上成人通常设定为 $12 \sim 20$ 次/分，急/慢性限制性肺疾病时也可根据每分通气量和目标 $PaCO_2$ 水平超过 20 次/分。

（3）流速调节：理想的峰流速应能满足患者吸气峰流速的需要，成人常用的流速可设置在 $40 \sim 60L/min$ 之间，根据每分通气量和呼吸系统的阻力和肺的顺应性调整，控制通气时由于吸气时间的限制，峰流速可低于 $40L/min$，压力控制型通气模式下流速由选择的压力水平、气道阻力及患者的吸气努力决定。流速波形在临床常用恒流（方波）或减速波。

（4）吸气时间/吸呼比（I∶E）的设置：I∶E的选择是基于患者的血流动力学、氧合状态及自主呼吸水平，适当的设置能保持良好的人-机同步性，根据血流动力学、氧合、自主呼吸选择吸气时间或吸呼比，自主呼吸患者通常设置吸气时间为 $0.8 \sim 1.2$ 秒或吸呼比为 $1∶（1.5 \sim 2）$。

（5）触发灵敏度调节：一般情况下，压力触发常为 $-0.5 \sim -1.5cmH_2O$，流速触发常为 $2 \sim 5L/min$，合适的触发灵敏度设置将明显使患者更舒适，促进人机协调。

（6）吸入氧浓度（FiO_2）：机械通气初始阶段，可给高 FiO_2（100%）以迅速纠正严重缺氧，后依据目标 PaO_2、PEEP水平、MAP水平和血流动力学状态，酌情降低设定 FiO_2 至 50% 以下，并设法维持 $SaO_2>90\%$，若不能达上述目标，即可加用PEEP、增加平均气道压，应用镇静剂或肌松剂；若适当PEEP和MAP可以使 $SaO_2>90\%$，应保持最低的 FiO_2。

（7）PEEP的设定：设置PEEP的作用是使萎陷的肺泡复张，增加平均气道压，改善氧合，减少回心血量，减少左室后负荷。克服PEEP引起呼吸功的增加。虽然PEEP设置的上限没有共识，但下限通常在 P-V 曲线的低拐点（LIP）或 LIP 之上 2cmH₂O。

6. 机械通气过程中的监测与管理

（1）进行常规呼吸功能监测：①观察胸廓运动情况；②听诊肺部判断呼吸音情况；③观察口唇、肢端颜色，判断有无缺氧现象；④观察甲床按压后恢复时间，判定血流灌注时间，一般在 0.5 秒恢复；⑤观察精神症状及神经状况；⑥观察有无颈外静脉曲张情况，可判断胸内压高低和右心功能状态。

（2）呼吸功能的监测：潮气量、呼吸频率、每分通气量、呼吸比值、气道平均压、血气分析、血氧饱和度。

7. 机械通气的并发症　机械通气是重要的生命支持手段之一，但机械通气也会带来一些并发症，甚至是致命的并发症。合理应用机械通气将有助于减少甚至避免并发症的产生。

（1）人工气道相关的并发症：人工气道是将导管直接插入或经上呼吸道插入气管所建立的气体通道。临床上常用的人工气道是气管插管和气管切开。

①导管异位：插管过深或固定不佳，均可使导管进入支气管。因右主支气管与气管所成角度较小，插管过深进入右主支气管，可造成左侧肺不张及同侧气胸。

②气道损伤：困难插管和急诊插管容易损伤声门和声带，长期气管插管可以导致声带功能异常，气道松弛。气囊充气过多、压力太高，压迫气管，气管黏膜缺血坏死，形成溃疡，可造成出血。

③人工气道梗阻：人工气道梗阻是人工气道最为严重的临床急症，常威胁患者生命。导致气道梗阻的常见原因包括：导管扭曲、气囊疝出而嵌顿导管远端开口、痰栓或异物阻塞管道、管道坍陷、管道远端开口嵌顿于隆突、气管侧壁或支气管。

④气道出血：人工气道的患者出现气道出血，特别是大量鲜红色血液从气道涌出时，往往威胁患者生命，需要紧急处理。气道出血的常见原因包括：气道抽吸、气道腐蚀等。

⑤气管切开的常见并发症：根据并发症出现的时间，可分为早期、后期并发症。

早期并发症：指气管切开一般 24 小时内出现的并发症。主要包括：①出血：是最常见的早期并发症；②气胸：是胸腔顶部胸膜受损的表现，胸膜腔顶部胸膜位置较高者易出现，多见于儿童、肺气肿等慢性阻塞性肺疾病患者等；③空气栓塞：是较为少见的并发症，与气管切开时损伤胸膜静脉有关；④皮下气肿和纵隔气肿：是气管切开后较常见的并发症。皮下气肿和纵隔气肿本身并不会危及生命，但有可能伴发张力性气胸，需密切观察。

后期并发症：指气管切开 24～48 小时后出现的并发症，发生率高达 40%。主要包括：①切口感染；②气管切开后期出血；③气道梗阻；④吞咽困难；⑤气管食管瘘；⑥气管软化。

（2）正压通气相关的并发症

①呼吸机相关肺损伤：指机械通气对正常肺组织的损伤或使已损伤的肺组织损伤加重，包括气压伤、容积伤、萎陷伤和生物伤。

②呼吸机相关肺炎：是指机械通气 48 小时后发生的院内获得性肺炎。气管内插管或气管切开导致声门的关闭功能丧失，机械通气患者胃肠内容物反流误吸是发生院内获得性肺炎的主要原因。

③氧中毒：即长时间地吸入高浓度氧导致的肺损伤。当患者病情严重必须吸高浓度氧时，应避免长时间吸入，应少于 24 小时，浓度尽量不超过 60%。

④呼吸机相关的膈肌功能不全：特指在长时间机械通气过程中膈肌收缩能力下降。保留自主呼吸可以保护膈肌功能。机械通气患者使用肌松剂和大剂量糖皮质激素可以导致明显肌病的发生。机械通气患者应尽量避免使用肌松剂和糖皮质激素，以免加重膈肌功能不全。

（3）机械通气对肺外器官功能的影响

①对心血管系统的影响：①低血压与休克：机械通气使胸腔内压升高，导致静脉回流减少，心脏前负荷降低，其综合效应是心排出量降低，血压降低。②心律失常：机械通气期间，可发生多种类型心律失常，其中以室性和房性早搏多见。

②对其他脏器功能的影响：①肾功能不全：机械通气引起患者胸腔内压力升高，静脉回流减少，导致抗利尿激素释放增加，机体水钠潴留；同时机械通气导致静脉回流减少，使心脏前负荷降低，导致心

排血量降低,使肾脏血流灌注减少。可能导致肾脏功能不全。②消化系统功能不全:机械通气患者常出现腹胀,卧床、应用镇静剂、肌松剂等原因可引起肠道蠕动功能降低和便秘,咽喉部刺激和腹胀可引起呕吐,肠道缺血和应激等因素可导致消化道溃疡和出血。另外,PEEP的应用可导致肝脏血液回流障碍和胆汁排泄障碍,可出现高胆红素血症和转氨酶轻度升高。③精神障碍:极为常见,表现为紧张、焦虑、恐惧,主要与睡眠差、疼痛、恐惧、交流困难有关,也与对呼吸机治疗的恐惧、对治疗的无知及呼吸道造成的强烈刺激有关。

(4)与镇静剂及肌松剂相关的并发症:镇静剂的应用可导致血管扩张和心排血量降低,导致血压降低、心率加快。镇静不足不能达到镇静目的,镇静过度抑制了咳嗽反射,使气道分泌物易发生潴留而导致肺不张和肺部感染。

8. 撤离呼吸机的指征

(1)导致机械通气的病因好转或被去除。

(2)氧合指标:PaO_2/FiO_2 为 150 ~ 200;PEEP 为 5 ~ 8cmH$_2$O;$FiO_2 \leq 0.40$;对于 COPD 患者:pH>7.30,$FiO_2<0.35$,$PaO_2>50$mmHg。

(3)血流动力学稳定:无心肌缺血动态变化,临床上无明显低血压,不需要血管活性药物治疗或只需要小剂量药物,如多巴胺 <5μg/(kg·min)。

(4)有自主呼吸能力,存在咳嗽和吞咽反射。

9. 撤离呼吸机的方法

(1)直接撤机:适用于机械通气前肺功能良好,因手术等突发因素或急性疾病行机械通气的患者。

①降低呼吸机辅助条件:包括 PEEP、PSV 水平直至达到撤机标准;降低 FiO_2 至 0.40 以下。

②呼吸机参数降至以上水平后,患者通气及氧合指标满意($PaO_2>60$mmHg,$SaO_2>93\%$),可考虑撤除呼吸机。

(2)分次或间断撤机

①根据临床状况及血气分析指标逐渐降低 FiO_2。

②采用 SIMV 通气方式在呼吸较弱期间给予辅助,随着自主呼吸增强,辅助呼吸次数逐渐减少直到自主呼吸完全恢复。当 SIMV 频率降至 5 次/分,如果患者呼吸平稳、血气大致正常、能较好地维持通气和氧合,可考虑撤机。

③采用 PSV 通气方式:开始可逐渐增加 PSV 的压力支持水平,利于肺的充分膨胀。以后再逐渐降低压力支持水平至撤机水平后,可考虑脱机。

④采用 CPAP 通气方式:方法与 PSV 通气模式基本相同,逐渐降低压力支持水平,如自主呼吸频率过快,应寻找原因,必要时更换通气模式。

⑤间断脱机:每日分次脱机,并根据病情逐渐延长脱机时间和增加脱机次数,直至完全脱机。

10. 呼吸机使用的注意事项

(1)呼吸机安装完毕后调试各参数,开机顺序为:压缩空气→氧气→主机。中心供氧和供气情况下,先连接氧气、空气,再开主机。进行试机后处于待用状态,并请第二人查对。

(2)使用前重新检查呼吸机性能、调试参数及运转情况,用检测膜肺试行通气,确保准确无误后连接患者。

(3)定期听双肺呼吸音,检查通气效果。

(4)检查呼吸机监测指标和管道有无故障并排除。

(5)机械通气 30 分钟后查血气分析,根据结果调整各项参数。

(6)密切注意相关脏器功能状态,记录血压、心率、呼吸、尿量等。

11. 机械通气过程中异常情况的处理

(1)漏气:因导管气囊充气不足、缓慢逸气、破裂和呼吸机管道连接松脱所致。

①临床所见:呼吸机容量监控报警装置发出声光报警指示潮气量下降,胸廓活动幅度减小,气道压力明显下降。

②处理：应排除气囊漏气的可能，如属气囊内气体的缓慢逸散，应注意经常充气。气囊破裂应更换气管导管。寻找呼吸机本身常见漏气原因，雾化罐水槽是否旋紧；呼吸机管道系统连接有无松脱等。如找不到漏气原因，考虑呼吸机机械装置失灵所致，应断离呼吸机，暂由手控呼吸囊给氧并更换呼吸机。

（2）通气停止：呼吸机与气管导管接头处及本身管道的完全脱开或扭曲致通气完全停止；气源或电源的突然中断及呼吸机管道接错所致命性危险。

预防：应用呼吸机前，应对呼吸机的运转功能及管道连接进行全面检查，确认一切正常方可使用，并注意应用中的监护。

（3）报警失灵：在机械通气中，如呼吸机报警失灵或关闭后就有可能忽视一些可能发生的问题。因而强调注意临床观察，不能完全依赖报警装置。

12. 呼吸机相关性肺炎与呼吸机集束干预策略

（1）呼吸机相关性肺炎（VAP）是患者使用呼吸机 48 小时后出现的一种院内感染式的肺炎。有研究显示，接受呼吸机给氧的患者出现 VAP 的发病率是 22.8%，而使用呼吸机的患者比未使用呼吸机的患者出现肺炎的风险高 3 ~ 10 倍，还有研究显示，VAP 可使患者住院天数增加、住院成本增加及病死率增高。

（2）呼吸机集束干预策略是指为预防 VAP 的发生，执行的一系列有循证的治疗及护理措施。在临床工作中一定要对患者持续地执行集束干预策略中的每一项措施，不能间断执行或选择其中的某一项或两项来执行。

呼吸机集束干预策略包括以下措施。

①抬高床头：为防止患者因床头过低产生误吸，应将床头抬高 30° ~ 40°，同时可改善患者的通气功能，有利于呼吸；已脱机患者，抬高床头可更易用力作自主式呼吸。但患者患有颈椎骨折情况除外。另外，抬高床头后，应将床尾稍抬高，防止患者身体下滑使背部皮肤受损。

②镇静休假：指每天暂时停止使用镇静药物及试行脱机和拔管，也称"每天唤醒"。这样可减低 VAP 产生的机会。执行"镇静休假"计划时，应注意观察患者有无疼痛、躁动、焦虑等不适症状，防止出现呼吸机对抗及意外拔管。

③预防消化性溃疡：危重患者若出现消化性溃疡及其他相关并发症，如消化道出血、消化道缺血坏死、消化道感染等，不但延长患者使用呼吸机天数及住院时间，还会大大增加 VAP 的发生。H_2 受体抑制剂能有效减少消化性溃疡。

④预防中心静脉栓塞：危重患者一般采用加压弹性袜子或下肢间歇充气加压泵，增加下肢静脉内血液回流，以预防中心静脉栓塞。

四、氧疗

当组织氧供不足或其利用氧气发生障碍而致使机体发生代谢功能和形态异常时，称为缺氧。缺氧有许多类型，但低氧血症是其主要类型之一。氧疗是通过吸入氧气提高肺泡氧分压，进而提高动脉氧分压，达到纠正缺氧的一种方法。

1. 低氧血症的定义　低氧血症是血液中氧分不足的一种状态。动脉血氧分压（PaO_2）低于 75mmHg。可分为轻、中、重度。低氧血症可引起广泛地组织细胞损伤。

轻度低氧血症：50mmHg<PaO_2<75mmHg。

中度低氧血症：30mmHg<PaO_2<50mmHg。

重度低氧血症：PaO_2<30mmHg。

2. 引起低氧血症的原因

（1）吸入氧分压低：主要见于高原居住或工作、高空飞行、潜水等。

（2）肺部疾病

①肺泡通气不足：主要见于慢性阻塞性肺疾病、重症肌无力等。

②通气 / 血流比例失调：见于动静脉分流、肺不张、肺栓塞、急性呼吸窘迫综合征等。

③弥散障碍：见于急性肺水肿、肺间质纤维化。

④氧气运输障碍：氧供降低，见于低血压、贫血、氧合降低等。

⑤组织氧合降低：正常组织摄氧率为 25%。摄氧率降低见于：脓毒症、碱中毒、CO 中毒。

3. 缺氧的类型

（1）乏氧性缺氧：各种原因所致动脉血氧分压降低引起的缺氧。

（2）贫血型缺氧：因血红蛋白减少或变性导致氧运输发生障碍，组织器官不能得到氧供引起的缺氧。

（3）循环淤滞型缺氧：循环功能障碍，使得全身或局部的血流缓慢或淤滞，造成组织或器官氧供减少。

（4）组织中毒型缺氧：中毒引起组织和细胞利用氧的能力下降或障碍引起的缺氧。

4. 氧气疗法

（1）适应证：①吸入氧分压低，如高原反应；②肺泡通气不足，如慢性阻塞性肺疾病患者、重症肌无力患者呼吸功能障碍；③通气 / 血流比例失调，如肺不张、肺栓塞；④弥散障碍，如急性肺水肿、肺间质纤维化；⑤氧供降低，如低血压、贫血、氧合不足等；⑥组织氧合降低，如脓毒血症、碱中毒、CO 中毒等。

（2）临床应用：①轻度缺氧：给予鼻塞或鼻导管吸氧，2 ~ 4L/min，也可面罩吸氧，<4L/min。②中度缺氧：无 $PaCO_2$ 升高，给予面罩吸氧 4 ~ 10L/min。③中度缺氧并 $PaCO_2$ 升高，采取持续低流量的方式吸氧，可使用 Venturi 面罩。必要时采用间歇正压给氧和适当的辅助通气治疗。④严重缺氧：使用呼吸机。

（3）不良反应：①呼吸抑制：尤其长时间、高浓度给氧可引起呼吸中枢抑制，加重 COPD 患者 CO_2 潴留。②氧中毒：长时间、高浓度给氧可引起氧中毒，发生肺毛细血管充血、肺泡膜增厚、肺不张、肺纤维化等病理改变。

五、人工气道管理

人工气道是指为保证气道通畅而在生理气道与空气或其他气源之间建立的有效连接。做好人工气道的管理是关系到危重症患者重要脏器功能保障和救治能得到顺利转归的重要环节。

1. 人工气道的作用

（1）为防止误吸提供相对的保护。

（2）维持气体交换所需的通畅气道。

（3）提供肺与呼吸机连接的途径。

（4）建立清除分泌物的通道。

2. 适应证 ①上呼吸道梗阻；②气道保护性机制受损；③气道分泌物潴留；④实施机械通气。

3. 类型 ①上人工气道：包括口咽通气道和鼻咽通气道。②下人工气道：包括气管插管和气管切开，常用的人工气道为下人工气道。

4. 人工气道对患者的影响

（1）破坏了呼吸道的正常防御机制。

（2）抑制正常咳嗽反射。

（3）语言交流障碍。

（4）自尊、自我形象受损。

5. 气管插管过程中的配合与监测

（1）患者取仰卧位，头部靠近床头，如床头栏可移动，撤掉床头栏，便于医师插管操作。如床头栏不能撤掉，将患者摆成对角线体位，即：头在床头右上角，脚朝向床尾左下角，对清醒患者做好解释工作，有义齿的即刻取出。

（2）遵医嘱备咪达唑仑注射液，在近心端血管，最好是中心静脉导管给药，使其快速发挥药效。

（3）必要时备黏膜麻醉剂，如 1% 丁卡因喷咽、喉部表面麻醉。

（4）备吸引物品，做好插管过程中的吸引准备。

（5）在床旁，备摆放插管等物品的操作台面，如床头桌、移动餐桌等。

（6）适当约束患者。

（7）插管过程中，严密监测患者的呼吸频率、幅度、方式；观察口唇、四肢末梢、皮肤黏膜的颜色；监测血压、ECG、SpO$_2$。

6. 人工气道的固定

（1）经口气管插管的固定

①使用专用固定器固定气管插管。

②带牙垫固定法：先用胶布将牙垫与气管插管进行固定，再使用寸带给予固定。寸带与患者皮肤接触处，应有保护措施，预防皮肤损伤。

③去牙垫固定法：用于无牙、有牙但镇静满意或有牙配合良好的患者。以胶布在插管位于切牙处缠绕一圈，再将寸带固定于胶布处，寸带较长的一端绕过患者头部，与另一端打结。此方法可增加患者舒适度。

（2）经鼻气管插管的固定：以胶布在插管位于鼻翼处缠绕一圈，再将寸带固定于胶布处，寸带较长的一端绕过患者头部，与另一端打结。

（3）气管切开插管的固定：取两根寸带，一长一短，分别系于套管两侧，较长的一根绕过患者头部，与另一根打结。注意应打死结，避免自行松开。

7. 人工气道的湿化

（1）常用方法

①保证充足的液体入量：如果机体液体量不足，即使呼吸道进行湿化，呼吸道内的水分也会进入到失水的组织中去，呼吸道仍处于缺水状态。

②加温湿化器：湿化罐内应注入蒸馏水，加热温度以气管插管的气体温度达到37℃为宜，以使吸入气体的湿度达到100%。

③湿热交换器：也称人工鼻。可放置在"Y"形管与气管导管之间，为被动湿化。呼气时，随温度的下降，呼出的水分被截留在人工鼻中，吸气时，温度逐渐升高，人工鼻内的水分进入吸入气体中。如患者呼吸道分泌物黏稠或呈血性、体温过低、呼出潮气量过高或过低，不宜使用人工鼻。

（2）湿化效果评价

①湿化满意：痰液稀薄，容易吸出或咳出；吸痰管壁上留有少量痰液，容易被冲洗干净；听诊呼吸道内无干鸣音或大量痰鸣音。

②湿化过度：痰液过度稀薄，需不断吸引；听诊呼吸道内大量痰鸣音；患者频繁咳嗽、人－机对抗。

③湿化不足：痰液黏稠，不易吸出或咳出；吸痰管壁上留有较多痰液，不易被冲洗干净；听诊呼吸道内有干鸣音。

8. 气囊的管理

（1）气囊压力

①理想的气囊压力为18mmHg。正常成人气管黏膜的动脉灌注压约为30mmHg，毛细血管静脉端的压力为18mmHg。当气囊压力大于18mmHg时，会引起气管黏膜静脉回流受阻而出现淤血。气囊压力过高，会造成黏膜损伤；压力过低，则不能有效封闭气囊与气管间的间隙。因此，应注意检查气囊压力，保持在合适状态。而且，气囊不需要定时放气。

②气囊充气量：在没有气囊测压表时，气囊充气量可采用最小漏气技术和最小闭合技术。

最小漏气技术：即气囊充气后，吸气时允许有少量气体漏出。

方法：将听诊器置于患者气管处，听漏气声。向气囊内缓慢注气直到听不到声音，然后从0.1ml开始抽出气体，直到吸气时能听到少量漏气声为止。最小闭合技术：即气囊充气后，吸气时恰好无气体漏出。

方法：将听诊器置于患者气管处，边向气管内注气边听漏气声，直到听不到声音，然后抽出0.5ml气体时，又可听到少量气体漏气声，再注气，直到吸气时听不到漏气声为止。该方法可在一定程度上减少气囊对气管壁的损伤，进食时不易发生误吸，不影响潮气量。

（2）气囊上分泌物的清除

①使用带声门下吸引的气管导管。

②将气管插管内痰液吸干净，将吸痰管插入至超过气管插管长度2cm处，一人放气囊另一人吸痰，使得气囊上分泌物被清除，然后及时将气囊充气。

③在气囊放气的同时，通过呼吸机或简易呼吸器，经人工气道给予较大的潮气量，在塌陷的气囊周围形成正压，将分泌物吹到口咽部，经口腔和鼻腔进行吸引。

9. 吸痰

（1）吸痰的时机：应强调按需吸痰。吸痰指征：①患者咳嗽或有呼吸窘迫；②听诊或病床旁听到有痰鸣；③呼吸机气道压力升高报警；④氧分压或氧饱和度突然降低；⑤体位变化前后。

（2）吸痰管的选择：吸痰管材质应对气管黏膜损伤小；吸痰管能顺利通过气管导管；合适的长度，较气管导管长至少5cm；粗细合适，吸痰管外径小于气管导管内径的一半；单根独立无菌包装。

（3）操作要点：严格遵守无菌操作原则，冲洗液应为无菌生理盐水；吸痰前应提高氧浓度或吸纯氧；吸痰管进入气管导管时，应不带负压，到达合适位置后，再开启负压；吸痰管在人工气道内的时间不超过15秒；吸痰过程中应密切观察患者生命体征。

（4）吸痰的并发症：低氧血症、心律失常、低血压、肺萎陷或肺不张。

第三节 循环系统的监护

一、无创血压监测

无创血压监测（NIBP）是通过加压袖带阻断动脉血流，在持续放气时测定袖带压力振荡，或袖带放气时血流继续流经动脉时的压力。

1. 测量技术

（1）手动法：尽管手动法测定无创血压耗时较长且个体差异较大，但由于其操作简便，成本低廉，仍得到广泛应用。

①听诊法：首先利用袖带加压阻断血管血流，随着袖带压力降低，血管内逐渐形成湍流，而产生Korotkoff音，通过听诊可以确定收缩压，而当血流声音消失时的压力即为舒张压。

②示波测量法：该方法将袖带与压力表相连，随着袖带逐渐放气，第一个振荡出现时的压力即为收缩压，而振荡消失时的压力即为舒张压。

（2）自动无创测量技术：此法由于使用方便而得到广泛应用。多数自动测量血压设备均采用示波测量技术。一般而言，袖带充气至超过前次收缩压40mmHg（或达到约170mmHg），此后在逐渐放气的同时用传感器监测袖带内的压力振荡。最大振荡出现时的最低压力与MAP有很好的相关性。收缩压和舒张压可通过运算法则确定，但通常分别与最大振荡波形的初始上升和最后下降相对应。

2. 注意事项

（1）袖带宽度适中：袖带宽度应覆盖上臂或大腿长度的2/3，即袖带宽度相当于肢体直径的120%。袖带过窄可导致测量值过高，袖带过宽可导致测量值过低。

（2）停止活动：活动可能导致测量时间过长，此时部分仪器甚至无法测量血压。

（3）常规监测时测量周期不应少于2分钟，如果设定测量血压过于频繁，可能导致静脉瘀血；某些仪器设有STAT模式，可快速反复测量血压，但可能影响肢体灌注并损害外周神经。

（4）心律失常患者有时没有正常的心脏搏动，因此在袖带逐渐放气时可能无法记录实际血压。血压很低或很高，电子测压仪很难感知压力振荡。

（5）在一次血压测量完毕后，将袖带完全放气，需等待30秒，方可进行下一次血压监测。

（6）血压计袖带内垫一次性衬布，每4小时松开袖带片刻或更换肢体进行血压测量，以减少因持续充气而对肢体血液循环产生的影响，并减轻给患者带来的紧张与不适。

（7）无论电子测压仪还是手动血压计，因长时间使用，精确度会降低，因而每半年由专业技师检测一次准确度。当电子测压仪测量血压异常与患者体征不相符时，要用人工测量法进行核实。

（8）患者转出 ICU 时，血压计袖带放臭氧消毒柜消毒后备用。

二、有创动脉血压监测

有创血压监测（IBPM）是将动脉导管置入动脉内直接测量动脉内血压的方法。IBPM 为持续的动态变化过程，不受人工加压、减压、袖带宽窄及松紧度的影响，准确、直观，可根据动脉波形变化来判断分析心肌的收缩力。患者在应用血管活性药时及早发现动脉压的突然变化，有利于医务人员根据动脉压的瞬间变化及时调整治疗。还可以反复动脉抽血监测血气分析，避免反复动脉穿刺，减轻患者痛苦和护士工作量，也可为临床诊治提供可靠的监测数据。

1. 概念　IBPM 为直接感知血液内的压强，将套管针置于动脉血管内连接延长管、传感器及监护仪，传感器将导管内液体压转换为电信号输入监测仪，最终将其转换成数字和波形，显示于屏幕上。有创压较无创压高 5 ~ 20mmHg（1mmHg=0.133kPa）。一般股动脉收缩压较桡动脉高 10 ~ 20mmHg，而舒张压低 15 ~ 20mmHg，足背动脉收缩压可能较桡动脉高 10mmHg，而舒张压低 10mmHg。

2. 置管方法　穿刺部位首选桡动脉，因为桡动脉位置表浅、易触及、易定位、易观察，易于护理和固定。其次是股动脉、足背动脉、肱动脉等。以桡动脉为例，操作时，常规消毒铺巾，操作者左手食指、中指触及患者桡动脉搏动，右手持穿刺针，在搏动最强处进针，穿刺针与皮肤呈 30° ~ 40°，若有鲜红色的血液喷至针蒂，表明针芯已进入动脉，此时将穿刺针压低 15°，再向前进针约 2mm，如仍有回血，送入外套管，拔出针芯，有搏动性血液喷出，说明导管位置良好，即可连接测压装置，此为直接法；如果不再有回血表明已经穿透血管，再进少许针，退出针芯，接注射器缓慢回吸后退，当回血通畅时，保持导管与血管方向一致，捻转推进导管，此为穿透法。

3. IBPM 管道的管理

（1）测压管道的连接：在穿刺成功后，应立即连接冲洗装置，调整压力传感器的高度平右心房的水平，一般放在腋中线第四肋间。压力袋内的肝素盐水（配置浓度为 2 ~ 4U/ml），24 小时更换 1 次。压力袋外加压至 300mmHg，主要起抑制动脉血反流的作用。

（2）压力换能器的调零：监测取值前实施调零操作（关近端，通大气，归零，关闭大气，打开近端），最好 4 小时调零 1 次。测压过程中如对数值有疑问，需随时调零。如监护仪上动脉波形消失，可能是动脉堵塞引起，应用注射器抽吸，如无回血，需立即拔出动脉导管，严禁动脉内注射加压冲洗。

（3）从测压管抽取血标本：从测压管抽取血标本时，应先将管道内液体全部抽出后再取血，以避免因血液稀释而影响检查结果。

（4）严防气体进入血液：在测压、取血、调零或冲洗管道等操作过程中，要严防气体进入血液而造成动脉气栓。

（5）注意事项：定时冲洗管道，保持通畅，防止血液凝固堵塞，确保动脉测压的有效性和预防动脉内血栓形成。

4. 波形的识别与分析　正常动脉压力波形分为升支、降支和重搏波。升支表示心室快速射血进入主动脉，至顶峰为收缩压，正常值为 100 ~ 140mmHg（1mmHg=0.133kPa）；降支表示血液经大动脉流向外周，当心室内压力低于主动脉时，主动脉瓣关闭与大动脉弹性回缩同时形成重搏波。之后动脉内压力继续下降至最低点，为舒张压，正常值为 60 ~ 90mmHg。从主动脉到周围动脉，随着动脉管径和血管弹性的降低，动脉压力波形也随之变化，表现为升支逐渐陡峭，波幅逐渐增高。

5. 常见并发症的预防及护理措施

（1）防止血栓形成：实施 IBPM 引发血栓形成的概率为 20% ~ 50%，其主要是由于置管时间过长、导管过粗或质量较差、反复穿刺或血肿形成以及重症休克或低心排血量综合征等因素引起。因此，为防止血栓形成应做到：①避免反复穿刺损伤血管；②发现血凝块应及时抽出，禁止注入，如抽出有困难，立刻拔管；③取血标本后立即将血液冲回血管内；④发现缺血征象如肤色发白、发凉及有疼痛感等异常变化，应及时拔管；⑤动脉置管时间长短与血栓形成相关，一般不宜超过7天；⑥防止管道漏液，应把测压管道的各个接头连接紧密。

（2）预防感染：IBPM诱发的感染通常主要是由于导管直接与血管相通，破坏了皮肤的屏障作用，导管放置时间长，细菌容易通过三通管或压力传感器进入体内。为预防此类感染发生，穿刺过程要求严格执行无菌技术，局部皮肤感染应及时拔管更换测压部位。在留取血标本、测压及冲洗管道等操作时，应严格执行无菌操作原则。每日消毒穿刺点及更换无菌贴膜1次。密切观察穿刺部位有无出血，防止细菌从导管入口进入血液而导致逆行感染发生菌血症及败血症。三通管应用无菌巾包好，24小时更换。拔管后要进行常规导管尖端细菌培养。

（3）预防出血和血肿：套管针脱出或部分脱出、拔除导管后压迫时间过短、接头衔接不牢或脱离等，易导致局部出血、渗血或形成血肿。因此在进行各项治疗护理工作时，避免牵拉导管，将动脉置管处暴露，加强巡视。同时因肝素在肝脏代谢，大部分代谢物从肾脏排除，对老年人及肝肾功能不良者尤应注意出血倾向。对于意识不清和烦躁患者给予约束带约束置管侧肢体，固定牢套管针。拔管后，局部按压5～10分钟，再用绷带加压包扎，30分钟后予以解除。如果出现血肿可局部用30%硫酸镁湿敷。

（4）预防动脉空气栓塞：由于冲洗装置排气不彻底、管道系统连接不紧密及更换肝素帽或采集血标本时，空气很容易进入。残留空气不仅能引起空气栓塞，还会影响测压数值，因为气泡常使机械信号减弱或衰减，从而导致一个减幅的类似波和错误的压力读数。因此在实施护理时，要拧紧所有的接头确保开关无残气；避免增加不必要的开关和延长管；应在取血或调零后，快速冲洗开关处。

三、中心静脉压监测

中心静脉压（CVP）是指腔静脉与右心房交界处的压力，反映右心前负荷的指标。将导管经颈内静脉或锁骨下静脉插入上腔静脉，导管末端再与充满液体的延长管和换能器相连，通过测压装置与多功能监护仪相连，即可由监护仪上获得中心静脉压的波形与数值。CVP由四种成分组成：①右心室充盈压；②静脉内壁压力，即静脉内血容量；③作用于静脉外壁的压力，即静脉收缩压和张力；④静脉毛细血管压。CVP是临床观察血流动力学的主要指标之一。

1. 正常值及临床意义　CVP正常值为5～12cmH$_2$O（2～8mmHg）。CVP2～5cmH$_2$O常提示右心房充盈欠佳或血容量不足，CVP15～20cmH$_2$O时，则表示右心功能不良，心脏负荷过重。当患者出现左心功能不全时，CVP也就失去了参考价值。CVP结合其他血流动力学参数综合分析，在ICU中对患者右心功能和血容量变化的评估有很高的参考价值。因而在输血补液及使用心血管药物治疗时连续观察CVP的变化极为重要。临床上根据CVP与血压、尿量的关系来分析病情，特别是心脏大手术后患者CVP与血压、尿量受各种因素影响而变化。因此，ICU护士必须具备高度的责任心和丰富的临床经验，

根据不同的情况及时配合医师采取相应的急救措施。

（1）CVP与血压、尿量的关系及病情分析

CVP与血压、尿量的关系见（表7-1）。

表7-1　CVP与血压、尿量的关系及临床提示和处理原则

CVP	血压	尿量	临床提示	处理原则
↓	↓	↓	血容量不足或血管扩张	充分补液
↓	正常	↓	回心血量不足，周围血管收缩	适当补液
↑	↓	↓	血容量相对过多，心肌收缩无力或输液量过多	给予强心药，纠正酸中毒，舒张血管
↑	↑	↓	右心功能不全，肺循环阻力增加，血管收缩或肾功能不全	舒张血管
正常	↓	↓	右心功能不全，血管收缩，心输出量降低	补液试验
↑	↑		血容量过多，组织间液回流量大	

①补液试验：取等渗盐水250ml，于5～10分钟内经静脉滴入，若血压升高，CVP不变，提示血容

量不足；若血压不变而 CVP 升高 3～5cmH$_2$O（0.29～0.49mmHg），则提示心功能不全。

②Weil"5-2 法则"：也是补充血容量治疗中的指导方法之一。在输液中如 CVP 值升高超过原基础值 5cmH$_2$O，应暂停输液；如输液后 CVP 值升高低于 5cmH$_2$O，但高于 2cmH$_2$O，则短时间暂停输液，如 CVP 值持续升高 2cmH$_2$O 以上，应进行监护观察；如 CVP 值升高随后降至 2cmH$_2$O 以下，可再开始冲击补液。

（2）不同病情对 CVP 的要求不尽相同：例如，某些左心手术或左心功能不全的患者，虽然左房压已超出正常范围，但 CVP 仍可能为正常或低于正常，而有些右心手术患者，CVP 虽然已超出正常范围，但仍存在容量不足。临床上要调节和保持最适合患者病情需要的 CVP。

2. 适应证　①各类大型手术，尤其是心血管、颅脑和胸部大而复杂的手术；②各种类型的休克；③脱水、失血和血容量不足；④右心功能不全；⑤大量静脉输血、输液。

3. CVP 的监测方式

（1）经玻璃水柱测定

①将 T 形管和三通管分别连接患者的中心静脉导管、有刻度数字的消毒测压管和静脉输液系统，柱内充满输液液体。

②测压计垂直地固定在输液架上。

③水柱零点通常在第四肋间腋中线部位，平右心房水平，水柱向中心静脉压开放。

④至水柱逐渐下降停止，在呼气末时读的水柱对应的刻度数字的数值即为中心静脉压的值。

⑤机械通气患者应关闭 PEEP 后测定或者按 PEEP 每 4cmH$_2$O 约 1mmHg 计算。

（2）经换能器测定

①留置中心静脉导管成功。

②测压装置与导管接头应连接紧密，妥善固定，以防滑脱。

③每次测压前要先抽吸测压管有无回血，如回血不畅或无回血应考虑到导管是否已脱出，或导管紧贴静脉壁，或为静脉瓣所堵塞，此时应及时调整导管位置后方可测定。

④确保管道通畅：每间隔 2～4 小时，快速滴注 10～15ml 液体，以确定管道的通畅性，必要时可用肝素溶液冲洗。同时导管连接要紧密牢固，防止因接头松脱而导致出血。

⑤保持测压的准确性：每次测压均应调整零点。使换能器指示点对准腋中线与腋前线之间与第四肋间的交叉点，以此点作为右心房水平，旋转三通管，使换能器与大气相通，校对零点；对好零点后，再次旋转三通管，使中心静脉导管与测压装置相通，待显示器显示的数值稳定后，即为此刻 CVP 值。

4. CVP 监测的注意事项

（1）判断导管插入上、下腔静脉或右心房无误。

（2）将零点置于第四肋间右心房水平腋中线。

（3）确保静脉内导管和测压管道系统内无凝血、无空气，管道无扭曲等。

（4）测压时确保静脉内导管畅通无阻。

（5）加强管理，严格无菌操作。

5. 影响 CVP 的因素

（1）CVP 上升的常见因素

①右心泵功能低下，如充血性心力衰竭、心源性休克。

②心脏压塞。

③肺循环阻力升高，如肺水肿、严重肺不张、肺循环高压。

④药物影响，如使用强烈收缩血管的药物，小动脉收缩，回心血量相对增加，致使中心静脉压上升。

⑤胸内压升高时，如气胸、血胸或使用呼吸机正压通气，气管内吸引或剧烈咳嗽时。

⑥电解质紊乱或酸碱平衡失调时，可影响心血管功能。

⑦三尖瓣狭窄或反流时右房扩大，压力上升，即使在血容量不足时，中心静脉压亦高或正常。

⑧补液量过多或过快。

（2）CVP 下降的常见因素：①血容量不足；②应用血管扩张剂的影响。

6. CVP 的监测护理

（1）根据病情或医嘱监测中心静脉压，并注意观察变化趋势。

（2）预防感染：导管置入过程中严格遵守无菌操作原则，压力监测系统保持无菌，避免污染。如穿刺部位出现红肿、疼痛情况，应立即拔出导管。

（3）调定零点：导管置入后，连接充满液体的压力延长管及换能器，换能器应置于腋中线第四肋间水平。每次测压前应调定零点。患者更换体位后应重新调定零点。

（4）测压通路应尽量避免滴注升压药或其他抢救药物，以免测压时药物输入中断引起病情波动。

（5）穿刺部位护理：密切观察穿刺部位情况，每日用安尔碘消毒一次，特殊情况随时消毒。局部以透明敷贴覆盖以利于观察，并视具体情况随时更换。

（6）接受正压呼吸机辅助呼吸的患者，吸气压 >25cmH$_2$O 时胸内压增高，会影响中心静脉压值。咳嗽、呕吐、躁动、抽搐或用力时均可影响中心静脉压，应在安静 10 ～ 15 分钟后再进行测定。

7. CVP 的并发症及防治

（1）感染：中心静脉置管感染率为 2% ～ 10%，因此在操作过程中应严格遵守无菌技术，加强护理，每天更换敷料，每天用肝素稀释液冲洗导管。

（2）出血和血肿：颈内静脉穿刺时，穿刺点或进针方向偏向内侧时，易穿破颈动脉，进针太深可能穿破椎动脉和锁骨下动脉，在颈部可形成血肿，肝素化后或凝血机制障碍的患者更易发生。因此，穿刺前应熟悉局部解剖，掌握穿刺要点，一旦误穿入动脉，应做局部压迫，对肝素化患者，更应延长局部压迫时间。

（3）其他：包括气胸、血胸、气栓、血栓、神经和淋巴管损伤等。虽然发病率很低，但后果严重。因此，必须加强预防措施，熟悉解剖，认真操作，一旦发现并发症，应立即采取积极治疗措施。

四、有创血流动力学监测

有创血流动力学监测用于心肌梗死、心力衰竭、急性肺水肿、急性肺栓塞，各种原因导致的休克、心跳呼吸骤停、严重多发伤、多器官功能衰竭、严重心脏病围术期等需严密监测循环系统功能变化的患者，提供可靠的血流动力学指标，指导治疗。

1. 用品

（1）Swan-Ganz 导管：目前常用四腔导管，有 3 个腔和 1 根金属线。导管顶端用于测量肺动脉压；近端开口距离顶端 30cm，用于测量 CVP；与气囊相通的腔；气囊附近有一热敏电阻，用于热稀释法测定心排血量。

（2）多功能床旁监护仪。

（3）测压装置：包括换能器、压力延长管、三通管、加压输液袋、2% 肝素盐水等。

2. 肺动脉压力监测

（1）肺动脉压（PAP）：由导管肺动脉压力腔测得。肺动脉收缩压正常情况下与右室收缩压相等，正常值为 15 ～ 28/5 ～ 14mmHg。升高见于低氧血症、肺栓塞、肺不张、肺血管疾病等。降低见于低血容量性休克。

（2）肺小动脉楔压（PCWP）：测压管连接于肺动脉压力腔，向气囊内注入 1.2ml 气体，导管顶端进入肺动脉分支，此时测得的压力为 PCWP，正常值为 8 ～ 12mmHg。PCWP 可较好地反映左房平均压及左室舒张末压。升高见于左心功能不全、心源性休克、二尖瓣狭窄或关闭不全、胸腔压力增加、使用升压药物等。降低见于血容量不足、应用扩张血管的药物。

（3）右心房压（RAP）：由导管中心静脉压腔测得，正常值为 2 ～ 8mmHg。反映循环容量负荷或右心房前负荷变化，比 CVP 更为准确。心包积液及心力衰竭时可造成相对性右室前负荷增加，右室注入道狭窄（如三尖瓣狭窄）时右房压不能完全代表右室前负荷。

（4）右室压（RVP）：在导管进出右室时测得。正常值为 15 ～ 28/0 ～ 6mmHg。舒张末期压力与右房压相等。

（5）心排血量（CO）：利用热稀释法测得。向右房内快速而均匀注入 5 ~ 10ml 室温水或冰盐水，导管尖端热敏电阻即可感知注射前后导管尖端外周肺动脉内血流温度之差，此温差与心排血量之间存在着一定的关系，通过多功能监护仪的计算便可直接显示心排血量。此方法所得结果有一定误差，因此，至少应重复 3 次，取平均值。静息状态下正常值为 4 ~ 8L/min。CO 降低常见于各种原因引起的心功能不全以及脱水、失血、休克等原因引起的心排血量降低。

3. 与 CO 有关的血流动力学指标

（1）心脏排血指数（CI）：为每分钟心排血量除以体表面积（CO/BSA）。正常值：2.8 ~ 4.2L/（min·m²）。经体表面积化后排除了体重不同对心排血量的影响，更准确地反映了心脏泵血功能。<2.5L/（min·m²）提示心功能不全，<1.8U（min·m²）会出现心源性休克。CI 升高见于某些高动力性心衰，如甲亢、贫血等。

（2）心脏每搏排出量（SV）：正常值为 50 ~ 110ml。SV 反映心脏每搏泵血能力，影响因素有：心肌收缩力、前负荷、后负荷，一些作用于心肌细胞膜内 β 受体及能改变心肌浆网钙离子释放的药物能明显增加 SV；在一定范围内，增加心脏的前负荷或后负荷亦可适当增加 SV，但在心肌有严重损伤时心肌耗氧量会增加。

（3）肺血管阻力（PVR）：正常值为 15 ~ 25 （kPa·s）/L。PVR 反映右心室后负荷大小，肺血管及肺实质病变时亦可影响结果。表示为：PVR=（MPAP−PCWP）×8/CO。

（4）全身血管阻力（SVR）：正常值为 90 ~ 150 （kPa·s）/L。反映左心室后负荷大小。左室衰竭、心源性休克、低血容量性休克、小动脉收缩等使 SVR 升高；贫血、中度低氧血症使 SVR 降低。表示为：SVR=（MAP−CVP）×8/CO。

4. 监测指标的临床意义

（1）循环功能的判断：根据血流动力学指标，大体可了解循环灌注状况、心脏泵血功能、循环容量和心脏前负荷、循环阻力或心脏后负荷等。

（2）帮助临床鉴别诊断：心源性与非心源性肺水肿的鉴别，在排除影响 PCWP 因素后，可用 PCWP 指标来鉴别，PCWP>2.4kPa（18mmHg）时心源性可能性大，>3.3kPa（25mmHg）时则心源性肺水肿可以肯定，<1.9kPa（14mmHg）则可基本排除心源性肺水肿。急性肺栓塞临床表现类似心源性休克，血流动力学均可表现为 RAP、PVR 升高，MAP、CI 降低，但前者 PCWP 偏低，后者 PCWP 偏高。急性心脏压塞与缩窄性心包炎时均可出现 SV、CI、MAP 下降，RAP 与 PCWP 升高值相似，但后者 RAP 监测波形呈"平方根号"样特征性改变。血流动力学监测对区别不同类型休克亦有鉴别意义。心源性休克常出现 CI 下降、心脏前负荷增加；低血容量休克表现为心脏前负荷下降、CI 降低、SVR 增加；过敏性休克时全身血管扩张而阻力降低、心脏前负荷下降、CI 减少；感染性休克按血流动力学可分为高心排低阻力型和低心排高阻力型休克。

（3）指导临床治疗：危重患者血流动力学监测的目的是确定输液量、血管活性药物应用的种类和剂量以及利尿剂的应用，以便维持有效的血液灌注，保证充足的氧供，同时又不过多增加心脏负担和心肌氧耗量，故应根据监测指标综合分析，及时解决主要矛盾。

①一般型：CI>2.5L/（min·m²）、PCWP<15mmHg，本组患者无须特殊处理，当心率 >100 次 / 分，可考虑应用镇静剂或小剂量 β 受体阻滞剂。

②肺淤血型：CI>2.5L/（min·m²）、PCWP>15mmHg，治疗目标为降低 PCWP，可应用利尿剂、静脉扩张药。

③低血容量型：CI<2.5L/（min·m²）、PCWP<15mmHg，治疗目标为适当静脉输液，增加心脏前负荷，提高心排血量。

④左心功能不全型：CI<2.5L/（min·m²）、PCWP>15mmHg，治疗目标为提高 CI、降低 PCWP，使用血管扩张剂、利尿剂，必要时加用正性肌力药物。

⑤心源性休克型：CI<1.8L/（min·m²）、PCWP>30mmHg，治疗目标为提高 CI、降低 PCWP，以正性肌力药及血管扩张药为主，同时可采用主动脉内球囊反搏治疗。

⑥右心室梗死型：CI<2.5L/（min·m²）、CVP 或 RAP 升高，PCWP< CVP（或 RAP），治疗目标是提高 CI，以静脉补液为主，维持 RAP 在 18mmHg 以下为宜，有利于提高左心室心排量，禁用利尿剂。

（4）了解肺换气功能及全身氧动力学状况：根据动脉和混合静脉血血气结果、吸入氧浓度等，可经有关公式计算出肺的换气功能和全身动力学。

5. 监测及管理

（1）根据病情需要，及时测定各项参数，换能器应置于心脏水平，每次测压前应调整零点。通过压力波形确定导管所在部位。

（2）肺动脉导管和右房导管应间断以 2‰肝素液 3ml/h 静脉滴注，防止凝血。

（3）导管固定应牢固，防止移位或脱出。当波形改变时，应及时调整，使之准确。必要时，X 线床旁摄片，以确定导管位置。

（4）严格执行无菌操作原则，测压和测心排血量时应注意预防污染。病情好转后应尽早拔除。

（5）持续监测心律的变化，测量肺小动脉楔压时，充气量不可超过 1.5ml，且应间断、缓慢地充气。气囊过度膨胀或长时间嵌楔，血管收缩时气囊受压，可致导管内血栓形成。应持续监测肺动脉压力波形，定时拍胸片检查导管尖端位置，预防肺栓塞。肺动脉高压的患者，其肺动脉壁脆而薄，气囊充气过度可引起肺出血或肺动脉破裂。

（6）漂浮导管拔除时，应在监测心率的条件下进行。拔管后，施行局部压迫止血。

五、脉搏指示持续心排血量监测

脉搏指示持续心排血量监测（PiCCO），依据质量守恒定律即某特定物质在系统末端流出的最等于该物质流入端的量跟系统流入端与流出端之间减少或增加的量之和，将单次心排血量测定发展为以脉搏的每搏心排血量为基准的连续心排血量监测技术。与其他 CO 监测方法相比，具有微创伤、低危险、简便、精确、连续等优点。可监测胸腔内血容量、血管外肺水含量、每搏输出量变异度等容量指标，从而反映机体心脏前负荷及肺水肿状态。

1. 方法　为患者行中心静脉置管，于股动脉放置一根 PiCCO 专用监测导管，中心静脉导管及温度感知接头与压力模块相连接，动脉导管连接测压管路，与压力及 PiCCO 模块相连接。测量开始，从中心静脉注入一定量的冰生理盐水（2 ~ 15℃），经过上腔静脉→右心房→右心室→肺动脉血管外肺水→肺静脉→心房→左心室→升主动脉→腹主动脉→股动脉→ PiCCO 导管接收端。监护仪可将整个热稀释过程描绘成曲线，再对曲线波形进行分析，得出一参数，再结合测得的股动脉压力波形，计算出一系列数值。热稀释测量需进行 3 次，取平均值作为常数，以后只需连续测定主动脉压力波形下的面积，即可得出患者的连续心排血量。

2. 监测参数

（1）经肺温度稀释：心排血量（CO）、胸内血容量（ITBV）、血管外肺水（EVLW）。

（2）动脉脉搏轮廓计算：连续心排血量（CCO）、心搏容积（SV）、心搏容积变量（SVV）、外周血管阻力（SVR）。

3. 适应证　凡需要心血管功能和循环容量状态监测的患者，诸如外科、内科、心脏、严重烧伤以及需要中心静脉和动脉插管监测的患者，均可采用 PiCCO。①休克；②急性呼吸窘迫综合征（ARDS）；③急性心功能不全；④肺动脉高压；⑤心脏及腹部、骨科大手术；⑥严重创伤；⑦脏器移植手术。

4. 禁忌证　有些为相对禁忌证，例如，股动脉插管受限的可考虑腋动脉或其他大动脉，下列情况有些是测定值的变差较大，也列入了其中。①出血性疾病；②主动脉瘤、大动脉炎；③动脉狭窄，肢体有栓塞史；④肺叶切除、肺栓塞、胸内巨大占位性病变；⑤体外循环期间；⑥体温或血压短时间变差过大；⑦严重心律失常；⑧严重气胸、心肺压缩性疾患；⑨心腔肿瘤；⑩心内分流。

六、主动脉内球囊反搏术

主动脉内球囊反搏术（IABP）多用于经药物治疗未见改善的心源性休克或心脏手术后无法脱离体外

循环支持的危重患者。它的使用是临时性的，通过一段时间的辅助或使心脏功能改善，或为终末期心脏病患者进行心脏移植术赢得一些准备时间，是临床应用比较广泛和有效的一种机械循环辅助装置。

1. 原理　IABP是利用"反搏（counterpulsation）"的原理与心脏的心动周期同步运行，使冠状动脉的血流量增加和心脏的后负荷下降的装置。将带有一个气囊的导管植入降主动脉近心端，在心脏收缩期，气囊内气体迅速排空，造成主动脉压力瞬间下降，心脏射血阻力降低，心脏后负荷下降，心脏排血量增加，心肌耗氧量减少。舒张期主动脉瓣关闭同时气囊迅速充盈向主动脉远、近两侧驱血，使主动脉瓣根部舒张压增高，增加了冠状动脉血流和心肌氧供，全身灌注增加。总的效果是：使心肌氧供/氧需比率得到改善，并伴有外周灌注的增加。

2. 适应证　①各种原因引起的心泵衰竭，如急性心肌梗死并发心源性休克、围术期发生的心肌梗死、心脏手术后难以纠正的心源性休克、心脏挫伤、病毒性心肌炎等；②急性心肌梗死后的各种并发症，如急性二尖瓣关闭不全、梗死后室间隔缺损、乳头肌断裂、大室壁瘤等；③内科治疗无效的不稳定型心绞痛；④缺血性室性心动过速；⑤其他：高危患者进行各种导管及介入和手术治疗、心脏移植前后的辅助治疗、人工心脏的过度治疗。

3. 禁忌证　①主动脉瓣反流；②主动脉夹层动脉瘤；③脑出血或不可逆性的脑损害；④心脏病或其他疾病的终末期；⑤严重的凝血机制障碍。

4. 安装使用程序

（1）主动脉气囊反搏导管的选择：现在使用中的主动脉气囊反搏导管采用的是硅酮化多聚氨基甲酸乙酯（siliconized polyurethane）材料，具有很好的柔韧性并可将在气囊表面血栓形成的危险减少到最小。在选择导管时应考虑气囊充气时可阻塞主动脉管腔的90%～95%。目前有多种型号的导管可供选择，主要为4.5～12.0F，气囊容积为2.5～50ml，临床可以根据患者的体表面积和股动脉的粗细选择气囊的大小。

（2）主动脉气囊反搏导管插入技术

①主动脉气囊反搏导管的插入方法：①经皮股动脉穿刺是目前使用最广泛的方法：插入前评价患者股动脉和足背动脉搏动、双下肢皮肤颜色、温度等有助于气囊插入后对肢体缺血的迅速识别。采用严格无菌技术在腹股沟韧带下方行股动脉穿刺，送入导引钢丝后拔除穿刺针，沿导引钢丝送扩张器扩张股动脉穿刺口后撤除扩张器，再沿导引钢丝送入鞘管至降主动脉胸段，将主动脉气囊反搏导管插入引导鞘管，使其顶端位于左锁骨下动脉开口以下1～2cm气囊的末端在肾动脉开口水平以上，可通过胸部X线片观察导管尖端是否位于第二至第三肋间，将鞘管退出至留在体内2～4cm后固定，连接压力传感器和床旁反搏机。②经股动脉直视插入：手术暴露股动脉，将一段长5cm，直径8～10mm的人工血管以45°插至股动脉，将主动脉气囊反搏导管经人工血管插入动脉，同前所述定位后，用带子结扎人工血管固定气囊反搏导管。③经胸骨正中切开插入：当有腹主动脉瘤或严重的外周血管病变而不能经股动脉插入主动脉气囊反搏导管时，可在进行心脏手术时经胸骨正中切开，直接将气囊反搏导管插入升主动脉或主动脉弓，经主动脉弓将气囊推进至降主动脉胸段。

②主动脉气囊反搏导管插入前的准备和插入过程中的监护：①主动脉气囊反搏导管插入前的准备：A. 协助医师评价患者情况，包括：双下肢皮肤颜色，温度、动脉搏动、基础感觉和运动能力以及患者插管前的血流动力学状态，并进行全面的神经系统的检查。向患者及家属简单、概括地解释与IABP治疗相关的问题，如治疗的目的、反搏的原理、可能出现的并发症、使用中如何配合等，取得患者及家属对操作的理解，消除他们的恐惧，并签署知情同意书。B. 保持静脉通路开放，以备在导管插入过程中出现紧急情况可以快速给药；检查患者正在使用的仪器设备的运行是否正常以及报警设备是否正确，如呼吸机、心电监护仪、输液泵以及负压吸引装置等。护士应常规进行备皮准备，协助医师进行皮肤消毒。插管前提醒医师检查气囊是否存在漏气情况。②主动脉气囊反搏导管插入过程中的监护：主动脉气囊反搏导管插入过程中可能发生的并发症，包括栓塞、动脉内膜剥脱、主动脉穿通、气囊位置放置错误等。监护护士必须密切观察、测量并记录患者的血压、心率、心律、尿量及双下肢温度、颜色、动脉搏动等，对患者出现的每一个临床表现尤其是疼痛有所警觉（如胸前或后背疼痛均提示主动脉内膜剥脱），及早发现和处理并发症。插管后常规立即行床旁X线胸片检查，明确主动脉气囊反搏导管的位置。

（3）主动脉气囊反搏泵主机的准备

①触发方式的选择：触发时生理性的相关信号，它使得放置在主动脉内的气囊进行充气和放气时相连续不断地切换。触发启动点在主机显示屏上的一个时间点上标明，指示气囊充气或排气，并且可以听到主机发出的声音。一般的主动脉内球囊反搏泵常采用心电图 R 波作为触发的识别标志，同时还具备有更精细、复杂的系统使之可以采用其他触发方式，如根据动脉压力波形触发、心室或房室起搏器起搏信号触发等方式。主动脉气囊反搏泵还可以由操作者选择内部强制触发方式，例如当行心肺复苏时，患者的心电和血压均不足以触发反搏而采取的内部强制触发方式。基本的触发方式有以下几种。①心电图触发方式：是最常用的触发方式，心电图 R 波信号反馈到一个微程序处理器，经过整合后将控制信号传递到气体传输系统，驱动气囊充气和排气。外部的电干扰如起搏器发出的起搏信号、电刀干扰等可能严重地干扰触发启动探测的可信性，现在许多主动脉气囊反搏装置已经安装有滤波装置，以保证在这些不利情况下保持适当的触发和时相判定。②压力触发方式：各种原因心电图不能有效触发或心电图信号不清楚时，可选择压力触发，触发的信号标志可以从气囊导管中心测压腔获得，要求收缩压 >50mmHg，脉压 >20mmHg。因为不规则的心律可导致动脉压力波形形态发生变化，所以不建议用于不规则的心律。③起搏状态触发方式：当患者正在应用起搏器进行心房起搏、心室起搏或房室顺序起搏时，可以选择利用起搏信号触发模式。在这种触发方式下，高尖的起搏信号成为触发识别的信号，因此既要兼顾主动脉气囊反搏达到最大效益，同时又要让起搏器继续起搏。④内部强制触发方式：主动脉气囊反搏主机还设有一个非同步的触发方式，其用于患者不能产生心脏输出时，如心搏骤停时心脏的电活动和搏动不足以启动主动脉内球囊反搏泵，此时主机强制触发反搏可以固定的频率（自动状态为 80 次 / 分）触发产生冠状动脉的血流灌注。为了防止相反的作用，主机自动监测患者心脏的自主电活动，并在监测到 R 波时排气。一旦患者出现自主的心脏电活动，可将触发模式转换回心电图触发方式。

②时相转换：在反搏过程中，时相转换适当可以使主动脉内气囊在每个心动周期中的充气和排气协调地相互交替发生作用。理想的反搏结果是：产生高的动脉舒张压（理想的 PDA），从而增加冠状动脉的灌注；降低主动脉舒张末压（后负荷），从而减少心肌氧耗，增加心排血量。达到理想的舒张期增量不仅仅依靠充气的时相，而且还取决于气囊的位置、气囊充气的速度、排血量的多少、主动脉的顺应性以及主动脉瓣的情况等。气囊充气起始点在主动脉波形重脉切迹（DN 点）处，产生显著的舒张压增高，舒张末期压力降低，收缩峰压下降。气囊排气时相假设预期在收缩期有一个使心肌氧需求下降的结果，气囊排气刚好在心室射血期前主动脉内血液容积突然锐减，致使主动脉内压力下降，从而有效降低了左心室的后负荷，最终减少心肌对氧的需求。

主动脉内球囊反搏充气 / 排气时相转换适当地获得安全有效应用的前提，需要监护室医师和护士具有有关心动周期的基础知识和操作上的一些技巧。首先，操作者一定要能够明确舒张期的开始。在主动脉压力波形上表示舒张期开始的标志是重脉切迹，它代表主动脉瓣关闭，气囊充气最好在此点稍前。其次，操作者一定要能够确定收缩期的开始。动脉压力波形向上快速升高表示主动脉瓣开放、心室射血，气囊排气最好发生在此之前。主动脉瓣内气囊充气 / 排气时相设置不当会造成以下四种情况。①充气过早：IABP 在主动脉瓣关闭之前充气→主动脉瓣提前关闭→每搏射血量减少（CO 减少）。②充气过迟：PDP 低于理想状态。主动脉舒张压放大效果降低冠状动脉的灌注量减少（疗效欠佳）。③排气过早：APSP=PSP，BAEDP 处成 "U" 形。后负荷未减轻，心肌耗氧未减轻。④排气过迟：BAEDP 大于 PAEDP。左室的后负荷增加→心肌耗氧量增加、CO 减少。

为了能够达到理想的充气 / 排气时相和简化临床操作，现代的主动脉内球囊反搏仪具有自动控制时相的功能，它可以在心率和心律的变化中自动校正时相对衰竭的心脏进行支持。

5. 监护要点　在接受 IABP 支持治疗患者的整个治疗监护过程中，重症监护室（ICU）护理人员的作用是非常重要的。进行 IABP 支持治疗的患者需要 24 小时不间断的监护，他们的病情一般都非常严重，随时可能发生变化，所以监护人员必须做到正确地、安全地处理各种病情变化。监护人员对 IABP 技术掌握的熟练程度、对解剖学和病理生理学知识的理解程度决定了他们在监护过程中可以及时提供极其重要的信息，对医师做出应用 IABP 支持治疗的选择、在整个过程中正确处理病情变化和调整 IABP 支持治疗非常有帮助。

（1）妥善固定插管：无菌敷料包扎插管部位，并妥善固定，当IABP治疗开始以后，监护人员要按照无菌原则对插管部位进行包扎处理，将主动脉气囊反搏导管固定在患者的大腿上，防止脱位。每24小时更换敷料，必要时随时更换。

（2）体位和活动：对安装IABP的患者，监护人员一定要强调其绝对卧床。插管侧大腿弯曲不应超过30°，床头抬高也不应超过30°，以防导管打折或移位。但是护理人员还是应鼓励和协助患者在限制允许的范围内多移动。

（3）心理护理：患者应用IABP支持治疗时对病情和治疗现状感到焦虑，经常会提出有关治疗和预后方面的问题；患者也可以因为在自己体内存在一个治疗装置而感到困惑或不安，还可以为经济、家庭关系等方面的问题而焦虑。护士应耐心解释患者提出的问题，安慰鼓励患者，为患者创造一个安静的、能够充分休息的环境非常重要。在条件允许的情况下可以遵医嘱给予镇静药。

（4）血流动力学状态的监测：根据需要每15～60分钟评估并记录患者血流动力学状态及对IABP支持治疗的反应。主要观察和记录数据包括：生命体征、中心静脉压、肺动脉压、肺毛细血管楔压（PCWP）、心排血量、液体出入量、血气分析及其他实验室检查。在IABP支持治疗开始15分钟，各种血流动力学指标可以得到改善。

（5）主动脉血管并发症的预防：IABP治疗中最常见的并发症是主动脉血管并发症，发生率在6%～24%之间。通常与插入操作有关，主要危险因素有：糖尿病患者、高血压患者、女性患者和外周血管疾病患者。护士应该密切观察患者是否出现血管性并发症的症状和体征，如突然剧烈的疼痛、低血压、心动过速、血红蛋白下降、肢体末梢凉等，并及时向医师报告。

（6）下肢缺血的预防：下肢缺血发生率在5%～19%。监护室护士对应用IABP支持治疗的患者应加强观察其穿刺侧肢体的脉搏、皮肤颜色、感觉、肢体运动、皮肤温度等。在主动脉内气囊导管插入后第一小时内每隔15分钟观察判断一次，此后每一小时测量、判断一次。当发生插入术后的下肢缺血时，应撤出气囊导管。

（7）预防血栓、出血和血小板减少症：注意要把主动脉气囊反搏泵因故障不工作的时间控制在15分钟内，1：3 IABP不超过1小时。观察足背动脉情况、下肢温度及颜色变化；观察尿量变化：如尿量减少、尿比重低，应考虑是否肾衰竭或肾动脉栓塞。正确执行肝素抗凝治疗及全身凝血酶原激活时间（ACT）监测，维持ACT在180～200秒。监测血小板计数、血红蛋白、血细胞比容。如果发生出血，根据需要进行输血，必要时输血小板。

（8）预防感染：按照无菌原则进行伤口更换敷料，注意伤口有无红、肿、热、痛和分泌物。常规预防性使用抗生素。对患者进行细致的生活护理，包括口腔护理、中心静脉插管护理、导尿管护理等。密切监测患者的体温、白细胞计数等，必要时进行血培养。

（9）保持最佳的主动脉内球囊反搏效果：IABP治疗的有效性取决于患者的血流动力学状态和仪器的有关参数的正确选择。监护人员可以通过IABP治疗期间主动脉压力波形的变化来判断辅助治疗效果。另外监护人员还要知道如何判断主机工作状态和常见问题和故障的排除。

（10）其他治疗：在施行IABP期间，应同时执行其他有关治疗，如纠正酸中毒、补足血容量、纠正心律失常、应用血管活性药物维持血管张力和呼吸机治疗等。

6. 主动脉内球囊反搏的撤离

（1）IABP撤离的指征：①心排指数 >2.011（min·m²）；②动脉收缩压 >90mmHg；③左心房和右心房压 <20mmHg ④心率 <110次/分；⑤尿量 >0.5ml/(kg·h)；⑥无正性肌力药物支持或用量 <5μg/(kg·min)。

（2）酌情早期撤离：有主动脉血管内并发症、下肢缺血、气囊导管内形成血栓等并发症时，应酌情早期撤离IABP。

（3）撤离步骤

①撤离IABP的过程要在医师的指导下逐步地减少主动脉内球囊反搏的辅助比例，从1：1减少到1：2最终到1：4，并逐渐减少抗凝剂的应用，在拔除气囊导管前4小时停止用肝素，确认ACT<180秒，

这样可减少出血并发症。

②给予少量镇静药，剪断固定缝线。

③停机后用 50ml 注射器将气囊内气体抽空，将气囊导管与鞘管一起拔除。

④让血液从穿刺口冲出几秒或 1 ~ 2 个心动周期，以清除血管内可能存在的血栓碎片。

⑤局部压迫 30 分钟，继以沙袋压迫 8 小时。护士应嘱咐患者平卧 6 ~ 12 小时，严密观察穿刺部位出血情况，最初 30 分钟观察一次，2 ~ 3 小时后可适当延长观察时间。

⑥在拔除气囊导管后，护士应立即检查远端动脉搏动情况和患者血流动力学状态等，及早发现异常并及时处理。

七、氧代谢监测

生理情况下，机体细胞正常活动有赖于持续不断的氧供给，当细胞内氧的利用发生障碍时，导致机体出现一系列的功能、代谢和形态的改变，甚至危及生命。恰当的氧供给取决于心、肺及血液系统功能的协调。机体的氧代谢主要包括摄取、输送和消耗 3 个环节。监测氧代谢，可及时发现脏器组织氧代谢的障碍，实施能改善组织的氧输送和氧消耗的有效措施，是提高危重患者治疗水平的关键一环。组织氧合的全身性测定包括全身性氧输送（DO_2）、氧消耗（VO_2）、氧摄取率（ERO_2）、混合静脉血氧饱和度（SvO_2）及动脉血乳酸测定值（ABL）。

1. 氧输送　DO_2 是指每分钟心脏向外周组织输送的氧量。由心脏排血指数（CI）及动脉血氧含量（CaO_2）所决定。动脉血氧含量由血红蛋白、动脉血氧饱和度及动脉血氧分压决定，即：

$DO_2=CI \times CaO_2 \times 10$

$CaO_2=1.34 \times Hb \times SaO_2+0.003 \times PaO_2$

2. 氧消耗　VO_2 是指每分钟机体实际的耗氧量，在正常情况下，VO_2 反映机体对氧的需求量，但并不代表组织的实际需氧量。VO_2 的决定因素是 DO_2 血红蛋白氧解离曲线的 P50、组织需氧量及细胞的摄氧能力。VO_2 主要有 2 种测定方法：

（1）直接测定单位时间内吸入气和呼出气中氧含量并计算其差值。

（2）通过反向 Fick（reverse-Fick）法计算，即：

$VO_2=CI \times （CaO_2-CvO_2） \times 10$

$CvO_2=1.34 \times Hb \times SvO_2+0.003 \times PvO_2$

3. 氧摄取率　ERO_2 是指每分钟氧的利用率，即组织从血液中摄取氧的能力，反映组织的内呼吸，与微循环灌注及细胞内线粒体功能有关。即：$ERO2=VO_2/DO_2$ 正常基础状态 ERO_2 为 0.25 ~ 0.33，即 VO_2 为 DO_2 的 1/4 ~ 1/3。

4. 混合静脉血氧饱和度　SvO_2 反映组织器官摄取氧的状态，正常范围在 60% ~ 80%。全身氧输送降低或氧需求大于氧输送时，SvO_2 降低；组织器官利用氧障碍或微血管分流增加时，SvO_2 升高。肺动脉内的血是理想的混合静脉血标本，通常经 Swan-Ganz 导管抽取肺动脉血。SvO_2 与中心静脉血氧饱和度（$ScvO_2$）有一定相关性，$ScvO_2$ 的值比 SvO_2 的值高 5% ~ 15%。

5. 动脉血乳酸测定　血乳酸和乳酸清除率是近年来评价疾病严重程度及预后的重要指标之一。组织缺氧使动脉血乳酸升高，但仅以血乳酸浓度不能充分反映组织的氧合状态，研究表明，患者乳酸清除率能够更好地反映患者预后。监测乳酸 >2mmol/L 所持续的时间、连续监测血乳酸及乳酸清除率的动态变化，能够更好地指导危重患者的救治。

微信扫码
◆临床科研
◆医学前沿
◆临床资讯
◆临床笔记

参考文献

［1］潘瑞红. 专科护理技术操作规范. 湖北：华中科技大学出版社，2016.

［2］屈红，秦爱玲，杜明娟. 专科护理常规. 北京：科学出版社，2016.

［3］申文江，朱广迎. 临床医疗护理常规. 北京：中国医药科技出版社，2013.

［4］徐燕，周兰姝. 现代护理学. 北京：人民军医出版社，2015.

［5］李小寒，尚少梅. 基础护理学. 第5版. 北京：人民卫生出版社，2012.

［6］李红，李映兰. 临床护理实践手册. 北京：化学工业出版社，2010.

［7］司丽云，张忠霞，王作艳，等. 实用临床医学护理学. 北京：知识产权出版社，2013.

［8］黄人健，李秀华. 现代护理学高级教程. 北京：人民军医出版社，2014.

［9］王骏，万晓燕，许燕玲. 内科护理学. 大连：大连理工大学出版社，2016.

［10］尤黎明，吴瑛. 内科护理学（第6版）. 北京：人民卫生出版社，2017.

［11］钟华，江乙. 内科护理.（第3版）. 北京：科学出版社，2015.

［12］李娟. 临床内科护理学. 西安：西安交通大学出版社，2014.

［13］尹安春，史铁英. 内科疾病临床护理路径. 北京：人民卫生出版社，2014.

［14］李淑迦，应岚. 临床护理常规. 北京：中国医药科技出版社，2013.

［15］赵爱萍，吴冬洁，张凤芹. 心内科临床护理. 北京：军事医学科学出版社，2015.

［16］孟共林，李兵，金立军. 内科护理学. 北京：北京大学医学出版社，2016.

［17］唐英姿，左右清. 外科护理. 上海：上海第二军医大学出版社，2016.

［18］裴星，全胜，严彩红. 外科护理. 武汉：华中科技大学出版社，2017.

［19］李俊华，曹文元. 成人护理（上册）——内外科护理. 北京：人民卫生出版社，2015.

［20］田姣，李哲主. 实用普外科护理手册. 北京：化学工业出版社，2017.

［21］翁素贞，叶志霞，皮红英. 外科护理. 上海：复旦大学出版社，2016.

［22］束余声，王艳. 外科护理学. 北京：科学出版社有限责任公司，2017.

［23］范保兴，张德. 外科护理学（第3版）. 北京：科学出版社有限责任公司，2017.

［24］王爱平，现代临床护理学. 北京：人民卫生出版社，2015.

［25］姜安丽. 新编护理学基础. 第2版. 北京：人民卫生出版社，2013.

［26］刘梦清，余尚昆. 外科护理学. 北京：科学出版社，2016.